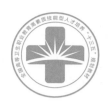

全国高等卫生职业教育高素质技能型
人才培养"十三五"规划教材

分子生物学检验

主　编　张　申　胥振国　高江原

副主编　蔡群芳　鲁晓娟　旷兴林

编　者　（以姓氏笔画为序）

王海英　湖南医药学院

田　野　郑州铁路职业技术学院

杨惠聪　福建医科大学附属漳州市医院

吴阿阳　福建医科大学附属漳州市医院

旷兴林　重庆医药高等专科学校

张　申　湖南医药学院

张　盛　铜陵职业技术学院

周太梅　湖南医药学院

胥振国　合肥职业技术学院

高江原　重庆医药高等专科学校

鲁晓娟　郑州铁路职业技术学院

蔡群芳　海南医学院

华中科技大学出版社

http://www.hustp.com

中国·武汉

内容简介

本书为全国高等卫生职业教育高素质技能型人才培养"十三五"规划教材。

全书共分十二章,包括绪论、分子生物学实验基础知识、分子生物学基础理论、核酸的分离与纯化、重组 DNA 技术、DNA 测序技术、临床基因扩增检验技术、核酸分子杂交技术、蛋白质分析技术、生物芯片技术、分子生物学检验技术的临床应用、分子生物学检验实验室的质量管理及标准化。

本书可供高职高专医学检验及相关专业学生使用。

图书在版编目(CIP)数据

分子生物学检验/张申,胥振国,高江原主编.—武汉:华中科技大学出版社,2017.1(2024.8 重印)
全国高等卫生职业教育高素质技能型人才培养"十三五"规划教材.药学及医学检验专业
ISBN 978-7-5680-2289-7

Ⅰ.①分…　Ⅱ.①张…　②胥…　③高…　Ⅲ.①分子生物学-医学检验-高等职业教育-教材　Ⅳ.①R446.1

中国版本图书馆 CIP 数据核字(2016)第 261021 号

分子生物学检验
Fenzi Shengwuxue Jianyan

张　申　胥振国　高江原　主编

策划编辑:陈　鹏
责任编辑:陈　鹏　秦　墨
封面设计:原色设计
责任校对:张会军
责任监印:周治超
出版发行:华中科技大学出版社(中国·武汉)　　电话:(027)81321913
　　　　　武汉市东湖新技术开发区华工科技园　　邮编:430223
录　　排:华中科技大学惠友文印中心
印　　刷:武汉科源印刷设计有限公司
开　　本:880mm×1230mm　1/16
印　　张:10.5
字　　数:340 千字
版　　次:2024 年 8 月第 1 版第 11 次印刷
定　　价:38.00 元

全国高等卫生职业教育高素质技能型
人才培养"十三五"规划教材
（药学及医学检验专业）
编委会

委　员（按姓氏笔画排序）

王　斌	陕西中医药大学	王文渊	永州职业技术学院
王志亮	枣庄科技职业学院	王喜梅	鹤壁职业技术学院
王德华	苏州卫生职业技术学院	孔晓朵	鹤壁职业技术学院
甘晓玲	重庆医药高等专科学校	叶颖俊	江西医学高等专科学校
仲其军	广州医科大学卫生职业技术学院	刘柏炎	益阳医学高等专科学校
刘修树	合肥职业技术学院	李树平	湖南医药学院
李静华	乐山职业技术学院	杨凤琼	广东岭南职业技术学院
杨家林	鄂州职业大学	张　勇	皖北卫生职业学院
陆艳琦	郑州铁路职业技术学院	范珍明	益阳医学高等专科学校
周建军	重庆三峡医药高等专科学校	秦　洁	邢台医学高等专科学校
钱士匀	海南医学院	徐　宁	安庆医药高等专科学校
唐　虹	辽宁医药职业学院	唐吉斌	铜陵职业技术学院
唐忠辉	漳州卫生职业学院	谭　工	重庆三峡医药高等专科学校
魏仲香	聊城职业技术学院		

前　言

QIANYAN

21 世纪是"生命科学的世纪",而分子生物学又是生命科学中的领头学科。分子生物学理论与技术已在生命科学、医药学等领域得到广泛的应用,也使临床医学对于疾病的实验室诊断发生了革命性变化。用分子生物学技术分析疾病基因、从分子水平分析疾病发生的原因、跟踪疾病发展过程、检测感染性病原体已成为很多医学检验实验室的常规工作。

为了适应医学检验教育快速发展的需要,2010 年华中科技大学出版社组织编写了《分子生物学检验技术》教材,此教材自出版以来得到了各高职高专院校医学检验专业师生的肯定和认可。但由于分子生物学新技术不断涌现,知识更新极其迅速,分子生物学技术在医学检验实验室的应用日益广泛和深入,因此迫切需要对教材进行补充和修订,使之更实用和更贴近临床,为高职高专学生的发展奠定良好的基础。

本教材更名为《分子生物学检验》,教材修订后由原来的十章扩展到十二章,补充了 DNA 测序技术和分子生物学检验技术的临床应用,同时对原有章节内容进行了部分调整,如分子生物学基础理论中增加了病毒基因组、分子生物学检验实验室的质量管理及标准化中增加了标准操作程序文件等内容,使其结构更合理、内容更系统、更贴近临床、更适合专业发展的需要。

修订后的教材具有以下特点:①注重基础理论知识与实践技能的统一。根据高职高专培养目标和职业岗位群对知识、技能结构的要求,将技能训练融入相应的理论知识中,利于教师实施理实一体化教学。②注重传统性与时代性的统一。教材在重点介绍传统的、成熟的理论与技术的同时,兼顾新知识、新技术和学科发展趋势,使学生能适应未来发展的需要。③注重基础与临床的统一。把基础服务于临床的宗旨贯穿教材编写的始终,突出医学检验的特色。④为了扩大学生的知识面,提高教材的可读性、趣味性,根据章节内容新增了相关的知识链接。

本教材分章编写,全书最后由张申统稿。教材编写过程中,我们得到了华中科技大学出版社领导和编辑的关心与指导,得到了各参编院校的大力支持,湖南医药学院周太梅老师做了大量的文字校对工作,在此一并表示衷心感谢。

分子生物学是生命科学领域发展最为迅速的学科,尽管各位编者尽了最大的努力,但由于水平有限、编写时间仓促、对内容的取舍可能把握有误,书中仍难免存在不妥甚至错漏之处,敬请同行专家、广大师生和其他读者多提宝贵意见,以期日后改进与提高。

编　者

目　录

MULU

第一章 绪 论

目前,分子生物学是生命科学中发展最快的领域,并且与诸多的学科正在进行广泛的交叉与渗透,因此分子生物学已成为主导 21 世纪生命科学的前沿学科。如分子生物学理论和技术方法不断地被应用于临床,在疾病的预防、预测、诊断、疗效的评价等诸方面发挥着愈来愈重要的作用。以往的实验诊断,只能将体液中各种化学物质(如蛋白质、酶、激素、脂类以及糖类等)的含量变化作为疾病诊断的主要依据;如今,分子生物学技术广泛用于检测人体基因结构、表达、调控的变化。由于基因诊断是从疾病基因或与致病相关的基因及其表达产物的水平上进行检测,由此形成了现代医学检验领域一门新的学科——分子生物学检验。

第一节 分子生物学检验的性质、任务和特点

分子生物学检验是以分子生物学理论为基础,利用分子生物学的技术和方法研究人体内源性或外源性生物大分子和大分子体系的存在、结构或表达调控的变化,为疾病的预防、预测、诊断、治疗和转归提供信息和决策依据的一门学科。其基本原理是检测 DNA 或 RNA 的结构变化与否、量的多少及表达功能是否异常,以确定受检者有无基因水平的异常变化,并以此作为确认疾病的依据。

分子生物学检验的任务是利用遗传学、病理学、免疫学、生物化学、基因组学、蛋白质组学和分子生物学的理论和方法,探讨疾病发生和发展的分子机制;为整个疾病过程寻求特异的分子诊断指标;运用分子生物学技术为这些分子诊断指标建立临床实用的、可靠的检测方法。

分子生物学检验的特点是直接从 DNA/RNA 水平检测基因结构及其表达水平是否正常,从而对疾病做出诊断。与传统的实验诊断技术相比,分子生物学检验不仅具有早期诊断、特异性高、灵敏度高等优点,还能确定个体的易感性,评估患病风险,以及对疾病的分期、分型、疗效和预后做出判断。

首先,分子生物学检验可用于研究基因差异表达,对组织细胞各分化阶段特异性表达的基因进行检测;其次,分子生物学检验不仅可对某些疾病做出准确检测,还能对疾病的易感性、发病类型和阶段、感染性疾病以及疾病抗药性作出判断;最后,分子生物学检验还可快速检测不易在体外培养(如艾滋病病毒、各种肝炎病毒等)和不能在实验室安全培养的病原体,并可采用 DNA 长度片段多态性分析,对病原体进行基因分型。因此,分子生物学检验已成为实验诊断学(或称临床检验医学)的一个重要组成部分,是联系临床与基础学科的纽带。随着基因组时代的到来,分子生物学检验已成为医学院校检验专业一门重要的主干课程。

第二节　分子生物学检验在实验诊断中的应用

回顾分子生物学检验的发展历史,大致经历了 4 个阶段:①以 DNA 分子杂交技术为基础的基因诊断。1976 年,美籍华裔科学家简悦威(Yuet Wai Kan)等首先应用液相 DNA 分子杂交技术,成功地进行了 α 地中海贫血的产前诊断,开创了分子生物学检验的先河。②以 PCR 技术为基础的 DNA 诊断。1985 年,穆利斯(K. Mullis)发明的聚合酶链反应(PCR)技术可以在普通实验室条件下大量扩增靶 DNA,突破了在以往科学研究和检验诊断中不易获得丰富靶 DNA 的瓶颈。因此 PCR 技术成为分子生物学检验第二阶段的核心技术,特别是定量 PCR 和实时 PCR 的应用,不仅可以检测存在于宿主的多种 DNA 和 RNA 病原体载量,还可检测多基因遗传病细胞中 mRNA 的表达量。③以生物芯片技术为代表的高通量密集型检测技术。生物芯片技术包括基因芯片、蛋白质芯片、组织芯片等,具有样品处理能力强、用途广泛、自动化程度高等特点,而成为分子生物学检验领域的一大热点。④DNA 测序技术。日趋成熟的 DNA 序列测定可以为临床疾病的分子诊断提供最精确的判断依据,近年来,第三代测序技术——单分子实时测序使测序速度更快、成本更低,通过对人类全基因组测序,这将有望使基于分子生物学检验的个体化医疗成为现实。

一、分子生物学检验在遗传性疾病诊断中的应用

以分子生物学为基础的基因诊断则是在 DNA 水平上对遗传疾病进行诊断,可揭示发病的遗传本质,不但可鉴定表现症状的有害基因纯合个体,也可鉴定出没有异常表型的有害基因的携带者,尤其适用于早期诊断。因而,基因诊断与传统的遗传性疾病诊断方法相比具有更准确、更可靠和诊断时间更早的特点。

遗传性疾病的诊断方式,可分为直接检测和间接检测两种。①对致病基因的发病机制已研究得很明了,且遗传性疾病是由于一个或有限的几个已探明的基因突变造成,可依据分子生物学技术设计检验方法,对突变位点直接进行检测,如 β 地中海贫血、囊性纤维变性等。②对致病基因尚一无所知或已知致病基因及其部分结构,但由于致病基因产生的突变多样化,或由于致病基因属于微效多基因,尚未确定和测序,因而无法用直接方法诊断,这种情况下主要依靠基因外与之紧密连锁的限制性片段长度多态性(RFLP)和微卫星 DNA 序列进行间接分析。如 X 连锁脆性智力低下综合征、Huntington 病、Wilson 病、甲型血友病等。这些与致病基因相连锁的具有多态性的 DNA 序列被称为遗传标记。随着人们对某些遗传病的病理分子生物学了解的日益深刻,可以直接检测的遗传病种类也会日益增加。

二、分子生物学检验在感染性疾病诊断中的应用

感染性疾病的诊断长期以来多采用形态学、生物化学及血清学诊断方法,这些方法常存在灵敏性和特异性低及检测速度慢等不足之处,操作亦存在一定的局限性。近年来分子生物学检验已应用于几十种感染性疾病的诊断,为感染性疾病的病原学和流行病学诊断提供了新的有力武器。

1. 病原体的分子鉴定与分类　如肺孢子菌的生物学鉴定与分类,长期存在较大分歧。过去倾向于将该病原体归为原虫,因而命名为卡氏肺孢子虫。埃德曼(P. Edman)等通过对肺孢子菌生物高度保守性的16S rRNA 编码基因进行核苷酸序列分析与鉴定,发现肺孢子菌的核苷酸序列与酿酒酵母同源性较高。此后亦有学者发现肺孢子菌基因及其编码的蛋白均与真菌非常接近。因而从分子水平完全支持肺孢子菌应归属于真菌的学说。

2. 感染性疾病的分子诊断　在临床病原菌的检测中,利用细菌、真菌 16S rRNA 基因的高度保守性特点,通过设计保守区引物,即所有细菌或真菌的共同引物,经 PCR 扩增即可判断细菌的存在与否。此外,分子诊断技术还可对感染性疾病的病原体进行定量分析。如乙型肝炎和丙型肝炎病毒载量的定量测定,则能反映患者体内病毒复制情况,能更好地指导临床治疗方案的制订。

3. 病原体耐药性的分子机制　分子生物学技术的发展促进了对各种药物耐药机制的研究。如通过

探针杂交、单链构象多态性(SSCP)分析、直接测序分析等方法,证实过氧化氢酶的编码基因的点突变、插入和缺失是造成异烟肼耐药的主要原因。这将为临床耐药结核分枝杆菌快速筛查及新型抗结核药物的研发提供理论依据。

4. 病原体基因分型 基因分型方法在分子流行病学调查、控制医院感染等方面具有重要意义。如通过基因分型来判定临床分离株与环境株基因型是否相同,以追踪传染源,明确传播途径及确定有无暴发流行。常用基因分型方法有限制性片段长度多态性分析、质粒图谱分析、基因指纹图谱分析、核糖体分型及基因序列分析等。利用分子生物学技术建立起来的病原体基因分型方法,逐步代替了传统的表型基础分型。

病原体的分子生物学检验与传统的检验相比具有:①灵敏性、特异性高。特别是体外不易培养或要求条件苛刻的病原体,可不经培养而直接进行鉴定。②可检出某一病原体的亚型,并有助于流行病学调查。可区别结构近似的或变异的菌/毒株。③可提供有关发病机制和预后的信息。如人乳头瘤病毒(HPV)的某些型与宫颈癌、阴茎癌等生殖系统肿瘤的发病有关,鉴别这些株型和确定潜在性或活动性病毒感染具有提示预后的意义。④可检出抗感染治疗中的耐药菌株。应用病原菌耐药基因探针检测耐药菌,如耐苯唑青霉素的金黄色葡萄球菌。

三、分子生物学检验在肿瘤诊断中应用

肿瘤在本质上是基因病,即人体基因在各种环境或遗传的致癌因素的影响下发生变异,从而激活癌基因或导致抑癌基因的沉默,再加上一系列调节因子的作用引起细胞癌变,最终形成恶性肿瘤。随着高通量分子分析技术的发展,使人们能够从 DNA、RNA 和蛋白质水平上对肿瘤进行全面研究。目前,肿瘤的分子诊断技术主要有基因测序、生物芯片技术、PCR、单核苷酸多态性(SNP)分析等。

1. 肿瘤易感基因检测 与肿瘤发生发展相关的基因称为肿瘤易感基因。肿瘤易感基因可以检测出人体内是否存在肿瘤易感基因或家族聚集性的致癌因素,根据个人情况给出个性化的指导方案。肿瘤易感基因检测特别适合家族中有癌症病例的人群,可以帮助这类人群提前了解自身是否存在肿瘤易感基因。目前已明确的肿瘤易感基因有 Rb1(视网膜母细胞瘤)、WT1(肾母细胞瘤)、p53(Li-Fraumeni 综合征)、APC(家族性腺瘤性息肉瘤)、hMSH2(遗传性非息肉性结肠癌)、NF1(神经纤维瘤)、BRCA1(家族性乳腺癌、卵巢癌)等。

2. 肿瘤相关病毒检测 现已证明一部分肿瘤的发生和病毒感染有关,因而检测这些相关病毒不仅可探讨肿瘤和病毒的关系,而且可以找出肿瘤的易患人群。由于病毒太小,且难以培养,一般方法检测病毒效果极差。而核酸杂交技术与 PCR 技术用于病毒检测具有特异性强、敏感性高等特点。与人类某些肿瘤相关的病毒有 HPV16,18(宫颈癌)、EB 病毒(伯基特淋巴瘤、鼻咽癌)、HBV(原发性肝癌)、ATL 病毒(成人 T 细胞白血病/淋巴瘤)等。

第三节 分子生物学检验的发展与展望

随着基因克隆技术日趋成熟和基因测序工作逐步完善,后基因时代已经到来。20 世纪末数理科学在生物学领域广泛渗透,在结构基因组学、功能基因组学和环境基因组学蓬勃发展的形势下,分子生物学检验将会取得突破性进展,使医学检验进入崭新的领域,为学科发展提供新的机遇。

一、分子生物学检验的发展

1. 生物传感器的应用 生物传感器是以生物分子作为敏感元件的一类新兴传感器,通过一定的生物或化学固定技术,将生物识别元件(酶、抗体、抗原、DNA 等)固定在换能器上,当待测物与生物识别元件发生特异性反应后,通过换能器将所产生的反应结果转变为可以输出、检测的电信号和光信号等,以此对待测物质进行定性和定量分析,从而达到检测分析的目的。生物传感器可广泛应用于体液中的微量蛋白、小分子有机物、核酸等多种物质的检测。

2. 生物芯片技术的应用　随着分子生物学的发展及人们对疾病过程认识程度的加深,传统的医学检验技术已不能完全适应快速、准确、全面的要求。所谓的生物芯片是指将大量探针分子固定于支持物上,并与标记的样品杂交或反应,通过自动化仪器检测杂交或反应信号的强度而判断样品中靶分子的数量。生物芯片技术在医学临床检验领域显示出了强大的生命力,其中关键就是生物芯片具有微型化、集约化和标准化的特点,从而有可能实现"将整个实验室微缩到一片芯片上"的愿望。

3. 高通量测序技术的应用　高通量测序技术是对传统测序一次革命性的改变,相对于传统测序的96 道毛细管测序,高通量测序一次实验可以读取 40 万到 400 万条序列,读取长度根据平台不同从 25bp 到 450bp,单次运行测序通量大于 20GB,向 1000 美元测定一个人类基因组的目标迈出了一大步。高通量测序使得对一个物种的转录组和基因组进行细致全貌的分析成为可能。

4. 蛋白质组学的应用　疾病的蛋白质组学研究,主要是通过比较和分析正常与异常组织细胞、同一疾病不同发展时期细胞内整体蛋白质的表达差异,对差异表达的蛋白质进行鉴定、定量、表征,寻找与疾病相关的新标志物。恶性肿瘤是多因素综合作用涉及多基因的复杂疾病,对其机制的阐明较困难。而直接从生命功能的执行者——蛋白质入手,就能动态、整体、定量地考察肿瘤发生过程中蛋白质种类、数量的改变,从而有助于寻找到肿瘤诊断和预后的特异性标志物。

二、分子生物学检验的未来

分子生物学是一门正在蓬勃发展的新兴学科,并且新的技术和应用不断涌现。但真正适合医学检验常规应用的还不多。其主要原因除了有的新方法还不十分成熟以外,方法相对较复杂、商品化的试剂盒和设备价格高昂也是导致应用不多的原因。但随着研究的深入和大规模商业开发,今天技术复杂、价格高昂的试验,明天就可能方法简化、价格降低,达到普遍应用的要求。

分子生物学检验的发展方向主要体现在:①检验内容从传统的 DNA 检测发展到表达产物(mRNA、蛋白质)的检测;②检验的策略从利用单一检测技术发展到多项检测技术的有机组合;③检验方法从定性和半定量检测发展到定量检测(荧光定量 PCR 技术);④检验范围从单基因病的诊断发展到多基因病的诊断;⑤检验应用从治疗性诊断发展到预测、预防性分析评价。

小结

分子生物学检验是以分子生物学理论为基础,利用分子生物学的技术和方法研究人体内源性或外源性生物大分子和大分子体系的存在、结构或表达调控的变化,为疾病的预防、预测、诊断、治疗和转归提供信息和决策依据的一门学科。其任务是利用分子生物学的理论和方法,探讨疾病发生和发展的分子机制;寻求特异的分子诊断指标;建立临床实用的、可靠检测方法。特点是直接从 DNA/RNA 水平检测基因结构及其表达水平是否正常,具有早期诊断、特异性强、针对性强、灵敏度高、适用性强等特点。

分子生物学检验被广泛用于遗传性疾病、感染性疾病和肿瘤等疾病诊断和治疗。常用检测技术包括:核酸分子杂交、PCR 技术、核酸测序技术、生物芯片技术等。分子生物学检验的发展方向:①检验内容从传统的 DNA 检测发展到表达产物的检测;②检验的策略从利用单一检测技术发展到多项检测技术的有机组合;③检验方法从定性和半定量检测发展到定量检测;④检验范围从单基因病的诊断发展到多基因病的诊断;⑤检验应用从治疗性诊断发展到预测、预防性分析评价。

(张　申)

第二章 分子生物学检验实验基础知识

学习目标

掌握:生物安全;实验用水的制备方法;灭菌的方法。

熟悉:溶液浓度的表示与计算;常用缓冲液的配制;实验样品的制备。

了解:实验报告、实验记录的书写。

在生命科学飞速发展的今天,分子生物学已成为各学科中最前沿的学科之一,它的实验方法和研究手段已成为基础医学和临床医学众多学科间共同拥有的技术。它是一门以实验为基础的科学,这门实验技术是今后临床检验工作的基础。进入实验室之前,首先必须了解分子生物学实验室规则、生物安全、灭菌知识、实验样品的制备、常用试剂的配制等知识。本章将详细地介绍分子生物学检验实验基础知识。

第一节 分子生物学检验实验室

一、分子生物学检验实验须知

分子生物学涉及的知识领域广泛,许多学科的新进展都与它有着密切的联系,故它在一般人眼里有一种神秘感,初学者对其存在一些畏惧心理。实际上分子生物学检验的基础理论本身还是比较简单的,实验操作也有一些共同的特点。下面就分子生物学检验实验中应注意的问题做一介绍。

1. 严格操作规程 分子生物学检验实验一般比较复杂,所用试剂、器材多,操作步骤多,时间长,易污染,因此实验中一定要有整体实验观念,严格按操作规程进行。

2. 习惯微量操作 分子生物学检验实验中,样本和试剂的用量往往很少,液体常常可用到 1 μL,而一滴液体就有 20~50 μL,固体物质可用到微克(μg)级,这是肉眼看不见的,所以刚接触分子生物学检验实验的人往往会感到不习惯,因此实验人员要适应微量概念。

3. 防止实验污染 分子生物学检验实验的对象主要是核酸,因此不同的核酸 DNA 与 RNA 之间、不同样品之间、核酸酶与核酸之间都会造成实验污染,导致实验失败。为了减少实验污染,实验所用的器材、试剂等需要消毒灭菌处理;需要专门的实验室用于分子生物学检验实验,并分区操作;实验人员需戴口罩和手套,穿专用的工作服,防止人的汗液、唾液和皮屑中高活性的 RNA 酶混入实验器皿和试剂中;实验后要及时对实验台面和器材进行消毒处理。

4. 正确处理试剂 分子生物学检验实验对所需试剂要求十分严格,有些实验失败往往是由于试剂处理不当造成的,如所用试剂等级不够、试剂配制不当、试剂污染、试剂保存不当、除菌条件不对等。

5. 注意实验安全 分子生物学检验实验中,实验人员经常接触一些对人体有害的实验试剂,如溴化乙锭、丙烯酰胺、放射性同位素等,它们可能诱发突变甚至癌症,或对人神经系统产生累积毒害。因此,必须严格按照实验安全要求进行实验操作。

二、实验记录和实验报告

实验记录是科研档案的一部分,是指科学研究的过程中,关于实验的目的、原理、方法、步骤、结果、分析的各种文字、数据、图表等原始资料,它是科研活动和成果中最重要最原始的凭证。实验记录具有真实性和准确性的特点。

实验记录对科学研究来说是十分重要的。首先,实验记录便于分析实验的成败,是总结实验经验的重要依据。如果实验失败,可以从实验记录中分析得到失败的原因。再者,实验中往往会出现各种异常的结果,而科学的突破往往就是对异常结果的重视。其次,实验记录有助于培养和提高个人的科研能力。记好实验记录是每个实验室工作人员的基本功,研究和复习实验记录有助于培养科学思维模式,锻炼发现问题和解决问题的能力。最后,实验记录是法律上裁定科研成果真伪、科研成果归属权的最权威的证据。这一点尤其要引起实验室工作人员和临床检验人员的重视。所以,实验课上就要养成认真记好实验记录的良好习惯。

实验课前应认真预习,仔细阅读实验教材,熟悉实验目的、方法和操作过程,写出实验预习报告。实验中观察要仔细,记录应真实、客观、详细、准确。记录内容包括试剂名称、规格、用量,实验方法和具体条件(温度、时间、仪器名称和型号等),操作步骤、现象、数据和结果等。在预习时事先设计好表格或流程图,实验中边观察边填写,应做到条理清楚,便于整理总结。实验记录要遵循以下原则。

1. 记录的原始性 实验记录不能涂改。必须改动时在原记录上画一条线,注明修改由、时间和内容,能看清原来的记录。实验记录可以补充,严禁撕页。重复实验而获得的新数据应重新记录,不能用于修正上次实验的结果。

2. 记录的及时性 实验过程中,现象一旦发生、数据一旦测出,就应立即进行记录,不得记"回忆性"的记录。过后凭回忆做记录,容易发生有意无意的错记、漏记。记录的不真实,有时不是故意的,而是不自觉的遗漏。

3. 记录的完整性 实验的条件,包括温度、湿度等;实验用试剂厂家、等级,所用仪器设备的型号、厂家、精密度;实验的过程、操作顺序、观察到的现象、测量到的数据等;各种可能的干扰、相互影响因素。

4. 记录的系统性 这是从时间的角度对实验记录的要求。实验时间较长的实验,要坚持连续观察和连续记录。

5. 记录的客观性 看到什么记录什么,不做主观取舍,需要注意的是无意间漏记的实验细节和结果。

实验报告是在科学研究活动中描述、记录科研过程和结果的一种科技应用文体,是通过实验中的观察和分析,如实地把实验的全过程和实验结果用文字形式记录下来的书面材料。实验结束后,应及时整理和总结实验结果,写出实验报告,并在规定时间内送交老师评阅。实验报告具有以下特点。①正确性:它所记录的是科学实验的客观事实,内容科学,表述真实。②客观性:以客观的科学事实为写作对象,是对科学实验的过程和结果的真实记录。③确切性:指实验报告中记载的实验结果能被任何人所重复和证实。④可读性:指为使读者了解复杂的实验过程,实验报告的写作除了以文字叙述和说明以外,还常常借助画图像、列表格、作曲线图等形式,说明实验的基本原理和各步骤之间的关系,解释实验结果等。

书写实验报告,不仅可以总结每次实验结果,而且可以培养和训练学生的逻辑归纳能力、综合分析能力和文字表达能力。因此,每次实验课结束,每位学生都要及时认真地书写实验报告。要求做到条理分明、文字简练、准确、详尽、字迹清楚。

下面列出一般实验报告的格式,可供参考。

实验名称,实验室名称

(一)目的和要求

(二)实验原理

(三)仪器和试剂

(四)操作步骤

(五)实验结果

(六)讨论

(七)结论

知识链接

从客观的实验记录中发现新元素

1785 年,英国科学家卡文迪许(H. Cavendish)做了一个实验:将空气中的已知成分 N_2、O_2、CO_2 及水蒸气除尽后,发现还残留着少量的剩余气体。这些剩余气体总量不超过全部空气的 1/120。当时他无法解释这种现象,但他客观完整地记录了下来。在一百多年之后,英国物理学家瑞利(R. J. Strutt)从卡文迪许的实验记录中获得启发,和化学家拉姆赛(W. Ramsay)设计了多种实验,于 1894 年在空气中发现了一种新的气体,其化学性质很不活泼,命名为"氩气"。因此,瑞利和拉姆赛获得 1904 年诺贝尔奖。

三、生物安全

生物安全一般是指由现代生物技术开发和应用所能造成的对生态环境和人体健康产生的潜在威胁,及对其所采取的一系列有效的预防和控制措施。实验室生物安全(laboratory biosafety)是防止实验室发生病原体或毒素意外暴露及释放的原则、技术和实践。

根据实验室所操作的生物因子的危害程度和所采取的防护措施,将实验室生物安全防护水平(biosafety level,BSL)分为四级。

1. 一级生物安全水平(BSL-1)实验室 属基础实验室,常为基础教学、研究实验室。实验室墙壁、天花板和地板应当光滑、易清洁、不渗水、耐腐蚀,地板防滑;实验室台面防水、耐腐蚀、耐热;每个实验室应设有洗手池,且安装在出口处;门有可视窗,达到适当防火等级;实验室保证照明;安全系统包括消防、应急供电、应急淋浴等设施。在其中活动所涉及的生物因子应是已知不引起健康成人感染的微生物。

2. 二级生物安全水平(BSL-2)实验室 属基础实验室,常为诊断、研究实验室。BSL-2 实验室的设计和设施方面在满足 BSL-1 实验室设施的基础上,还应包括实验室门可自动关闭、带锁;配备消毒设施,如高压灭菌器、化学消毒装置等;应设置洗眼装置;配备生物安全柜;有火警报警器,可靠动力保证和应急照明设施。主要用于处理中度危险的病原体,如沙门菌属和乙型肝炎病毒等。

3. 三级生物安全水平(BSL-3)实验室 属防护实验室,为特殊的诊断、研究实验室。在 BSL-2 的基础上,增加特殊防护服、合适的空气净化系统、准入制度,针对主要通过气溶胶传播的病原微生物如结核分枝杆菌等的实验室操作而设计的。

4. 四级生物安全水平(BSL-4)实验室 属最高防护实验室,供危险病原体的研究。在 BSL-3 的基础上,增加入口气锁、出口淋浴、污染物品特殊处理,需Ⅲ级生物安全柜,穿正压防护服进行操作。BSL-4 实验室应是完全独立的,与其他实验室完全隔离,其通风系统和废物处理亦应完全独立。

实验室处理的各种样本主要来自人体或动物,这些样本具有潜在的生物危害性。实验室工作人员长期处在具有一定生物危害性的环境中,如果没有一定的生物安全防护知识,疏忽于对实验室的生物安全管理,甚至放纵自己的行为而不能完全遵守相应的安全操作规范,那么就有可能发生实验相关感染(laboratory-associated infection,LAI)。因此,要通过实验室生物安全体系建设,制订并执行相应生物安全水平的防护措施,督促实验室工作人员规范自己的行为,从而把实验室生物安全风险降到最低程度。

知识链接

探秘 BSL-4 实验室

BSL-4 实验室是全球生物安全级别最高的实验室,主要用来处理目前尚无疫苗或治疗方法的病原微生物,如炭疽杆菌、埃博拉病毒、天花病毒等。2015 年 1 月 31 日我国首个 BSL-4 实验室——中国科学院武汉国家生物安全实验室在武汉竣工。

BSL-4 实验室的设计不尽相同,典型的 BSL-4 实验室由更衣区、过滤区、缓冲区、消毒区、核心区组成。在实验室的四周装有高效空气过滤器。到达实验室的核心区,总共有 10 道门,最里面的 7 道门是互锁的,也就是说,如果一道门没有关好,另一道门肯定打不开。离开 BSL-4 时,核心区的工作人员要把全身从上到下消毒一遍才能走到缓冲间,在缓冲间除去外层防护服、口罩、外层手套,然后将这些放入灭菌容器或消毒袋内。关闭实验室门之后,再取下防护眼镜,将其放入传递窗进行消毒。然后,工作人员经过另外一个缓冲间,退到准备间。在这里他们才可以取下身上所有的防护器具,立即在沐浴室洗澡后,才可离开实验室。

四、实验用水

由于实验目的不同对水质有一定的要求,如仪器的洗涤、溶液的配制,以及大量的化学反应和分析及生物组织培养,对水质的要求都有所不同。因此,需要把水提纯。用蒸馏方法制得的纯水叫做蒸馏水;用离子交换法等制得的纯水叫去离子水。

(一)实验室用水的制备

1. 蒸馏法 蒸馏法制取纯水的原理是把水加热至沸,杀死微生物,并使水化成蒸汽,水中的不挥发性物质,如大多数无机盐类不随水蒸发,而达到水与杂质分离的效果,然后把水蒸气冷凝并收集起来。水中溶有的气体杂质可随水一起蒸发而逸出。将最初收集的冷凝水弃去,就可得到比较纯的水,这种水叫单蒸馏水。为了使单蒸馏水达到纯度指标,必须通过二次蒸馏,又称重蒸馏。对于要求较高的实验还可进行第三次蒸馏,有时用亚沸蒸馏法。

制备 pH＝7 的高纯水时,第一次蒸馏可加入氢氧化钠与高锰酸钾;第二次蒸馏加入磷酸(除 NH_3);第三次用石英蒸馏器蒸馏(除去痕量的碱金属杂质)。在整个蒸馏过程中,要避免水与空气的直接接触。实验室使用的蒸馏水多用硬质玻璃或石英蒸馏器以及电热蒸馏器。

2. 离子交换法 由于离子交换法制取纯水具有出水纯度高、操作简单的优点,已为实验室广泛采用。制备去离子水所用的离子交换树脂是一种不溶于水、酸、碱和一般有机溶剂,化学稳定性好的高分子聚合物。它具有交换容量高,机械强度好,耐磨性大,膨胀性小,可以长时间使用等特点。它由交联结构的骨架和带有活性离子的交换基因两部分组成。离子交换法能除去原水中绝大部分盐、碱和游离酸,但不能完全除去有机物和非电介质,因此最好利用市售的普通蒸馏水或电渗水替代原水,进行离子交换处理而制备去离子水。

离子交换树脂一般可反复再生,使用数年。在处理离子交换树脂时,应按规定的条件进行,特别要注意控制流速及各个步骤的 pH 值,流速不能太快。交换柱放置过夜后,次日使用时,初出水的质量较差,放出几分钟后,即可恢复正常。夏季气温较高,吸附在树脂上的有机物容易生长微生物,因此在夏季交换装置即使不用也要定期更换新鲜蒸馏水或去离子水。

(二)蒸馏水和去离子水的保存

蒸馏水和去离子水应存于塞子密封性良好的硼硅酸盐玻璃器皿内。聚乙烯容器一般对所有用途的水都适合,尤其是分析钠和硅酸盐类物质时,它比玻璃容器还要可取。但是从这类容器上可浸析下来有机物质,所以研究有机物质最好用硬质玻璃容器。蒸馏水和去离子水必须在制备后尽快使用,久贮或存放不妥会造成污染,尤其是高纯水最容易污染。

五、灭菌

灭菌(sterilization)是指杀死物体上所有的微生物,包括病原微生物、非病原微生物和细菌芽孢。经过灭菌处理后的物品称为无菌物品。灭菌的方法通常分为物理灭菌法和化学灭菌法。

(一)物理灭菌法

1. 热力灭菌法 基本原理是高温可以使菌体细胞内的蛋白质变性,这种方法对细菌有明显的杀灭作用。热力灭菌法可分为湿热灭菌法和干热灭菌法。

(1)湿热灭菌法 用高温的水或水蒸气来灭菌。①高压蒸汽灭菌法:目前最常用的灭菌方法,通过高压蒸汽灭菌器将压力提高到 103.4 kPa,温度提高到 121.3 ℃,维持 15～30 min,可以杀死包括芽孢在内的所有微生物。常用于耐高温耐湿的物品灭菌。②煮沸灭菌法:将物品浸入水中加热到沸腾持续 5～6 min,可杀死一般细菌的繁殖体。③间歇灭菌法:间歇灭菌连续 3 天,每天进行一次蒸汽灭菌的方法。适用于不耐高温的物品的灭菌。④巴氏灭菌法:有两种,一种是在 61.1～62.8 ℃加热 30 min;另一种是在 71.7 ℃加热 15～30 s。主要用于牛奶的灭菌。

（2）干热灭菌法　将物品直接放于火焰中灼烧,如接种环、试管口等物品。不能用火焰灭菌的物品可以放在干烤箱内灭菌。

2. 辐射灭菌法　利用电磁辐射产生的电磁波杀死病原微生物的一种有效方法。用于灭菌的电磁波包括紫外线、X 射线、γ 射线、高速电子流等。紫外线可以改变细菌 DNA 的分子结构,干扰 DNA 的复制,导致细菌变异甚至死亡。X 射线、γ 射线、高速电子流等具有电离辐射的作用,可使细菌细胞内的水分子电离产生自由基,自由基可破坏细菌的核酸、酶和蛋白质,使细菌死亡。

3. 滤过除菌法　利用除菌滤器除去液体或空气中的细菌等微生物的方法。所用的滤器的孔径很小,只允许小于孔径的物体通过,而大于孔径的细菌等颗粒被阻留,从而得到无菌的溶液。常用的滤器有滤膜滤菌器、蔡氏滤菌器、玻璃滤菌器等。滤过除菌法主要用于一些不耐高温、也不能用化学方法消毒的液体,如血清、抗生素、维生素等制品。

（二）化学灭菌法

化学灭菌法就是运用适宜种类和浓度的化学药品(消毒剂或防腐剂)来处理物品,从而杀死或抑制细菌等微生物。消毒剂或防腐剂仅对微生物繁殖体有效,不能杀灭芽孢,主要用于物体表面、环境、人体表面的消毒。如臭氧、环氧乙烷、甲醛和过氧乙酸蒸汽等适合环境消毒以及不耐加热灭菌的医用器具、设备和设施的消毒。而 75％乙醇、0.1％～0.2％苯扎溴铵(新洁尔灭)、2％左右的酚或煤酚皂溶液等适合于皮肤、无菌器具和设备的消毒。

（三）无菌操作

无菌操作(aseptic technique)是指防止一切微生物侵入人体组织和保持无菌物品及无菌区域不被污染的操作技术和方法,是实验过程中预防和控制交叉污染的一项重要基本操作。实验进行前,实验室及生物安全柜用紫外灯照射 30～60 min 灭菌,用 70％乙醇擦拭无菌操作台面,并开启生物安全柜风机运转 5 min 后,再开始实验操作。

实验操作应在生物安全柜的中央无菌区域操作,生物安全柜前玻璃窗开启要保持一定高度,不要过高;生物安全柜内不要放过多物品,操作时动作不要过大,以免影响气流循环;禁止在柜内使用酒精灯,一般使用电加热灭菌器,因酒精灯产生的热量会改变气流方向;生物安全柜内不得进行文字工作。

在其他无菌环境进行培养或做其他无菌工作时,首先要点燃酒精灯,以后的一切操作,如使用接种环、打开或封闭瓶口等,都需在火焰近处并经过烧灼进行。但要注意:金属器械不能在火焰中烧的时间过长,以防退火,烧过的金属镊要待冷却后才能夹取组织,以免造成组织损伤。开启、关闭长有细胞或微生物的培养瓶时,火焰灭菌时间要短,防止因温度过高烧死细胞或微生物。进行无菌操作时,动作要准确敏捷,但又不必太快,以防空气流动,增加污染机会。

第二节　常用实验样品的制备

在分子生物学检验实验中,实验成功的一个重要的因素是获得高质量、高纯度的实验样品。实验样品的制备一般包括以下几个步骤:生物材料的选择与处理,生物大分子制备的前处理,生物大分子的分离纯化。

一、生物材料的选择与处理

分子生物学检验常用的临床标本有血清、血浆、全血、分泌物、脑脊液等,它检验的主要对象是生物大分子——核酸(包括 DNA 和 RNA)和蛋白质,从而对疾病做出诊断。分子生物学检验材料来源包括动物、植物、微生物及其代谢产物。

(一)血液样品

1. 全血　取清洁干燥的试管或其他容器,收集人或动物的新鲜血液,立即与适量的抗凝剂充分混合,所得到的抗凝血为全血。每毫升血液中加入抗凝剂的种类可以根据实验的需要进行选择,但是用量不宜过大,否则将影响实验的结果。常用抗凝剂有:乙二胺四乙酸(EDTA)1.5 mg;ACD 抗凝剂(柠檬酸 0.48 g,柠檬酸钠 1.32 g,右旋葡萄糖 1.47 g)。抗凝剂宜先配成水溶液,按取血量的需要加于试管或适当容器内,再蒸干水分,使抗凝剂在容器内形成薄层,利于血液与抗凝剂的均匀接触。

取得的全血如不立即使用应储于 4 ℃冰箱之中。从全血标本的白细胞中可分离基因组 DNA,这是人基因组 DNA 分离纯化的常用方法。

2. 血浆　全血经抗凝处理后,通过离心沉淀,所获得的不含细胞成分的液体为血浆。为避免产生溶血,必须采用干燥清洁的采血器具和容器,并尽可能地少振摇。血浆可冷冻保存。

3. 血清　离体的血液,如不加入抗凝剂可自然凝固,凝固后所析出的淡黄色液体,即为血清。若血块黏着容器壁过紧,血清不易分离出来,可用细玻璃棒轻轻剥离。制备血清时血凝块收缩析出血清,大约需要 3 h。为促使血清尽快析出,必要时可以加入促凝剂缩短分离时间,并且可得到较多的血清。制备血清同样要防止溶血,所以,应用的器具应当干燥清洁,并及时吸出析出的血清。

(二)组织匀浆

分子生物学检验实验中,离体组织可作为分离提纯生物大分子的材料,也可作为临床诊断疾病的检测样品。生物组织中各种活性物质极其丰富,生物组织离体过久,其所含物质的含量和生物活性都会发生变化。因此,应在冰冷条件下迅速取出所需组织,并尽快进行提取或测定,否则其所含物质的量和生物活性都将发生变化。

材料选定后要尽可能保持新鲜,材料获得后立即去除包膜或结缔组织,脏器应进行灌洗,去除血管内残留的血液,滤纸拭干,生物材料如暂不提取,应冰冻保存。处理过程中,应低温操作。把组织剪碎,加入适量冰冷的匀浆制备液。匀浆的方式有多种:手工匀浆、机器匀浆、超声匀浆、反复冻融。常用的匀浆制备液有 0.01 mol/L Tris-HCl,0.0001 mol/L EDTA-2Na,0.01 mol/L 蔗糖,0.8‰的氯化钠溶液等,可根据实验的不同要求加以选择。注意制作匀浆时要低温操作,要将匀浆器或匀浆管置于冰浴中。

(三)微生物

微生物具有繁殖快、种类多、培养简单、容易诱变和不受季节影响等优点,因此,它已成为制备生物大分子的主要材料之一。选材时,应选择微生物生长的对数期,因为该期微生物的酶和核酸含量较高,可获得较高的产量。当选用的微生物菌种接入适当的培养液培养一段时间后,用离心法收集到的上清液,可用于制备胞外酶和某些辅基等有效成分。而收集到的菌体,经破碎细胞处理后则可从中提取其他有效成分。前者可置低温下短时间贮存,后者可制成冻干粉,于 4 ℃保存,数月内不会变质。

二、生物大分子制备的前处理

除了某些细胞外的多肽激素和某些蛋白质与酶以外,对于细胞内各种生物大分子的分离纯化,都需要事先将细胞和组织破碎,使生物大分子充分释放到溶液中,并不丧失生物活性。不同的生物体或同一生物体的不同部位的组织,其细胞破碎的难易不一,使用的方法也不相同,常用的细胞破碎方法有:

1. 机械法　主要通过机械切力的作用使组织细胞破碎的方法,常用的器械有组织捣碎机、匀浆器、研钵和研磨、压榨器等。

(1)组织捣碎机　将材料配成稀糊状液,加至筒内约 1/3 体积处,盖紧筒盖,将调速器先拨至最慢处,开动开关后,逐步加速至所需速度。一般用于动物组织、植物肉质种子、柔嫩的叶芽等,转速可高达 10000 r/min 以上。由于旋转刀片的机械切力很大,制备一些较大分子如核酸则很少使用。

(2)匀浆器　先将剪碎的组织置于管中,再套入研杆来回研磨,上下移动,即可将细胞研碎。匀浆器的研钵磨球和玻璃管内壁之间间隙保持在十分之几毫米距离。制作匀浆器的材料,除玻璃外,还可以用硬质塑料、不锈钢、人造荧光树脂等。此法细胞破碎程度比高速组织捣碎机要高,适用于量少的标本和动物脏器组织。存在的问题:较易造成堵塞的团状或丝状真菌,较小的革兰阳性菌以及有些质地坚硬、易损伤匀浆阀的亚细胞器不适合用该法处理。

（3）研钵 多用于细菌或其他坚硬植物材料,研磨时常加入少量石英砂、玻璃粉或其他研磨剂,以提高研磨效果。

（4）细菌磨 一种改良了的研磨器,比研钵具有更大的研磨面积,而且底部有出口。操作时先把细菌和研磨粉调成糊状,每次加入一小勺,研磨 20～30 s 即可将细菌细胞完全磨碎。

2. 物理法 主要通过各种物理因素使组织细胞破碎的方法。常用的方法有:

（1）反复冻融法 原理:因突然冷冻,细胞内冰晶的形成及细胞内外溶剂浓度的突然改变而破坏细胞。方法:将待破碎的细胞在 −20 ℃ 以下冰冻,室温融解,反复几次,由于细胞内冰粒形成和剩余细胞液的盐浓度增高引起溶胀,使细胞结构破碎。特点:此法适用于组织细胞,多用于动物性材料,对微生物细胞作用较差。

（2）急热骤冷法 将材料投入沸水中,维持 85～90 min,至水浴中急速冷却,此法可用于细菌及病毒材料。

（3）超声波处理 用一定功率的超声波处理细胞悬液,使细胞急剧震荡破裂,此法适用于微生物材料,用大肠杆菌制备各种酶,常选用细菌浓度为 50～100 mg/mL,频高于 15～20 kHz 的超声波在高强度声能输入下可以进行细胞破碎。其破碎机制可能与空化现象引起的冲击波和剪切力有关。超声破碎的效率与声频、声能、处理时间、细胞浓度及菌种类型等因素有关。特点:操作简单,重复性较好,节省时间;多用于微生物和组织细胞的破碎。存在问题:超声波破碎在实验室规模应用较普遍,处理少量样品时操作简便,液量损失少,但是超声波产生的化学自由基团能使某些敏感性活性物质变性失活。而且大容量装置热能传递、散热有困难,应采取相应降温措施。对超声波敏感的核酸应慎用。空化作用是细胞破坏的直接原因,同时会产生活性氧,所以要加一些巯基保护剂。

3. 化学及生物化学法

（1）自溶法 在一定 pH 值和适当的温度下,利用组织细胞内自身的酶系统将细胞破碎的方法。此过程需较长时间,常用少量防腐剂如甲苯、氯仿等防止细胞的污染。

（2）酶溶法 利用各种水解酶,如溶菌酶、纤维素酶、蜗牛酶、半纤维素酶、脂酶等,将细胞壁分解,使细胞内含物释放出来。有些细菌对溶菌酶不敏感,加入少量巯基试剂或 8 mol 尿素处理后,使之转为对溶菌酶敏感而溶解。特点:①此法适用于多种微生物;②作用条件温和;③内含物成分不易受到破坏;④细胞壁损坏的程度可以控制。存在的问题:易造成产物抑制作用,这可能是导致胞内物质释放率低的一个重要因素,而且溶酶价格高,限制了大规模利用,若回收溶酶,则又增加了分离纯化溶酶的操作。另外酶溶法通用性差,不同菌种需选择不同的酶,有一定局限性,不适宜大量的蛋白质提取,给进一步纯化带来困难。

（3）化学渗透法 某些有机溶剂(如苯、甲苯)、抗生素、表面活性剂、金属螯合剂、变性剂等化学药品都可以改变细胞壁或膜的通透性从而使内合物有选择地渗透出来。其作用机理:化学渗透取决于化学试剂的类型以及细胞壁和膜的结构与组成。特点:多用于破碎细菌,且作用比较温和;提取核酸时,常用此法破碎细胞。存在的问题:时间长,效率低;化学试剂毒性较强,同时对产物也有毒害作用,进一步分离时需要用透析等方法除去这些试剂;通用性差,某种试剂只能作用于某些特定类型的微生物细胞。

三、生物大分子的分离纯化

生物大分子的分离纯化工作涉及物理、化学和生物学等各方面的知识,但其主要原理不外乎两个方面。一是利用混合物中几个组分分配率的差别,把它们分配到可用机械方法分离的两个或几个物相中,如盐析、有机溶剂抽提、层析和结晶等。二是将混合物置于单一物相中,通过物理力场的作用使各组分分配于不同区域而达到分离目的,如电泳、超离心、超滤等。

第三节 常用试剂的配制

一、溶液浓度的表示与计算

单位容积溶液中所存在的溶质量,称为该物质的浓度。溶液浓度包括物质的量浓度、质量浓度和质量摩尔浓度、质量分数和体积分数等。浓度在试剂分析与配制工作中经常遇到。

(一) 溶液浓度的表示

1. 物质的量浓度　B 的物质的量(n_B)除以溶液的体积(V),称为物质 B 的物质的量浓度。即

$$c_B = \frac{n_B}{V}$$

常用单位是 mol/L、mmol/L 或 μmol/L。

2. 质量浓度和质量摩尔浓度

(1) 质量浓度　B 的质量(m_B)除以溶液的体积(V),称为 B 的质量浓度。即

$$\rho_B = \frac{m_B}{V}$$

常用的单位是 g/L、mg/L 或 μg/L。

(2) 质量摩尔浓度　溶质 B 的物质的量(n_B)除以溶剂 A 的质量(m_A),称为溶质 B 的质量摩尔浓度,单位 mol/kg。即

$$b_B = \frac{n_B}{m_A}$$

3. 质量分数和体积分数

(1) 质量分数　B 的质量分数(w_B)定义为 B 的质量 m_B 与混合物的质量 m 之比,即 $w_B = \frac{m_B}{m}$,单位符号%。

(2) 体积分数　B 的体积分数(φ_B)定义为 B 的体积 V_B 与混合物的体积 V 之比,即 $\varphi_B = \frac{V_B}{V}$,单位符号%。

(二) 溶液浓度的计算

1. 溶液的配制　对于以一定体积的溶液中含溶质的质量、体积或物质的量表示的质量浓度、体积分数、物质的量浓度等来配制溶液,是将一定量的溶质先加入适量的溶剂使其完全溶解,然后在量筒或容量瓶中加入溶剂,至所需的体积,混合均匀而得到。

在计算溶质的量时,应注意的是许多固体试剂含有结晶水,配置溶液时,要将结晶水计算在内。

2. 溶液的稀释　稀释是指向浓溶液中加入溶剂变成稀溶液的过程。溶液在稀释前后其溶质的量保持不变,即浓度与体积成反比关系。

$$c_浓 V_浓 = c_稀 V_稀$$

例:欲配制 1 mol/L 的 H_2SO_4 溶液 500 mL,需取 18 mol/L 的 H_2SO_4 溶液多少毫升?

解:根据稀释公式得　$18 V_浓 = 1 \times 500$

$$V_浓 = 27.8 (mL)$$

答:需取 18 mol/L 的 H_2SO_4 溶液 27.8 mL,然后加水至 500 mL。

3. 溶液的混合　不同浓度溶液混合时,其混合前后的溶质总量和体积总量应保持不变。即

$$c_混 (V_1 + V_2) = c_1 V_1 + c_2 V_2$$

式中:$c_混$ 为混合后溶液浓度;c_1 为浓溶液的浓度;V_1 为浓溶液的体积;c_2 为稀溶液的浓度;V_2 为稀溶液的体积。

例:现有 0.25 mol/L H_2SO_4 溶液 800 mL,需要加多少毫升的 2 mol/L H_2SO_4 溶液,才能成为 0.4 mol/L H_2SO_4 溶液?

解:设所需 2 mol/L H_2SO_4 溶液的体积(mL)为 V_1,代入公式:

$$0.4 \times (V_1 + 800) = 0.25 \times 800 + 2 \times V_1$$
$$120 = 1.6 V_1$$
$$V_1 = 75 \text{ mL}$$

答:需要加 75 mL 的 2 mol/L H_2SO_4 溶液。

4. 溶液浓度的换算

(1)B 的质量浓度 ρ_B 与物质的量浓度 c_B 的换算 其换算公式为

$$c_B = \frac{\rho_B}{M_B}$$

或

$$\rho_B = c_B M_B$$

式中:M_B 为 B 的摩尔质量。

例:生理盐水的质量浓度是 9 g/L,其物质的量浓度是多少?

解:已知 NaCl 的摩尔质量是 58.5 g/mol,所以生理盐水的物质的量浓度为

$$c = \frac{9 \text{ g/L}}{58.5 \text{ g/mol}} = 0.154 \text{ mol/L}$$

答:生理盐水的物质的量浓度是 0.154 mol/L。

(2)B 的质量分数 w_B 与物质的量浓度 c_B 的换算 需利用溶液的密度 ρ(单位 g/mL)进行换算,其换算公式为

$$c_B = 1000\rho \frac{w_B}{M_B}$$

例:浓硫酸的质量分数是 0.98,溶液密度为 1.84 g/mL,求浓硫酸物质的量浓度是多少?

解:已知 $\rho = 1.84$ g/mL $= 1\,840$ g/L,所以浓硫酸的物质的量浓度为

$$c = \frac{1840 \times 0.98}{98} = 18.4 \text{ mol/L}$$

答:质量分数为 0.98 的浓硫酸物质的量浓度是 18.4 mol/L。

二、常用缓冲溶液的配制

由弱酸及其盐、弱碱及其盐组成的混合溶液,能在一定程度上抵消、减轻外加强酸或强碱对溶液酸碱度的影响,从而保持溶液的 pH 值相对稳定,这种溶液称为缓冲溶液。缓冲溶液对维持生物的正常 pH 值、正常生理环境起重要作用。在分子生物学研究工作中,常常需要使用缓冲溶液来维持实验体系的酸碱度。缓冲溶液的 pH 值在一定的范围内不因稀释或外加少量的酸或碱而发生显著的变化,缓冲溶液依据共轭酸碱对及其物质的量不同而具有不同的 pH 值和缓冲容量。

在配制具有一定 pH 值的缓冲溶液时,为了使所得溶液具有较好的缓冲能力,应注意以下原则:

(1)选择适当的缓冲对,使配制溶液的 pH 值在所选择的缓冲对的缓冲范围内。这个范围在 $pK_a \pm 1$ 之内。例如 HAc-Ac 缓冲对的范围是 3.7~5.6,要配制 pH 值在 3.7~5.6 之间的缓冲溶液可选用这一缓冲对。

(2)缓冲对中作为共轭酸的 pK_a 应尽量接近于配制溶液的 pH 值。例如,要配制 pH 值为 5.3 的缓冲溶液时,可以选用 HAc-Ac 或邻苯二甲酸氢钾缓冲对,因为 pH5.3 恰恰在这两种缓冲对的缓冲范围内。但是,前者的共轭酸的 pK_a 为 4.75,后者共轭酸的 pK_a 为 5.4,所以选用邻苯二甲酸氢钾配制的缓冲溶液较选用前者有更大的缓冲容量。

(3)要有一定的总浓度(通常在 0.05~0.20 mol/L 之间),使所配成溶液具有足够的缓冲容量,并采用适当的缓冲比使溶液的 pH 值恰好等于所需要的 pH 值。

在实际工作中,配制缓冲溶液可查有关手册,依照现成配方进行配制。

小结

分子生物学是一门以实验为基础的学科,在实验过程中,应将实验观察到的现象、结果、数据、实验条件等准确、详尽地记录下来。实验结束后应及时整理和总结实验结果,写出实验报告。实验报告应包括实验题目、目的和要求、实验原理、仪器和试剂、操作方法、实验结果、讨论等部分。

实验室生物安全是防止实验室发生病原体或毒素意外暴露及释放的原则、技术和实践。

实验用水有蒸馏水和去离子水,实验用水的制备方法包括蒸馏法、离子交换法等。灭菌指杀死物体上所有的微生物,包括病原微生物、非病原微生物和细菌芽孢,使之达到无菌保障水平。灭菌常用的方法有物理灭菌法和化学灭菌法。物理灭菌法包括热力灭菌、辐射灭菌和滤过除菌等,化学灭菌法就是运用适宜种类和浓度的化学药品(消毒剂或防腐剂)来处理物品,从而杀死或抑制细菌等微生物。应根据不同的需求与目的,采用不同的灭菌方法。

实验样品的制备一般包括以下几个步骤:生物材料的选择与处理、细胞破碎、生物大分子的分离纯化。常用的临床标本通常有血清(浆)、全血、分泌物、组织、尿液、脑脊液及其他体液等。实验目的不同,临床标本不同,样品制备方法也不同,目前已有各种专门化的商品化试剂盒可供选用。

单位容积溶液中所存在的溶质量,称为该物质的浓度,溶液浓度主要可分为物质的量浓度、质量浓度和质量摩尔浓度、质量分数和体积分数等。几种物质浓度的单位可以相互换算,在配制溶液时应该注意。分子生物学检验实验中需要配制正确的缓冲溶液。

能力检测

一、单项选择题

1. 下列哪个量不能用来表示物质的浓度?(　　)

A. 物质的量浓度　　　　　B. 质量百分比浓度　　　　　C. 质量分数

D. 溶解度　　　　　E. 摩尔浓度

2. 可引起致命疾病的病原体的实验操作应在哪一级生物安全水平下进行?(　　)

A. BSL-0　　　　　B. BSL-1　　　　　C. BSL-2

D. BSL-3　　　　　E. BSL-4

3. 下列哪种不属于辐射灭菌?(　　)

A. 紫外线　　　　　B. 微波　　　　　C. X射线

D. 钴-60　　　　　E. 臭氧

4. 能组成缓冲对的是(　　)。

A. 氢氧化钠和氯化钠　　　　　B. 氨水和醋酸钠　　　　　C. 醋酸和醋酸钠

D. 醋酸和氯化铵　　　　　E. 盐酸与氯化钠

5. 下列哪种酶不能破坏细胞壁?(　　)

A. 溶菌酶　　　　　B. 碱性磷酸酶　　　　　C. 纤维素酶

D. 蜗牛酶　　　　　E. 酯酶

二、填空题

1. 实验室用水常用的类型有_____、_____、_____和_____。

2. 灭菌常用的方法有物理灭菌法和化学灭菌法。物理灭菌法包括_____、_____等。化学灭菌法包括_____、_____等。

3. 临床分子生物学检验的主要检测对象是_____、_____、_____等生物大分子。

三、名词解释

1. 生物安全

2. 缓冲溶液

四、问答题

1. 什么是生物安全？实验室按照安全防护水平（BSL）可以分为几级？
2. 实验用水分为哪几类？实验用水制备方法有哪些？
3. 生物大分子制备的前处理方法有哪些？
4. 什么是缓冲溶液？配制缓冲溶液要注意什么？

（张 盛）

第三章　分子生物学基础理论

学习目标

掌握：基因、基因组学、蛋白组学等概念。

熟悉：真核生物、原核生物及病毒基因组的特点。

了解：蛋白组学的研究方法，蛋白组学的在医学中的应用。

　　分子生物学检验是以核酸或蛋白质为分析原材料，通过对基因的结构、表达的变化和由此而导致的基因功能的改变的分析，为人类疾病的研究和诊断提供更准确、更科学的信息和依据。基因是基因组的一个功能单位。基因组学、转录组学、蛋白质组学与代谢组学等一同构成系统生物学的组学生物技术基础。

第一节　基因组与基因组学

一、概述

（一）基因组

　　基因组（genome）是一个细胞或一种生物体的整套遗传物质，包括基因和非编码 DNA。更确切地说，一个生物体的基因组是指一套染色体中的完整的 DNA 序列。如生物个体体细胞中的二倍体由两套染色体组成，其中一套 DNA 序列就是一个基因组。基因组可指整套核 DNA（核基因组），也可以指拥有自身遗传物质的细胞器基因组，如线粒体基因组、叶绿体基因组。自然界所有生物从简单的病毒到复杂的高等生物，都具有自己独特的基因组。

（二）基因组学

　　基因组学（genomics）是研究生物体基因组的组成和组内各基因的结构、相互关系及表达调控的科学。其研究内容主要包括结构基因组学（structural genomics）和功能基因组学（functional genomics）。

　　1. 结构基因组学　以全基因组测序为目标，确定基因组的组织结构、基因组成及基因定位。它包括构建高分辨率的遗传图谱、物理图谱、序列图谱和转录图谱以及蛋白质组成与结构。根据基因组序列能够预测基因结构和编码的蛋白质，然后根据这些蛋白质和数据库中已知的蛋白质的相似性进行功能注释，为功能基因组学和蛋白质组学的研究奠定基础。

　　2. 功能基因组学　又称为后基因组学（postgenomics），它从基因组信息与外界环境相互作用的高度，阐明基因组的功能。功能基因组学的研究内容主要包括：基因组 DNA 序列变异性研究、基因组表达调控的研究、模式生物体的研究和生物信息学的研究等。

二、真核生物基因组

真核生物基因组十分庞大,不同生物种间差异很大。真核生物基因组可分为细胞核基因组与细胞质基因组,细胞核基因组是二倍体,细胞质基因组有多个拷贝。

（一）细胞核基因组

1. 细胞核基因组的组成 DNA与蛋白质结合形成染色体。除生殖细胞外,体细胞有两个同源染色体,因此有两份同源的基因组。基因组DNA在形成染色体时发生了高度的压缩,其中核小体(nucleosome)的形成使DNA压缩至原体积的1/7～1/6,从核小体到形成30 nm螺线管纤维又使DNA压缩至核小体的1/6,30 nm螺线管纤维再缠绕在一个由某些非组蛋白构成的中心轴骨架上形成螺线管纤维环再一次使DNA压缩,最后从螺线管纤维环到包装形成染色体DNA压缩程度达最高阶段,压缩至原体积的1/240～1/200。染色体的形成,DNA大约总共被压缩至原体积的1/8100。这样高度的压缩才能使每个染色体中几厘米长的DNA分子容纳到直径为数微米的细胞核中(图3-1)。

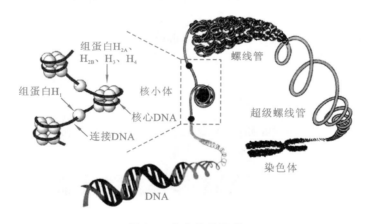

图 3-1 染色体的形成

2. 细胞核基因组的特征

（1）单顺反子结构 真核细胞结构基因为单顺反子(monocistron),一个结构基因经过转录生成一个单顺反子mRNA,翻译成一条多肽链,真核生物基本上没有操纵子结构。

（2）断裂基因 真核生物其编码序列是不连续的,一些具有编码功能的DNA序列被一些非编码DNA序列隔开,形成镶嵌排列的断裂形式,真核细胞基因组的大部分序列属于非编码区,不编码具有生物活性的蛋白质或多肽。编码区通常为结构基因,结构基因不仅在两侧有非编码区,而且在基因内部也有许多不编码蛋白质的间隔序列。因此,真核细胞的基因大多由不连续的几个编码序列所组成,称之为断裂基因(split gene)(图3-2)。

真核生物断裂基因中,编码序列被非编码序列所分隔。其中具有编码功能的DNA序列,称为外显子(exon,E)。它是基因中可表达为多肽的部分。两个外显子之间的非编码DNA序列,称为内含子

(intron，I)。

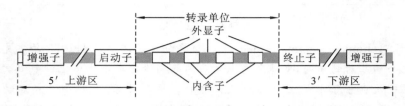

图 3-2　真核生物断裂基因结构示意图

（3）重复序列　重复序列(repetitive sequence)是指多拷贝的相同或近似序列的 DNA 片段。它们大多没有编码功能，可能能够维持染色体的结构和稳定、参与细胞分裂或具有调控作用。其详细的生物功能有待进一步的研究。根据 DNA 片段长度和拷贝数，可分为：①高度重复序列：一般由较短的序列组成，长度小于 200 bp，重复频率非常高（$10^6 \sim 10^8$），占人类基因组的 10％～60％。②中度重复序列：主要由较大的片段串联重复组成，长度大于 200 bp，重复次数为 10～10^6 不等，在人类基因组中散在或成簇存在，占人类基因组总 DNA 的 20％～30％。③低度重复序列：低度重复序列在单倍体基因组中只出现 1 次或数次，因而复性速度很慢。低度重复序列在基因组中占 50％～80％。如人基因组中，有 60％～65％的序列属于这一类。低度重复序列中储存了巨大的遗传信息，编码各种不同功能的蛋白质。

（4）基因家族　基因家族(gene family)是指由某一祖先基因经过重复和变异所产生的一组基因。基因家族可分为两类：①基因家族成簇地分布在某一条染色体上，可同时发挥作用，合成某些蛋白质；②一个基因家族的成员散在地分布于不同的染色体上，这些不同成员编码一组功能上紧密相关的蛋白质。

（5）多态性　基因组中某个基因在同种生物的不同个体中，同时存在两种或两种以上的变异型或基因型的现象，称为基因多态性(gene polymorphism)。

真核生物基因组中基因多态性的产生有两种方式：①限制性片段长度多态性（restriction fragment length polymorphism，RFLP），多态性出现在限制性核酸内切酶的酶切位点序列中，用某个限制性核酸内切酶水解基因组的某段序列时，在同种的不同个体之间该段序列可能被酶水解成长短不等的几个 DNA 片段，这段序列在该种生物的群体中形成多态性（图 3-3）。②单核苷酸多态性（single nucleotide polymorphism，SNP），单个核苷酸的变异。SNP 检测目前广泛用于基因组作图、法医鉴定、亲子鉴定、疾病的连锁分析、群体遗传学及进化生物学研究等。此外，SNP 最大的优势还体现在未来个体化医疗及保健中，有广阔的应用前景。

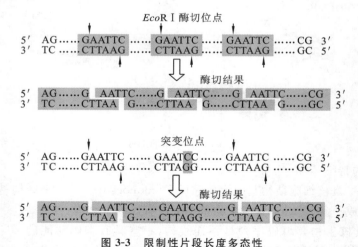

图 3-3　限制性片段长度多态性

（6）端粒　端粒(telomere)是真核细胞的染色体末端存在的一种由 DNA 片段和蛋白质组成的独特结构，由染色体 3′末端几百到数千个"TTAGGG"重复序列和端粒结合蛋白构成。端粒的主要作用是维持染色体的稳定性，防止染色体重组及末端被降解，还能保证细胞在有丝分裂时染色体准确地分离；端粒的另一个重要作用是它在细胞生长中起作用。维持端粒结构的完整性很大程度上依赖于"端粒酶"(telomerase)，端粒酶是一种核糖蛋白酶，具有反转录酶活性，其本质是可催化端粒延长的 RNA-蛋白质复合物。研究发现端粒和端粒酶与肿瘤、衰老有关。

（二）线粒体基因组

真核生物除细胞核外还有两类细胞器能够携带遗传物质，即线粒体和叶绿体，称为细胞器基因组。这些遗传物质独立于细胞核基因组外自行复制和表达，所以又称为染色体外基因组。叶绿体基因组只存在于绿色植物中，而线粒体基因组存在于几乎所有的真核生物中。

1. 线粒体 DNA　线粒体 DNA（mitochondrial DNA，mtDNA）为双链环状超螺旋分子，类似于质粒DNA，相对分子质量小，大多在 $1×10^6 ～ 200×10^6$ 之间。人类 mtDNA 由 16569 bp 组成，无内含子，两条链均具有编码功能。线粒体基因组共有 37 个编码基因，其中 2 个 rRNA，22 个 tRNA 基因以及 13 个与细胞氧化磷酸化有关的多肽链编码基因，这 13 种蛋白质与核 DNA 编码的其他蛋白质一起共同组成呼吸链，参与细胞的生物氧化过程。

2. 线粒体基因组的特征

（1）母系遗传　在受精过程中精子提供的仅是细胞核 DNA，受精卵所含有的线粒体是从卵子的细胞质中保留的，因此，mtDNA 总是由母亲传递给下一代。

（2）突变率高　mtDNA 的突变率较核 DNA 高 10 倍左右，这是由于 mtDNA 缺少组蛋白的保护，并且线粒体中缺乏有效的 DNA 损伤修复系统，加之 mtDNA 位于线粒体内膜，易受自由基攻击而发生突变。

（3）异质性和复制分离　每个细胞都含有数百个乃至数千个 mtDNA 拷贝，有害的突变基因仅影响部分 mtDNA，这就使得线粒体中同时存在野生型 mtDNA 和突变型 mtDNA，即表现为异质性。而在细胞分裂的过程中，突变型和野生型 mtDNA 分子复制后，随机进入子细胞，即发生复制分离，其结果使 mtDNA 杂合子向突变纯合子或野生纯合子方向转变，但突变复制具有优势，故易产生突变积累。

（4）半自主复制与协同作用　mtDNA 虽有自我复制、转录和翻译功能，但该过程还需要数十种核 DNA 编码的酶参与，如 DNA 聚合酶、RNA 聚合酶与蛋白质合成酶等，因此，mtDNA 基因的表达也受核 DNA 的制约，两者具有协同作用。

三、原核生物基因组

原核生物（prokaryote）是细菌、支原体、衣原体、立克次体、螺旋体、放线菌和蓝绿藻等原始生物的总称，是最简单的细胞生物体。是分子生物学、遗传学等常用的研究体系之一。目前在美国国立生物技术信息中心（NCBI）数据库中收录了 1747 种原核生物全基因组序列（数据在不断更新），仍在测序的有 5000 多种。基因组数据分析可解释原核生物基因组的结构与功能，为病原体致病分子机制研究、感染性疾病的分子生物学检验提供科学依据。

（一）原核生物基因组特征

原核生物基因组 DNA 较小，一般在 $10^6 ～ 10^7$ 碱基对之间。例如，大肠杆菌基因组 DNA 相对分子质量为 $2.64×10^9$，由 $4.6×10^6$ bp 组成，是人类基因组（$3×10^9$ bp）的 1‰，而且基因数目也较少，大约含3500 个基因。在原核生物基因组中只有一个 DNA 复制起点。基因组 DNA 通常是由一条环状双链DNA 分子组成，习惯上也称之为染色体。

1. 原核生物的类核结构　原核生物与真核生物的主要区别在原核生物没有典型的细胞核结构，基因组 DNA 位于细胞中央的核区，没有核膜将其与细胞质隔开，但能在蛋白质的协助下，以一定的组织形式盘曲、折叠包装起来，形成类核（nucleoid）也称拟核（图 3-4）。类核的中央部分由 RNA 和支架蛋白组成，外围是双链闭环的超螺旋 DNA。类核中 80％ 为 DNA，其余为 RNA 和蛋白质。

2. 原核生物的操纵子结构　操纵子（operon）结构是原核生物基因组的功能单位。原核生物的结构基因大多数按功能相关性成簇地串联排列于染色体上。结构基因连同其上游的调控区，以及下游的转录终止信号，共同组成了一个基因表达单位，即操纵子结构，如乳糖操纵子、阿拉伯糖操纵子和色氨酸操纵子等。

原核生物的 mRNA 是多顺反子 mRNA（polycistronic mRNA），即一个 mRNA 分子带有几种蛋白质

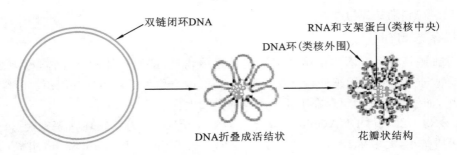

图 3-4　原核生物基因组的类核结构

的遗传信息,利用共同的启动子和终止信号,转录出的 mRNA 分子可以编码几种不同的、但多为功能相关的蛋白质。原核生物 mRNA 的 5′端无帽结构,3′端一般也无多聚 A 尾,但 5′端和 3′端也有非编码区。非编码区内主要是一些调控序列,所占比例为 50% 左右。

3. 原核生物的结构基因　基因中编码 RNA 或蛋白质的 DNA 序列称为结构基因(structural gene)。原核生物的结构基因中无内含子成分,基因是连续的,其 RNA 合成后不需经过剪接加工过程。但基因与基因之间还是有重复序列存在,如肠杆菌基因间重复一致序列,已在多个细菌中被检出,长约 126 bp,可形成茎环结构,而且序列的同源性很高。原核生物的结构基因多数是单拷贝基因,只有编码 rRNA 和 tRNA 的基因有多个拷贝,这有利于核糖体的快速组装和蛋白质的急需合成。原核生物结构基因的编码顺序一般不重叠。

4. 具有编码同工酶的基因　这类基因表达产物的功能相同,但基因结构不完全相同。例如,在大肠杆菌基因组中含有两个编码乙酰乳酸合成酶的基因,两个编码分支酸变位酶的基因。

5. 含有可移动 DNA 序列　原核生物基因组中的可移动序列能产生转座现象,包括插入序列、转座子及染色体以外的质粒等。这些可移动的 DNA 序列通过不同的转移方式发生基因重组,改变生物体的遗传性状,使生物体更适应环境的变化。

(二) 质粒

质粒(plasmid)是指细菌染色体以外,能独立复制并稳定遗传的双链闭合环状分子。绝大多数质粒核酸是环状双链 DNA 分子,没有游离的末端,每条链上的核苷酸通过共价键头尾相连。质粒 DNA 分子可以持续稳定地处于染色体外而呈游离状态,但在特定的条件下也能可逆地整合到宿主染色体上,随染色体的复制而复制,并通过细胞分裂传递到子代。质粒作为一个完整的复制子(replicon),在转化细菌后能自主复制,并对细菌的一些代谢活动和抗药性产生影响。因此,在基因工程技术中常常作为目的基因载体而被广泛应用。

1. 质粒的分类　质粒的类型较多,根据其所携带基因功能的不同将质粒分为以下几类:

(1) F 质粒(fertility plasmid)　也称性质粒,它可以决定细菌的性别,能将宿主染色体基因和它本身转移到另一宿主细胞中去。F 质粒是相对分子质量为 6.25×10^7,长 94.5 kb 的超螺旋环状 DNA 分子,可以编码 94 个中等大小的蛋白质。F 质粒基因组主要包括三个功能区,即转移区、插入区、复制区。F 质粒也是一种游离基因,既可整合到细菌染色体中,又可再游离出来。

(2) R 质粒(resistance plasmid)　也称抗药性质粒或耐药性质粒,相对分子质量在 2.5×10^7 以上,主要特征是带有耐药性基因,可以使宿主菌获得耐受相应抗生素的能力。

(3) Col 质粒(colicin plasmid)　也称大肠杆菌素生长因子,大肠杆菌素能阻止不含这种质粒的大肠杆菌生长。Col 质粒能编码大肠杆菌素,并结合在敏感细菌的胞壁上,干扰它们的某些生化过程,如复制、转录、翻译或能量代谢等,杀死这些细菌有利于自身的生存。Col 质粒相对分子质量的波动范围很大,最大可至 6×10^7。

2. 质粒的生物学特征　除酵母杀伤质粒为 RNA 分子外,已知的所有质粒都是环状超螺旋 DNA 分子,相对分子质量在 $4 \times 10^6 \sim 1 \times 10^8$ 之间,它们都具有以下生物学特征。

(1) 自主复制性　质粒 DNA 含有自己的复制起始位点以及控制复制频率的调控基因,有些质粒还携带特定的复制因子编码基因,形成一个独立的复制子结构,因此质粒 DNA 能进行自主复制。

（2）可转移性　质粒可通过细菌之间的接合作用进行转移,这种转移可以在同一种属的菌体内或菌体间进行,也可以在不同种属的菌体间进行,携带的遗传性状也可随之转移。如质粒可以从抗生素耐受细菌转移到对抗生素敏感的同种或异种细菌中,使后者变为耐药菌。

（3）不相容性　同一类群的不同质粒通常不能在同一菌株内稳定共存,当细胞分裂时就会分别进入不同的子代细胞,这种现象叫做质粒的不相容性(incompatibility)。而不同群的质粒可以在同一菌株内稳定共存,所以这些质粒具有相容性(compatibility)。质粒产生不相容性的原因在于同群质粒 DNA 具有同源性,可以产生相同的阻遏蛋白,抑制质粒 DNA 的复制,所以彼此间有相互抑制作用,不能共存于同一细胞。

（4）带有选择性标记　质粒有多种选择性标记,如抗药性基因、营养缺陷型基因,抗重金属(如 Hg^{2+}、Ag^+、Cd^{2+} 等)基因。最常见的选择性标记是抗药性基因,即带有一种或多种抗生素的抗性基因,可赋予宿主菌抵抗某种抗生素的能力,如抗氨苄青霉素(Amp)抗性基因,能编码 β-内酰胺酶,该酶能水解氨苄青霉素内的 β-内酰胺环使之失效,从而使细菌具有抗氨苄青霉素的能力。另外,还有抗四环素(Tet^r)、抗卡那霉素(Kan)、抗链霉素(Str)等抗性基因,这些抗药性基因在基因克隆中已成为筛选阳性重组子的重要标志。

（三）转座因子

转座因子(transposable element)是一类在细菌染色体、质粒或噬菌体之间自行移动并具有转位特性的独立的 DNA 序列。转座可以引起多种类型的基因突变,能在插入位点引入新的基因和引起基因重排等遗传效应,是基因重组的一种重要方式。在原核生物中转座因子主要包括插入序列(insertionsequence,IS)、转座子(transposon,Tn)和可转座噬菌体(transposable phage),目前转座因子已成为遗传学及基因工程学研究的重要工具之一。

1. 插入序列　最早发现的转座因子,也是一类最简单的转座因子。长度为 700～2000 bp,由一个转位酶基因及两侧的反向重复序列组成。反向重复序列的对称结构使 IS 可以双向插入(正向插入或反向插入)靶位点,并在插入后于两侧形成一定长度(3～11 bp)的顺向重复序列称为靶序列。F 质粒、R 质粒中均含 IS。当含有抗药基因 R 质粒的转座因子转位到染色体中时,在该部位产生抗性基因,从而使抗药性在不同菌群中得以传播。

2. 转座子　一类复杂的转座因子。Tn 比 IS 大,长 4.5～20 kb,除了携带有关转座的必需基因外,还含有能决定宿主菌遗传性状的基因,主要是抗生素和某些药物的抗性基因,如热稳定的大肠杆菌毒素 I 基因或抗药性基因等。转座子中的转位酶称为转座酶(transposase),其功能是介导转座子从一个位点转座到另一个位点,或从一个复制子转座到另一个复制子,其转座过程与 IS 相似。

四、病毒基因组

病毒是一类个体微小、无完整细胞结构、含单一核酸(DNA 或 RNA)、不能单独繁殖、只能在宿主细胞内进行复制的非细胞型微生物。完整的病毒颗粒由外壳蛋白和内部的核酸组成,核酸是病毒的核心,构成病毒基因组,为病毒增殖、遗传和变异等功能提供遗传信息。外壳蛋白的功能是识别和侵袭特定的宿主细胞并保护病毒基因组不受核酸酶的破坏。

（一）基因组碱基组成及核酸类型

与原核生物和真核生物基因组相比,病毒基因组在基因组大小、碱基组成、核酸类型、基因组结构等组织形式上都有所不同。病毒基因组结构简单,核酸类型多样。

1. 基因组碱基组成　病毒基因组结构相对简单,基因数小,但不同病毒基因组相差甚大,变化范围一般在 1.5×10^3～3.6×10^6 bp 之间。如乙型肝炎病毒基因组为 3.2 kb,只编码 6 种蛋白质;而痘病毒的基因组为 300 kb,可编码病毒复制所涉及的酶类等几百种蛋白质,因此,痘病毒对宿主的依赖性比乙型肝炎病毒小。

2. 基因组核酸类型　病毒基因组核酸类型较多,有双链、单链以及双链部分区域为单链,有环状分子也有线性分子。无论是哪种核酸类型,每种病毒颗粒中只含一种核酸,或为 DNA 或为 RNA,两者不共存于同一病毒颗粒中。如乳头瘤病毒是一种环状的双链 DNA 病毒,而腺病毒的基因组则是线性的双链 DNA,脊髓灰质炎病毒是一种单链的 RNA 病毒。多数 RNA 病毒的基因组是由连续的 RNA 组成,但有些病毒的基因组 RNA 是节段性的,如流感病毒的基因组是由 8 条不连续的 RNA 构成。

(二)病毒基因组特征

病毒基因组携带有病毒的全部遗传信息,决定了病毒的感染、增殖、遗传、变异等生物学功能。其主要特征如下:

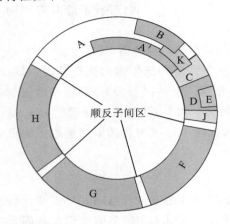

图 3-5 噬菌体 ΦX 174 的基因的重叠结构

1. 基因组中有基因重叠现象 重叠基因是指基因组中一段 DNA 序列有两个或两个以上开放读码框架,可编码两种或两种以上的蛋白质,称之为重叠基因。这种现象在其他的生物细胞中仅见于线粒体 DNA 和质粒 DNA,可认为是病毒基因组的结构特点,这种结构的意义在于较小的基因组能携带较多的遗传信息。

重叠基因有以下几种情况:完全重叠,如噬菌体 ΦX174 的 B 基因包含在 A 基因内,同样,E 基因包含在 D 基因内。部分重叠,如 K 基因和 A 基因及 C 基因的一部分基因重叠。两个基因只有一个碱基重叠,如 D 基因的终止密码子的最后一个碱基是 J 基因起始密码子的第一个碱基(图 3-5)。

2. 基因组相关基因丛集 病毒基因组中功能相关的蛋白质基因往往丛集在基因组的一个或几个特定部位,形成一个功能单位或转录单元。可被一起转录成多顺反子 mRNA,然后再加工成各种蛋白质的模板 mRNA。

3. 基因组编码序列大 病毒基因组有编码区和非编码区,但病毒基因的编码序列大于 90%,大部分用来编码蛋白质,只有很少一部分不编码蛋白质。如在 ΦX174 中非编码区只占 217/5375,G4-DNA 中占 282/5577,只占 5% 左右。非编码区通常是基因表达的调控区。

4. 基因组都是单倍体 除反转录病毒基因组有两个拷贝外,其他的病毒基因组都是单倍体,每个基因在病毒颗粒中只出现一次。

5. 病毒基因可连续也可间断 感染细菌的病毒(噬菌体)基因组中无内含子,基因是连续的;而感染真核细胞的病毒基因是不连续的,含有内含子,转录后需经加工才能成为成熟的 mRNA。

6. 基因组含有不规则结构基因 有些病毒的结构基因不规则,转录出的 mRNA 有几种情况:①几个基因的编码区是连续的,编码一条多肽链,翻译后切割成几个蛋白质;②有的病毒 mRNA 没有 5′ 端的帽子结构,但能利用 5′ 端非编码区的 RNA 形成特殊的空间结构,作为翻译增强子,参与蛋白质的翻译过程;③有的病毒 mRNA 没有起始密码子,必须在转录后进行剪接,与其他基因的密码子连接,成为有翻译功能的完整 mRNA。

第二节 蛋白质组学

随着人类基因组计划的顺利完成,生命科学研究的重心逐渐转移到生物功能的整体研究上。但基因组学由于其自身的局限性,不能解释蛋白质的表达水平和表达时间、翻译后修饰以及蛋白质与蛋白质或与其他生物分子的相互作用等问题。由此可知,已经完成的人类基因组计划只是一个以测序为主的结构基因组学研究,要真正了解基因组的功能是整个 21 世纪或更长时期的任务,这就是所谓的"后基因组计划"——蛋白质组学研究。

一、基本概念

蛋白质组(proteome)指由一个基因组或一个细胞、组织表达的所有蛋白质。蛋白质组与基因组有许多差别,它随组织、甚至环境的不同而改变。转录时一个基因能够以多种 mRNA 形式剪接且同一蛋白质能够以多种形式进行翻译后修饰,故一个蛋白质组不是一个基因组的直接产物,蛋白质组中蛋白质的数目有时可以超过基因组的数目。

蛋白质组学(proteomics)是研究蛋白质组的科学,阐明全部蛋白质的表达模式及功能模式,其内容包括蛋白质翻译后的修饰、定量检测、细胞内定位、相互作用等,最终揭示蛋白质的功能网络与细胞生命活动规律。

二、蛋白质组学研究内容

(一)蛋白质组学的研究内容

蛋白质组学依据其研究目标可分为:①组成(表达)蛋白质组学:研究蛋白质表达谱,即各种蛋白质在不同组织、器官、细胞、亚细胞的分布。②比较蛋白质组学:比较不同蛋白质组的差异与相似性。③结构蛋白质组学:解析蛋白质的三维结构。④功能蛋白质组学:研究蛋白质的功能和相互作用。⑤蛋白质组学研究的技术平台与生物信息学:研究蛋白质的分离、鉴定技术以及相关的分析软件和数据库。

(二)蛋白质组学的研究技术

蛋白质组研究的核心技术为以二维凝胶电泳(two-dimensional electrophoresis,2-DE)为主的蛋白质分离技术及以质谱法为主的蛋白质鉴定技术(图 3-6)。

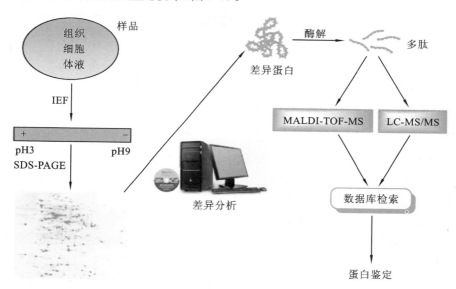

图 3-6 蛋白质组学研究的技术路线

1. 二维凝胶电泳 2-DE 是一项广泛用于分离细胞组织或其他生物样品中蛋白质混合物的技术。2-DE的基本原理是第一向为等电聚焦(isoelectric focusing,IEF)电泳,根据蛋白质等电点的不同分离蛋白质。IEF 时由于各蛋白质组分的等电点不同,在电场作用下,各蛋白质组分将移向其净电荷为零的位置,并聚集在不同的 pH 梯度位置上,此即 IEF 的聚焦效应。第二向为 SDS-聚丙烯酰胺凝胶电泳(SDS-PAGE),依据蛋白质的相对分子质量的不同而得以分离。SDS 为阴离子去污剂,它能破坏蛋白质的二三级结构,使其解聚成多肽链并与 SDS 结合形成带负电的蛋白质-SDS 复合物,所带电荷远超蛋白质的原有带电量,从而掩盖不同蛋白质的电荷差异;蛋白质-SDS 复合物的迁移速率不受原有电荷和结构形状的影响,而只取决于蛋白质相对分子质量的大小(图 3-7)。

2-DE 具有高通量、重复性好、敏感性高、分辨率极高的优点。其缺点是低丰度的蛋白不易检测,分离的蛋白数量受多种因素影响,疏水性的膜蛋白用此法很难分离,目前的分离后蛋白染色技术的灵敏度和线性范围尚不足以呈现分离的所有蛋白质。可采取应用窄范围固定 pH 梯度胶条、增加上样量来分离低丰度蛋白,通过蛋白层析技术等提高蛋白的分离数目,以荧光染色提高检测灵敏度等方法来克服上述缺陷。

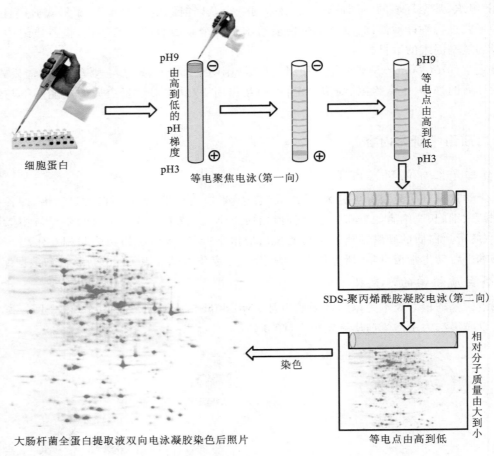

细胞蛋白

pH9
由高到低的pH梯度
pH3

等电聚焦电泳（第一向）

pH9
等电点由高到低
pH3

SDS-聚丙烯酰胺凝胶电泳（第二向）

相对分子质量由大到小

染色

等电点由高到低

大肠杆菌全蛋白提取液双向电泳凝胶染色后照片

图 3-7　2-DE 的基本过程示意图

2. 质谱法　质谱法（mass spectrometry，MS）是应用电场和磁场将运动的离子（带电荷的原子、分子或分子碎片）按它们的质荷比分离后进行检测的方法。质谱仪由进样装置、离子化源、质量分析器、离子检测器和数据分析系统组成（图 3-8）。目前在蛋白质组研究中，以电喷雾离子化质谱（eletrospray ionization mass spectrometry，ESI-MS）和基质辅助激光解吸电离飞行时间质谱（matrix-assisted laser desorption ionization time of flight mass spectrometry，MALDI-TOF-MS）最为常用。质谱技术在蛋白质组学研究中的应用非常广泛，如：①蛋白质的序列分析及相对分子质量的测定；②研究蛋白质的修饰；③对蛋白质进行高通量的鉴定；④质谱技术还可用于蛋白质三维结构的分析及生物分子相互作用的

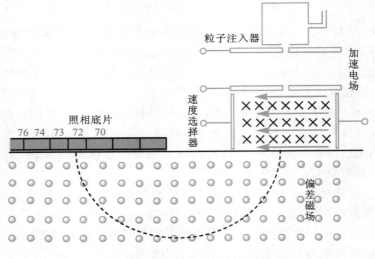

粒子注入器

加速电场

速度选择器

照相底片

76 74 73 72 70

偏差磁场

图 3-8　质谱仪的工作原理

分析。

知识链接

基质辅助激光解吸电离飞行时间质谱

　　基质辅助激光解吸电离飞行时间质谱(MALDI-TOF-MS)是近年来发展起来的一种新型的软电离生物质谱。仪器主要由两部分组成：基质辅助激光解吸电离离子源(MALDI)和飞行时间质量分析器(TOF)。基本原理是将样品分散在基质分子中并形成晶体。当用激光照射晶体时，基质从激光中吸收能量，样品解吸附，基质-样品之间发生电荷转移使得样品分子电离，电离的样品在电场作用下飞过真空的飞行管，根据到达检测器的飞行时间不同而被检测，即通过离子的质量电荷之比(M/Z)与离子的飞行时间成正比来分析离子，并测得样品分子的相对分子质量。

三、蛋白质组学研究在医学中的应用

　　蛋白质是机体生理及病理活动功能的直接执行者，其性质和数量变化有助于揭示机体生理变化、疾病的病因和发病机制。利用蛋白质组学技术可跟踪机体最细微的生理和病理变化，通过对疾病特异性蛋白质的寻找，使疾病的早期诊断成为可能，并在患者出现临床症状前采取相应的干预手段，近年来蛋白质组学研究技术已被应用于生命科学领域。

(一)蛋白质组学与肿瘤

　　对于肿瘤的早期诊断及预后判断，是目前蛋白质组学研究中涉及最多的领域。肿瘤是一个多因素的疾病，应用蛋白质组学的方法，可以对细胞生长、分化过程中的蛋白质与细胞信号传导通路上的蛋白质之间的相互作用进行更为深入的研究，因而有希望发现控制肿瘤生物学行为的诸多蛋白质和信号分子。

　　1. 蛋白质组学在肿瘤发病机制研究中的应用　肿瘤的发生涉及癌基因的激活、抑癌基因的失活等多基因变化，是多种基因和蛋白质相互作用的结果。蛋白质组学技术可为探索肿瘤发病机制提供有力的工具。在胃癌转移和发生机制的研究中，对正常胃组织、胃癌组织以及转移灶标本进行二维电泳和MALDI-TOF-MS分析，发现25种差异表达蛋白，并用免疫组织化学证实HSP27在人胃癌组织呈过表达状态。

　　2. 蛋白质组学与肿瘤标志物　肿瘤的生长依赖多种蛋白质分子，如各种生长因子和酶，而这些蛋白质分子与肿瘤的发生发展有密切关系，因而都可能成为潜在的肿瘤标志物。但是传统的检测方法往往一次只能检测一种肿瘤标志物，而利用单个肿瘤标志物诊断肿瘤，其特异性和敏感性都不够理想。蛋白质组学技术可以高通量地筛选肿瘤不同发展阶段基因表达的各种蛋白质，尤其是组织与体液中所含有的与肿瘤相关的低丰度蛋白，从而发现大量有诊断价值的蛋白标志分子，为肿瘤筛检提供众多的标志物，联合多种标志物进行肿瘤的筛检将有望提高筛检的特异性与敏感性。

　　3. 蛋白质组学在肿瘤药物开发中的应用　通过蛋白质组学技术提供有效的药物靶蛋白，这是迄今为止肿瘤药物筛选研究中最新、最有力的手段。从2001年开始，美国和西欧的大型制药企业和生物公司寻找药物靶蛋白。目前已知的药物靶蛋白的数目是400个左右，利用蛋白质组学技术比较研究正常的和癌变的细胞、组织后可发现某些蛋白质出现特异性表达或表达异常，借此，有望在近年将药物靶蛋白的数量扩大至10000个左右。

(二)蛋白质组学与心血管疾病

　　1. 蛋白质组学在寻找心血管疾病发病机制中的应用　心血管疾病的发病机制复杂，蛋白质组学的出现，为探讨心血管疾病的发病机制提供了手段。有人利用二维凝胶电泳技术对动脉粥样硬化(atherosclerosis, AS)的发病机制进行探索，结果发现AS患者中有39种蛋白质与正常人不同，其中有27种在蛋白质数据库中得到确认，它们可能参与AS信号途径的传导，对于进一步探索AS的发病机制具有重要作用。

　　2. 蛋白质组学在心血管疾病诊断中的应用　冠心病是一种遗传和环境危险因素共同作用而发病的

多基因遗传性疾病。有人利用飞行质谱技术检测了冠心病患者和健康对照人群的尿液中蛋白的表达,根据实验结果中蛋白的表达量区分了冠心病患者与对照人群。寻找特异蛋白诊断冠心病,其敏感性达98%,特异性达83%,进一步分析治疗前后尿液中蛋白的表达量的变化,得出结论:监测尿中蛋白表达量的变化,对于临床诊断和治疗有重要的作用,可能成为一种有价值的诊断方式。

3. 蛋白质组学在寻找心血管疾病生物标志物中的应用　寻找心血管疾病生物标志物是目前心血管疾病蛋白质组学研究的热点。在心血管疾病发生发展过程中伴有不同的蛋白质被表达,因此寻找心血管疾病的特异性标志物对于更好地认识心血管疾病具有重要意义。利用多重质谱技术对心肌梗死(myocardial infarction,MI)患者血清中的蛋白含量进行分析,发现两种新的生物标志物,血清淀粉样蛋白α和S-硫酸化蛋白,通过对心肌梗死患者和健康对照人群进行验证,数据分析结果显示敏感性和特异性达97%以上。

(三) 蛋白质组学与感染性疾病

通过蛋白质组学的研究可以发现新的特异蛋白,为感染性疾病的实验诊断与临床抗感染治疗提供新的依据。结核病是一类由结核分枝杆菌引起的慢性传染性疾病,尽管结核分枝杆菌疫苗和各种抗结核药物在全球范围内得到了广泛应用,但近年来,随着结核分枝杆菌多重耐药菌株及同人体免疫缺陷病毒双重感染的出现,加大了控制结核病的难度。随着结核分枝杆菌的基因测序工作的完成,使结核病诊断的研究重点从基因组学转向更能确切地反映机体即时状态、在疾病诊断方面有广泛研究和应用价值的蛋白质组学。Rosenkrands用2-DE和免疫检测对结核分枝杆菌的培养液、细胞壁和细胞质溶胶的蛋白质组进行了研究,分别鉴定出12、9、10个新蛋白质,其中有的蛋白质在结核分枝杆菌感染的特异性诊断方面具有重要意义。

乙型肝炎是由乙型肝炎病毒引起的,以肝脏炎性病变为主,并可引起多器官损害的一种疾病。乙型肝炎与肝硬化、肝癌等一系列肝病有密切关系,在我国约有80%的肝癌患者在其血清中可检出乙型肝炎病毒感染的标志物。为探求高特异性和高灵敏度的乙型肝炎血清标志物,有人应用蛋白质组学方法比较了乙型肝炎病毒阳性患者和乙型肝炎病毒阴性正常人的血清,发现结合珠蛋白β和α-2链、载脂蛋白A₁和Aₙ、α-抗胰蛋白酶、转甲状腺素蛋白和DNA拓扑异构酶Ⅱ等7种蛋白有明显改变。它们在表达量和表达模式上的变化与炎症坏死程度相关。

作为新兴的技术,蛋白质组学技术已被应用到各种生命科学领域,它将成为寻找疾病分子标记和药物靶标最有效的方法之一。在对癌症、早老性痴呆等人类重大疾病的临床诊断和治疗方面,蛋白质组学技术也有十分诱人的前景。目前国际上许多大型药物公司正投入大量的人力和物力进行蛋白质组学方面的应用性研究。相信蛋白质组学技术今后在临床上会有更广泛的应用。

小结

基因是编码有功能的蛋白质多肽链或RNA所必需的全部核酸序列,其结构包括编码序列、编码序列外的侧翼序列和插入序列。一个细胞或病毒的全部遗传信息称为基因组。

原核生物基因组较为简单,其核物质散在分布在细胞质中,仅由一条环状DNA构成,无核膜和核仁,不含组蛋白,称为类核。细菌染色体以外具有自主复制能力的闭合环状双链DNA称为质粒。原核生物基因组常只有1个DNA的复制起始点,操纵子是原核生物基因组的结构特点之一。

真核生物基因组DNA与蛋白质结合,以染色体形式存在于细胞核。其基因组远较原核生物基因组大且有多个复制起始点。真核生物的基因转录产物为单顺反子。大多数真核生物的结构基因为断裂基因,其编码区内含多个非编码的插入序列。非编码序列存在许多重复序列,可依据DNA序列出现的频率分为高度重复序列、中度重复序列及单拷贝序列。

病毒的基因组很小且基因少,所含遗传信息少。病毒基因组只为DNA或RNA的一种,其核酸可为单链或双链或双链部分区域为单链,可为线状或环状。病毒基因组含重叠基因,但重复序列和非编码区少,主要为单倍体。

　　蛋白质组学是研究蛋白质组的科学,阐明全部蛋白质的表达模式及功能模式,其内容包括蛋白质的定性鉴定、定量检测、细胞内定位、相互作用等,最终揭示蛋白质的功能网络与细胞生命活动规律。蛋白质组学的研究内容主要包括组成蛋白质组学、比较蛋白质组学、结构蛋白质组学、功能蛋白质组学及蛋白质组学研究的技术平台与生物信息学。蛋白质组学研究的核心技术为以 2-DE 为主的蛋白质分离技术及以质谱技术为主的蛋白质鉴定技术。蛋白质组学在医学尤其是临床医学具有广阔的应用前景。

能力检测

一、单项选择题

1. 病毒基因组不具备的特点为(　　　)。
   A. 存在转录单元　　　　　　B. 非编码序列占绝大多数　　　　C. 主要为单拷贝序列
   D. 只含一种核酸成分　　　　E. 含有重叠基因

2. 蛋白质的鉴定的核心技术是(　　　)。
   A. 双向凝胶电泳技术　　　　B. 离子交换色谱技术　　　　　　C. 高效液相色谱技术
   D. 质谱技术　　　　　　　　E. 蛋白质芯片技术

3. 真核生物基因组的特点为(　　　)。
   A. 基因组较小　　　　　　　　　　　　　B. 存在操纵子结构
   C. 不存在大量的重复序列　　　　　　　　D. 真核生物基因转录产物为单顺反子
   E. 功能相关基因不构成基因家族

4. 原核生物基因组的功能特点为(　　　)。
   A. 基因组常为环状双链 DNA 分子　　　　B. 不具有操纵子结构
   C. 结构基因为中度重复序列　　　　　　　D. 结构基因是不连续的
   E. DNA 分子没有复制起始区 OriC

5. 蛋白质组学的研究内容不包括(　　　)。
   A. 组成(表达)蛋白质组学　　B. 比较蛋白质组学　　　　　　　C. 结构蛋白质组学
   D. 功能蛋白质组学　　　　　　E. 基因组表达及调控

二、填空题

1. 基因组学根据其研究内容可分为_____和_____。

2. 质粒具有_____、_____、_____和_____等生物学特征。

3. 二维凝胶电泳的基本步骤是_____、_____、_____和_____。

三、名词解释

1. 基因组学

2. 基因多态性

3. 2-DE

四、简答题

1. 真核生物基因组有哪些特征?

2. 什么是双向凝胶电泳技术?其原理是什么?

3. 什么是质粒?质粒有哪些主要生物学特征?

(旷兴林　高江原)

第四章　核酸的分离与纯化

学习目标

掌握：基因组DNA分离的常用方法（酚抽提法）；RNA分离纯化方法（酸性异硫氰酸胍-酚-氯仿一步法）；质粒DNA分离纯化方法（加热法和碱裂解法）。

熟悉：分离纯化核酸的基本原则；异硫氰酸胍-酚-氯仿一步法的基本原理。

了解：核酸的一般理化性质；核酸进一步纯化的方法。

核酸(nucleic acid)是由核苷酸或脱氧核苷酸通过 $3',5'$-磷酸二酯键连接而成的一类生物大分子。包括核糖核酸(RNA)和脱氧核糖核酸(DNA)两类。核酸在生命活动的过程中作为遗传信息的携带者，直接参与信息的传递与表达。无论对核酸的性质还是功能的研究，首先必须对核酸进行分离与纯化，因此，核酸的分离与纯化技术是生物化学与分子生物学的一项基本技术，核酸样品的制备质量将直接关系到后续实验的成败。随着分子生物学技术广泛应用于生物学、医学及其相关领域，核酸的分离与纯化技术也得到进一步发展。各种新技术以及商品试剂的不断出现，极大地推动了分子生物学的发展。

知识链接

核酸的发现

1868 年，年仅 25 岁的米歇尔(F. Miescher)博士毕业后，来到德国化学家赛勒(H. Seyler)的实验室里从事细胞化学组分的研究工作。为了获取实验材料，米歇尔从附近的医院里收集了大量又脏又臭的外科手术绷带。米歇尔仔细地用稀释的硫酸钠溶液洗涤绷带，然后用猪胃黏膜的酸性提取液处理。这样处理后，米歇尔发现一种含磷量远高于蛋白质的物质。米歇尔将这一重要的发现写成论文交给他的导师，赛勒对米歇尔的研究半信半疑，之后两年，赛勒也投入到类似的研究中，并从酵母和其他细胞中也发现了相似的物质，从而证实了米歇尔的工作。

1871 年，反映这一研究成果的论文《脓细胞的化学成分》得以在《医学化学研究》上发表，这是科学史上第一篇关于核酸的论文，也成了核酸科学划时代的丰碑。

第一节　核酸分离与纯化的设计与原则

核酸在细胞中都是以与蛋白质结合的状态存在。真核生物的染色体 DNA 为双链线性分子，原核生物的"染色体"、质粒及真核细胞器 DNA 为双链环状分子，有些噬菌体 DNA 为单链环状分子，RNA 分子在大多数生物体内均是单链线性分子。

95% 的真核生物 DNA 主要存在于细胞核内，其他 5% 为细胞器 DNA，如线粒体、叶绿体等。RNA 分子则主要存在于细胞质中，约占 75%，另有 10% 在细胞核内，15% 在细胞器中。总的来说，DNA 分子的总长度一般随着生物的进化程度而增大，而 RNA 的长度与生物进化无明显关系。

一、材料与方法的选择

（一）选择的原则

核酸主要存在于各种动、植物细胞核和微生物中，临床常见的标本有血液、唾液、组织及培养细胞等；核酸分离与纯化的方法非常多，不同的实验研究与应用对核酸的产量、完整性、纯度和浓度可能有不同的要求。但不管采用何种方法，为了保证核酸结构与功能的研究，必须遵循以下原则：一是保持核酸一级结构的完整性；二是尽量排除其他生物分子的污染，保证核酸样品的纯度。至于分离与纯化核酸所需的时间与成本也往往需要考虑，在不影响核酸质量的情况下，应选择安全无毒的试剂与方案。近年来，有关试剂盒的开发与自动化仪器的使用，能批量制备核酸样品，大大提高了分离与纯化的效率。

（二）保持核酸结构的完整性

为了保证核酸结构的完整性，在操作过程中，应尽量简化操作步骤，缩短提取的时间，避免各种有害因素对核酸的破坏。影响核酸完整性的因素很多，包括物理、化学与生物学的因素。

1. 物理因素对核酸的降解 物理降解因素主要是机械剪切力，其次是高温。机械剪切力包括强力高速的溶液振荡、搅拌及 DNA 样本的反复冻融。长时间煮沸，除水沸腾带来的剪切力外，高温本身对核酸分子中的某些化学键也有破坏作用。因此，核酸的提取过程一般在低温下进行。

2. 化学因素对核酸的降解 过酸或过碱对核酸链中的磷酸二酯键有破坏作用，在核酸的提取过程中，采用适宜的缓冲液，始终控制 pH 值在 4～10 之间，可以很好地避免其危害。

3. 生物因素对核酸的降解 各种核酸酶能水解核酸中的磷酸二酯键，直接破坏核酸的一级结构，其中 DNA 酶（DNase）需要 Mg^{2+}、Ca^{2+} 二价金属离子的激活，使用 EDTA、柠檬酸盐等螯合剂可抑制 DNA 酶活性。RNA 酶（RNase）不但分布广，而且耐高温、耐酸碱、不易失活，其造成的生物降解是 RNA 提取过程中的主要危害因素。

二、技术路线设计

核酸提取的基本步骤包括破碎细胞，去除与核酸结合的蛋白质、多糖、脂类以及其他不需要的核酸分子等，以及通过沉淀核酸与小分子杂质分离来纯化核酸。

（一）核酸的释放

通常情况下，DNA 和 RNA 均位于细胞内。因此，核酸分离与纯化的第一步就是破碎细胞、释放核酸。细胞裂解可通过机械作用、化学作用、酶作用等方法实现。

1. 机械作用 包括低渗裂解、超声裂解、微波裂解、冻融裂解和颗粒破碎等物理裂解方法。这些方法用机械力使细胞破碎，但机械力也可引起核酸链的断裂，因而不适用于长链核酸的分离。

2. 化学作用 在一定的 pH 值环境中加入表面活性剂（SDS、CTAB、Chelex-100 等）或强离子剂（异硫氰酸胍、盐酸胍、肌酸胍）可使细胞裂解，使蛋白质和多糖沉淀，缓冲溶液中的一些金属离子螯合剂（EDTA 等）可螯合核酸酶活性所必需的金属离子 Mg^{2+}、Ca^{2+}，从而抑制核酸酶的活性，保护核酸不被降解。

3. 酶作用 主要是通过加入溶菌酶或蛋白酶（蛋白酶 K、植物蛋白酶）以使细胞破裂，核酸释放。蛋白酶还能降解与核酸结合的蛋白质，促进核酸的分离。其中溶菌酶能催化细菌细胞壁的蛋白多糖 N-乙酰葡糖胺和 N-乙酰胞壁酸残基间的 β-1,4 键水解。蛋白酶 K 能催化水解多种多肽键，在 65 ℃ 及有 EDTA、尿素（1～4 mol/L）和表面活性剂（0.5%SDS 或 1%Triton X-100）存在时仍保留酶活性，这有利于提高对高分子核酸的提取效率。在实际工作中，酶作用、机械作用、化学作用经常联合使用。具体选择哪种或哪几种方法可根据细胞类型、待分离的核酸类型及后续实验目的来确定。

（二）核酸的分离与纯化

细胞裂解物是含核酸分子的复杂混合物。肝糖原、淀粉及黏多糖，由于其物理化学性质与核酸有许多相似之处，常在提取液中残存下来。核酸在细胞内以核蛋白体形式存在，不论采用哪种方法提取核酸，蛋白质都不同程度地存在于体系中。两种类型核酸的制备过程中，DNA制品中混杂着少量RNA或RNA制品中混杂着少量DNA是经常发生的。这需要我们在对核酸分子有关性质的充分认识的基础上，根据它们理化性质的差异，用选择性沉淀、层析、密度梯度离心等方法将核酸分离、纯化。

（三）核酸质量与提取步骤的关系

一般分离纯化步骤越多，核酸的纯度也越高，但产率会逐渐下降，完整性也愈难以保证。相反，通过分离纯化步骤少的实验方案，我们可以得到比较多的完整性较好的核酸分子，但纯度不一定很高。这需要结合核酸的用途而加以选择。

（四）核酸的浓缩、沉淀与洗涤

随着核酸提取试剂的逐步加入，以及去除污染物过程中核酸分子不可避免的丢失，样品中核酸的浓度会逐渐下降，乃至影响到后面的实验操作或不能满足后续研究与应用的需要时，需要对核酸进行浓缩。沉淀是核酸浓缩最常用的方法，其优点在于核酸沉淀后，可以很容易地改变溶解缓冲溶液来调整核酸溶液至所需浓度；另外，核酸沉淀还能去除部分杂质，有一定的纯化作用。加入一定浓度的盐类后，用有机溶剂沉淀核酸。其中常用的盐类有醋酸钠、醋酸钾、醋酸铵、氯化钠、氯化钾及氯化镁等，常用的有机溶剂则有乙醇、异丙醇和聚乙二醇。核酸沉淀往往含有少量共沉淀的盐，需用70%～75%乙醇洗涤去除。对于浓度低并且体积较大的核酸样品，可在有机溶剂沉淀前，采用固体的聚乙二醇或丁醇对其进行浓缩处理。

三、鉴定与保存

（一）核酸的鉴定

1. 核酸含量测定　核酸含量测定可通过紫外分光光度法与荧光光度法进行。

（1）紫外分光光度法　核酸分子中的碱基均含有共轭双键，对波长为260 nm的紫外线有较强吸收特性，这个物理特性为测定溶液中核酸的浓度奠定了基础。通过测定260 nm吸光度的变化值来计算样品中核酸的含量，即$A_{260}=1$时双链DNA含量为50 μg/mL，单链DNA或RNA含量为40 μg/mL，单链寡聚核苷酸含量为33 μg/mL。紫外分光光度法只用于测定浓度大于0.25 μg/mL的核酸溶液。

（2）荧光光度法　核酸分子本身不产生荧光，荧光染料溴化乙锭（ethidium bromide，EB）可插入核酸分子的两个碱基之间，形成荧光络合物，在254～365 nm波长紫外线照射下，呈现橘红色荧光，荧光强度与核酸含量成正比，通过与已知浓度的标准品比较，可计算出待测样品中核酸的浓度，检测灵敏度达可达1～5 ng，但EB有较强的致畸作用。目前有多种新型低毒的双链DNA荧光染料，如SYBR Green Ⅰ、GeneFinder等与双链DNA有较高的亲和力，与双链DNA结合后荧光强度大大增加，其检测的灵敏度是EB的25～100倍，同时对单链DNA和RNA不会产生明显的荧光信号，对分子生物学中常用的酶（如Taq酶、逆转录酶、内切酶、T4连接酶等）没有抑制作用。

2. 纯度鉴定　紫外分光光度法和荧光光度法，均可用于核酸的纯度鉴定。

（1）紫外分光光度法　紫外分光光度法主要通过A_{260}/A_{280}的比值，用于评估样品的纯度，因为蛋白质的吸收峰是280 nm。当A_{260}/A_{280}值≈1.8时，说明所提的DNA的纯度比较高，所含的RNA或蛋白质污染很少；当A_{260}/A_{280}值＞1.8时，说明有RNA污染；当A_{260}/A_{280}值＜1.8时，说明所提的DNA中有蛋白质或者是抽提时用的苯酚未除净。质量较好的RNA的A_{260}/A_{280}值应在1.8～2.0之间，当A_{260}/A_{280}值＜1.8时，溶液中的蛋白质等有机物的污染比较明显；当A_{260}/A_{280}值＞2.0时，说明RNA可能有异硫氰酸残存或已经被水解成了单核苷酸。另外，鉴定RNA纯度所用溶液的pH值会影响A_{260}/A_{280}的读数。如RNA在水溶液中的A_{260}/A_{280}比值就比其在Tris缓冲液（pH7.5）中的读数低0.2～0.3。

（2）荧光光度法　用溴化乙锭等荧光染料示踪的核酸电泳结果可用于判定核酸的纯度。由于DNA分子较RNA大许多，电泳迁移率低；而RNA中以rRNA最多，占80%～85%，tRNA及核内小分子RNA占15%～20%，mRNA占1%～5%，故总RNA电泳后可呈现特征性的三条带。在原核生物，为明显可见的23S、16S的rRNA条带及由5S的rRNA与tRNA组成的相对有些扩散的快迁移条带；在真核生物，为28S、18S的rRNA条带及由5S、5.8S的rRNA和tRNA构成的条带。mRNA因量少且分子大小不一,一般是看不见的。通过分析以溴化乙锭为示踪染料的核酸凝胶电泳结果,我们可以鉴定 DNA 制品中有无 RNA 的干扰,亦可鉴定在 RNA 制品中有无 DNA 的污染。

3. 完整性鉴定 以溴化乙锭为示踪染料的核酸凝胶电泳结果可用于判定核酸的完整性。基因组 DNA 的相对分子质量很大,在电场中泳动很慢,如果有降解的小分子 DNA 片段,在电泳图上可以显著地表现出来。而完整的无降解或降解很少的总 RNA 电泳图,除具特征性的三条带外,三条带的荧光强度积分应为一特定的比值。沉降系数大的核酸条带,相对分子质量大,电泳迁移率低,同时相对分子质量大的核酸嵌入的溴化乙锭多,荧光强度高;反之,相对分子质量小,电泳迁移率高,荧光强度低。一般 28S(或 23S)RNA 的荧光强度约为 18S(或 16S)RNA 的 2 倍,否则提示有 RNA 的降解。如果在加样槽附近有着色条带,则说明有 DNA 的污染。

（二）核酸的保存

核酸的结构与性质相对稳定,无需每次制备新鲜的核酸样品,且一次性制备的核酸样品往往可以满足多次实验研究的需要,因此有必要探讨核酸的贮存环境与条件。与分离纯化一样,DNA 与 RNA 的保存条件也因性质不同而相异。

1. DNA 的保存 DNA 样品溶于 pH8.0 的 TE 缓冲溶液,在 −20 ℃ 可以储存 2 年;在 −70 ℃ 可以储存数年。将 DNA 保存于 pH8.0 的 TE 缓冲溶液中,可以减少 DNA 的脱氨反应,EDTA 作为二价金属离子的螯合剂,通过螯合 Mg^{2+}、Ca^{2+} 等二价金属离子以抑制 DNA 酶的活性;低温条件则有利于减少 DNA 分子的各种反应;双链 DNA 因结构上的特点而具有很大的惰性,常规 4 ℃ 亦可保存较长时间;保存样品中可加入少量氯仿,可以有效避免细菌对核酸的污染。

2. RNA 的保存 对于 RNA 的保存主要是抑制 RNA 酶。一般将 RNA 样品溶于 0.3 mol/L 醋酸钠溶液(pH5.2)或灭菌双蒸水中,−80～−70 ℃ 保存,以焦碳酸二乙酯(diethyl pyrocarbonate,DEPC)水溶解 RNA 或加入氧钒核糖核苷复合物(vanadyl-ribonucleoside complex,VRC)可通过抑制 RNA 酶对 RNA 的降解而延长保存时间;若要长期保存,纯化的 RNA 可溶解在高纯度的 100% 甲酰胺溶液中,−20 ℃ 冰箱中保存,RNA 至少可稳定 2 年。需要注意的是,这些所谓 RNA 酶抑制剂或有机溶剂的加入,只是一种暂时保存的需要,如果它们对后继的实验研究与应用有影响,则必须予以去除。

在实际操作中,由于反复冻融产生的机械剪切力对 DNA 与 RNA 核酸样品均有破坏作用,因此核酸在储存时的小量分装是十分必要的。

第二节 基因组 DNA 的分离与纯化

不同生物种属的 DNA 在相对分子质量和理化性质上存在差异,同一生物的不同组织器官来源的 DNA 样品的处理方法也不尽相同。同一生物同一细胞来源的 DNA,又有染色体 DNA 与细胞器 DNA 之分。由于不同类型与来源的 DNA 有不同的理化性质与细胞定位,其分离纯化的方法与最适条件是有差异的。如哺乳动物细胞的 DNA 相对分子质量巨大,对机械力敏感,目前已有的方法与技术都很难保证其完整性,而噬菌体 DNA 相对分子质量小,常规方法亦不会造成分子的断裂。

一、分离与纯化的方法

虽然不同生物的基因组 DNA 的提取方法有所不同,不同种类或同种类的不同组织因其细胞结构及所含的成分不同,分离的方法也有差异,但有关分离纯化的原则、主要步骤、主要试剂及作用原理基本上是一样的。目前基因组 DNA 分离纯化常用的方法有如下几种。

（一）酚抽提法

目前使用的酚抽提法是在 Stafford 及其同事于 1976 年提出的方法上改进而来。以含 EDTA、SDS 及 RNA 酶的裂解缓冲溶液裂解细胞,经蛋白酶 K 处理后,用 pH8.0 的 Tris 饱和酚抽提 DNA,重复抽提至一定纯度后,根据不同需要行透析或沉淀处理,获得所需的 DNA 样品(图 4-1)。

其中,EDTA 为二价金属离子螯合剂,可以抑制 DNA 酶的活性,同时降低细胞膜的稳定性;SDS 为阴离子表面活性剂,主要作用是降解细胞膜及乳化脂质和蛋白质,使与其结合的物质沉淀,SDS 还能使蛋白质变性,有解聚和降解 DNA 酶的作用;RNA 酶可以有效水解 RNA,而避免 DNA 的消化;蛋白酶 K 则有水解各种蛋白质及裂解细胞的作用;酚可以使蛋白质变性沉淀,从而抑制 DNA 酶的活性;pH8.0 的 Tris 溶液能保证抽提后 DNA 进入水相,而避免滞留于蛋白质层。

多次抽提可提高 DNA 的纯度。一般在抽提 2～3 次后,移出含 DNA 的水相,作透析或沉淀处理。透析处理能减少对 DNA 的剪切效应,因此可以得到 200 kb 的高分子量 DNA。沉淀处理常加入醋酸铵等盐类,以中和核酸中带负电荷的磷酸聚集的负电荷排斥力。用 2 倍体积的无水乙醇沉淀,并用 70% 的乙醇洗涤,最后得到的 DNA 大小为 100～150 kb。

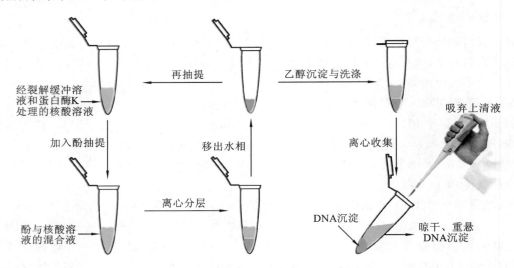

图 4-1 酚抽提法制备 DNA 流程示意图

(二) NaI 法

从全血制备白细胞 DNA,可用双蒸水溶胀红细胞及白细胞膜,释放出血红蛋白及细胞核,使核酸处于易提取状态,加 NaI 破核膜并使 DNA 从核蛋白中解离,用氯仿/异戊醇抽提使蛋白质沉淀完全(异戊醇去泡沫),DNA 存在于上层水相中,以 37% 异丙醇沉淀 DNA,离心弃去异丙醇,并重复操作一次,即可获得白细胞 DNA。用 NaI 法提取白细胞中的 DNA 可用于 Southern 杂交、PCR 等。

(三) 甲酰胺解聚法

该法的细胞裂解与蛋白质水解同酚抽提法相似,但不进行酚的抽提,而是以高浓度的甲酰胺裂解 DNA 与蛋白质的复合物,然后通过透析以除去蛋白酶和有机溶剂。甲酰胺是一种离子化溶剂,既可以裂解蛋白质与 DNA 的复合物,还可使释放的蛋白质变性。但甲酰胺对蛋白酶 K 的活性无显著影响。本法操作步骤少,所得 DNA 长度一般可以大于 200 kb。

(四) 玻棒缠绕法

缠绕法适于同时从不同的细胞或组织标本中提取 DNA。与前两个方案不同,它有两个关键步骤:一是基因组 DNA 沉淀于细胞裂解液与乙醇液的交界面;二是要将沉淀的 DNA 缠绕于带钩玻棒上。通过带钩玻棒将高分子量 DNA 沉淀从乙醇溶液中转移到 pH8.0 的 TE 溶液重溶。小片段的 DNA 与 RNA 不能有效形成凝胶状线卷。该方案以盐酸胍裂解细胞,制备的 DNA 分子量只有大约 80 kb,不能有效构建基因组 DNA 文库,但用于 Southern 杂交和 PCR 反应可以获得很好的结果。

(五) DNA 样品的进一步纯化

纯化的方法包括透析、层析、电泳及选择性沉淀等。其中电泳法简单、快速、易于操作、分辨率高、灵敏度高、易于观察及便于回收,在 DNA 的进一步纯化中占有重要的地位。由于聚丙烯酰胺凝胶与琼脂糖凝胶可以制成各种形状、大小和孔径不一的电泳支持介质,并可以在多种装置中进行电泳,因此,聚丙烯酰胺凝胶电泳(PAGE)与琼脂糖凝胶电泳(AGE)广泛用于核酸的分离、纯化与鉴定。

目前,国内外开发了多种商品化的 DNA 提取纯化试剂盒,其分离原理有的利用核酸的长度差异,有的利用特异性膜与 DNA 结合达到分离、回收的目的,如离子交换柱、磁珠等。这些试剂盒针对不同的材料来源设计了不同的提取方法,操作简单、高效,DNA 质量较高,但价格昂贵,提取量少。

二、DNA 片段的回收

通过凝胶电泳,我们可以对各种大小与来源的 DNA 片段进行分离、纯化与鉴定。琼脂糖凝胶与聚丙烯酰胺凝胶是最常使用的电泳支持介质,电泳分离的 DNA 处于凝胶的三维网状结构中。下面介绍从琼脂糖凝胶与聚丙烯酰胺凝胶中回收 DNA 片段的主要方法。

(一) 总的原则与要求

无论采用何种方法从何种支持介质中回收 DNA 片段,都要注意两个原则。一是要提高 DNA 片段的回收率;二是要去除回收 DNA 样品中的杂质。

回收的 DNA 样品往往受到支持介质、回收溶液的污染,应对回收的 DNA 样品进行纯化,以除去污染物。常用的纯化方法包括有机溶剂抽提法与商品化的柱层析法。柱层析法主要是利用带负电荷的 DNA 在低离子强度的缓冲溶液中与阴离子交换树脂结合,洗去杂质,然后再用高离子强度的缓冲溶液洗脱下来。上述两种纯化方法以及其他回收 DNA 片段的方法,最终均要在有盐的情况下进行乙醇沉淀,并以70%的乙醇除去有机分子与共沉淀的盐。

(二) 从琼脂糖凝胶中回收 DNA 片段

从琼脂糖凝胶中回收 DNA 片段的方法主要包括二乙基氨基乙基(diethyl aminoethyl,DEAE)纤维素膜插片电泳法、电泳洗脱法、冷冻挤压法及低熔点琼脂糖凝胶挖块回收法等。

1. DEAE 纤维素膜插片电泳法 DEAE 纤维素是一种阴离子交换纤维素,可以结合带负电荷的 DNA 分子。将 DEAE 纤维素膜插入到经琼脂糖凝胶电泳分离的核酸条带前,继续电泳直至所需回收的 DNA 片段刚好转移到膜上。取出 DEAE 纤维素膜,低盐条件下洗去杂质,高盐条件下洗出 DNA 分子。该法操作比较简单,可同时回收多个 DNA 片段,对 500 bp~5 kb 的 DNA 片段回收率好,纯度高,能满足大多数实验的要求。但分离的 DNA 片段大于 5 kb 或为单链 DNA 时,因 DNA 与膜结合力增大而回收率下降。因此,本法不适合于长度大于 5 kb 的 DNA 片段的回收,也不能回收单链 DNA。

2. 电泳洗脱法 将待回收的 DNA 片段电泳出凝胶介质,使其进入一个便于回收的小容积溶液中,再通过其他方法分离纯化出 DNA 片段。按是否使用透析袋可分为透析袋电泳洗脱法与非透析袋电泳洗脱法两大类。其中,透析袋电泳洗脱法需要切下含待回收 DNA 片段的凝胶条,然后放入透析袋内进行电泳,使 DNA 分子迁移出凝胶条进入透析袋的溶液中,最后经抽提纯化回收 DNA 分子。该法操作很不方便,但可有效回收从 200 bp 至大于 50 kb 的 DNA,尤其对大于 5 kb 的 DNA 有良好的回收率。非透析袋电泳洗脱法又分为槽沟电泳洗脱法、V 形内槽电泳洗脱法和"眼睛"槽电泳洗脱法等,但需要特殊的装置。

3. 低熔点琼脂糖凝胶挖块回收法 该法是从低熔点琼脂糖凝胶中切出含待回收 DNA 的凝胶块,利用其纯度高、熔点低(65 ℃)及凝固温度低(30 ℃)的特点,在室温大于 30 ℃,琼脂糖仍为液态的情况下,对 DNA 片段进行回收的方法。根据不同的提取纯化方案,又可分为有机试剂提取法、玻璃珠(或玻璃粉)洗脱法和琼脂水解酶法。有机试剂法以酚、氯仿抽提 DNA,可以有效回收 500~5000 bp 的 DNA 片段。玻璃珠(或玻璃粉)洗脱法是将琼脂糖凝胶溶于高浓度的碘化钠溶液或高氯酸钠溶液中,然后加入玻璃珠(或玻璃粉)以结合 DNA,经分离、洗涤后,在低盐缓冲溶液中将 DNA 洗脱下来。玻璃珠(或玻璃粉)洗脱法较有机试剂提取法快,但回收率略低。琼脂水解酶法对切下的含 DNA 的凝胶块进行消化,将琼脂糖水解为二糖,释放的 DNA 用酚抽提,乙醇沉淀回收。

目前,有许多能从琼脂糖凝胶中回收 DNA 片段的方法与改良方案,每种方法各有其特点和适用范围,应根据不同的要求选择不同的方法并对某些步骤做出相应的调整。

(三) 从聚丙烯酰胺凝胶中回收 DNA 片段

从聚丙烯酰胺凝胶中回收 DNA 的标准方法是压碎浸泡法。它是将含待回收 DNA 条带的凝胶块切出,用吸头或接种针将其压碎,然后以洗脱缓冲溶液浸泡,使 DNA 洗脱出来。该法能很好回收小于 1 kb 的单链或者双链 DNA,且纯度很高,无酶抑制剂,也无对转染细胞或微注射细胞有毒的污染物,操作简单,是小片段 DNA 回收的较好方法。但对大于 3 kb 的 DNA 片段,其回收率小于 30%。

(四) 从凝胶中回收 DNA 片段注意事项

(1) 切胶回收 DNA 片段是要把整个目的片断所在位置的胶全部回收。为了减少胶的体积,可以用相对比较薄的胶来跑电泳,采用薄而宽的梳子来跑胶。

(2) 紫外灯下切下含待回收 DNA 的凝胶时,要衬以干净的塑料薄膜,使用无 DNA 污染的新刀片,防止外源 DNA 的污染,尽量缩短紫外线照射时间,避免对 DNA 造成损伤。

(3) 加入平衡液(BL)能够改善吸附柱的吸附能力并提高吸附柱的均一性和稳定性,消除高温、潮湿或其他不良环境因素对吸附柱造成的影响。

(4) 如果回收率较低,可在胶充分溶解后检测 pH 值,如果 pH 值大于 7.5,可向含有 DNA 的胶溶液中加 10~30 μL 3M 醋酸钠(pH5.2)将 pH 值调到 5~7 之间。

(5) 回收小于 100 bp 及大于 10 kb 的 DNA 片段时,应加大溶胶液的体积,延长吸附和洗脱的时间。

(6) 回收率与初始 DNA 量和洗脱体积有关,初始量越少,洗脱体积越少,回收率越低。

第三节　质粒 DNA 的提取与纯化

质粒(plasmid)是存在于细菌染色体外双链闭合环状小分子 DNA,主要发现于细菌、放线菌和真菌细胞中。质粒依赖宿主进行自主复制和转录,它的存在赋予菌体一些特殊的表型,如抗药性、降解复杂有机化合物、合成限制酶等。质粒常被用作克隆载体(vector),是携带外源基因进入宿主细胞中扩增或表达的重要媒介物,因此,质粒 DNA 的分离和提取是最常用、最基本的分子生物学实验技术。

一、质粒 DNA 的提取与纯化的方法

根据实验目的不同,质粒 DNA 的提取的方法也各异。一般分离质粒 DNA 的方法包括三个步骤:培养细菌使质粒扩增;收集和裂解细胞;分离和纯化质粒 DNA。由于菌体裂解方法的不同,决定了质粒 DNA 提取方法的差异。目前菌体裂解的方法主要有碱裂解法、煮沸裂解法、SDS 裂解法等。按制备量的不同,质粒 DNA 提取与纯化的方法可分为质粒 DNA 的小量(1~2 mL)制备、质粒 DNA 的中量(20~50 mL)制备及质粒 DNA 的大量(500 mL)制备。

(一) 碱裂解法

碱裂解法简单、重复性好而且成本低,是使用最广泛的方法。碱裂解法是在强碱性(pH12.0~12.6)条件下,用 SDS 破坏细胞壁并使菌体蛋白质和染色体 DNA 变性,双链解开,在高盐条件下形成沉淀,而质粒 DNA 保留于上清中,通过离心将其分离;当 pH 值调至中性时,染色体 DNA 不能复性,而质粒 DNA 则恢复天然构构象,通过无水乙醇沉淀质粒 DNA,并用 70% 的乙醇洗涤等步骤即可获得质粒 DNA。

碱裂解法是一种适用范围很广的方法,能从所有的大肠杆菌(E. coli)菌株中分离出质粒 DNA,制备量可大可小。

(二) 煮沸裂解法

煮沸裂解法是将细菌悬浮于含有 Triton X-100 和溶菌酶的缓冲溶液中,然后加热到 100 ℃ 使其裂解。Triton X-100 和溶菌酶能破坏细胞膜,加热裂解细胞的同时可解开 DNA 链的碱基配对,并使蛋白质和染色体 DNA 变性,但闭环质粒 DNA 因结构紧密不会解链。当温度下降后,质粒 DNA 又重新恢复其超螺旋结构,通过离心除去变性的染色体 DNA 和蛋白质,就可从上清液中回收质粒 DNA。

煮沸裂解法是一种条件比较剧烈的方法,对于大于 15 kb 的质粒有明显的机械剪切作用,只适合小于 15kb 的质粒 DNA 的制备,并且适用于大多数的 E. coli 菌株。但不适合那些经变性剂、溶菌酶及加热处理后能释放大量糖类的 E. coli 菌株(如 HB101)。这是因为一方面糖类会抑制限制性内切酶和聚合酶活

性,另一方面糖类在氯化铯-溴化乙锭梯度离心中会使超螺旋质粒 DNA 带变得模糊不清。另外,煮沸不能完全灭活核酸内切酶 A(endonuclease A,end A)的活性,故表达 end A 的菌株亦不适用于本法。

（三）SDS 裂解法

SDS 裂解法是将细菌悬浮于蔗糖溶液中,用溶菌酶和 EDTA 破坏细胞壁,破壁细菌再用阴离子表面活性剂 SDS 处理,使菌体染色体 DNA 缠绕附着在细胞壁碎片上,离心时易被沉淀下来,从而释放质粒 DNA。蔗糖可提高溶液的黏度,减轻细菌裂解时 DNA 泄露过快产生的机械剪切力。整个操作中条件温和,该法常用于大于 15 kb 质粒 DNA 的提取。但该法在处理过程中,有一部分质粒 DNA 因缠结在细胞碎片上而丢失,故产率不高。

（四）质粒 DNA 的纯化

无论用何种方法提取质粒 DNA,还会有少量染色体 DNA 和大量 RNA 混合在其中,须进一步提高质粒 DNA 的纯度。这种纯化不仅要求去除细菌染色体 DNA、RNA 及蛋白质,有时还要选择质粒 DNA 的分子构型。目前,关于纯化的方法与方案非常多,都利用了质粒相对较小和共价闭环的结构特点。其中,纯化效果好而且适用范围广的方法主要有氯化铯-溴化乙锭等密度梯度超速离心法(CsCl-EB 法)、聚乙二醇沉淀法和柱层析法。

1. CsCl-EB 法 CsCl-EB 法是一种沉降平衡离心法,经超速离心,离心介质 CsCl 形成一连续的密度梯度,在过量 EB 存在的条件下,由于质粒 DNA 和染色体 DNA 与溴化乙锭结合量的不同,因而密度下降不一致,通过密度离心则能有效分离。其中蛋白质密度小($1.3 \sim 1.4$ g/cm^3);RNA 密度大(2.0 g/cm^3);各种 DNA 密度均为 1.7 g/cm^3 左右。经过量 EB 处理后,闭环质粒 DNA 为超螺旋结构,EB 不易插入,结合量少,密度下降小,约为 1.59 g/cm^3;而染色体 DNA、开环质粒 DNA 插入 EB 多,密度下降较多,约为 1.54 g/cm^3,从而能与闭环质粒 DNA 分开。回收的闭环质粒 DNA 含有嵌入的 EB,可采用有机溶剂抽提法或离子交换层析法加以去除。经典的 CsCl-EB 法由于其容量大、分辨率高、纯化效果好,是质粒 DNA 纯化的可靠经典方法,但该法费时并需要昂贵的设备与试剂,为此发展了许多替代方法。

2. 聚乙二醇沉淀法 聚乙二醇(polyethylene glycol,PEG)沉淀法是一种分级沉淀法。质粒 DNA 的粗制品首先用氯化锂(LiCl)沉淀大分子 RNA,并用 RNase 消化小分子 RNA;随后在高盐条件下,用 PEG 选择性地沉淀质粒 DNA;沉淀的质粒 DNA 进一步用酚/氯仿抽提,乙醇沉淀。该法简单、经济、适用广,尤其对碱裂解法提取的质粒纯化效果好。但 PEG 法不能有效地分离带切口的环状质粒 DNA 与闭环质粒 DNA。因此,纯化容易带上有切口的大质粒 DNA(大于 15 kb)。

3. 柱层析法 柱层析法纯化质粒 DNA 主要是以硅基质作为填充材料的柱层析,其作用原理是在多盐条件下,利用 DNA 与硅基质的可逆性结合来进行纯化。多盐造成磷酸二酯骨架的脱水,通过暴露的磷酸盐残基,DNA 吸附到硅基质上,以 50% 的乙醇溶液洗去 RNA 和糖类等生物大分子,然后加入 TE 或水溶液使 DNA 分子重新水合,并通过离心洗脱出来。DNA 与硅基质的吸附作用与 DNA 的碱基组成和拓扑结构无关,因此,可用于闭环质粒 DNA 和线性 DNA 的纯化。小于 $100 \sim 200$ bp 的 DNA 分子由于与硅基质的吸附力很弱,不能用于小分子 DNA 片段的纯化。但在纯化大分子 DNA 时,可有效去除小分子 DNA 的污染。

二、质粒 DNA 的回收

作为分子克隆的常用载体,常需对质粒 DNA 作各种酶修饰。为获得一定纯度的某一特定修饰的质粒 DNA,从琼脂糖凝胶中分离并回收质粒 DNA 的方法具有简便快捷、成本低和效率高等优点,可直接用于各种分子克隆操作,是一种切实可行的方法。

第四节　RNA 的分离与纯化

RNA 是基因表达的中间产物,存在于细胞质与核中。对 RNA 进行操作在分子生物学中占有重要地位。获得高纯度和完整的 RNA 是很多分子生物学实验所必需的,如 Northern 杂交、cDNA 合成及体外翻译等实验的成败,在很大程度上取决于 RNA 的质量。由于细胞内的大部分 RNA 是以核蛋白复合体的形式存在,所以在提取 RNA 时要利用高浓度的蛋白质变性剂,迅速破坏细胞结构,使核蛋白与 RNA 分离,释放出 RNA。再通过酚、氯仿等有机溶剂处理、离心,使 RNA 与其他细胞组分分离,得到纯化的总 RNA。

RNA 中 rRNA 的数量最多,占总量的 $80\%\sim85\%$;tRNA 及核内小分子 RNA 占 $15\%\sim20\%$;mRNA 仅占 $1\%\sim5\%$。目前对 RNA 的分离与纯化主要指总 RNA 与 mRNA 的分离与纯化。

一、RNA 制备的条件与环境

RNA 提取条件较 DNA 要求严格,主要是因为临床标本及实验室环境中,存在大量对 RNA 有强烈降解作用的 RNase。RNase 是一类生物活性非常稳定的酶类。这种酶耐酸、耐碱、耐高温,煮沸也不能使之完全失活。蛋白质变性剂可使之暂时失活,但变性剂去除后,又可恢复活性。除细胞内 RNase 以外,环境中灰尘、各种实验器皿和试剂、人体的汗液及唾液中均存在 RNase,因此在提取 RNA 时,关键要避免 RNase 对标本的污染及防止 RNase 对提取的 RNA 的降解。RNA 的一切操作过程中,都应戴一次性手套和口罩。所用的玻璃器皿需置 200 ℃烤箱烘烤 2 h 以上。

凡是不能高温烘烤的材料可用 0.1%的焦碳酸二乙酯(DEPC)水溶液处理。DEPC 能与 RNase 的活性基团组氨酸的咪唑基反应而抑制酶活性。实验所用试剂液可用 DEPC 处理,加入 DEPC 至 0.1%浓度,置 37 ℃水浴箱过夜,再经高压灭菌以消除残存的 DEPC。

除 DEPC 外,其他 RNase 抑制剂还有钒氧核苷酸复合物、异硫氰酸胍和 RNase 蛋白抑制剂(RNasin),它们都能与 RNase 结合使其变性失活。

二、总 RNA 的分离与纯化

总 RNA 提取法中最常使用的是一步法。需要指出的是,目前常用的一步法均以异丙醇沉淀 RNA,由于其选择性地沉淀大分子 rRNA 和 mRNA,故提取的总 RNA 中含有的小分子 RNA 较少,rRNA 和 mRNA 所占的比例相应增高。当然,目前的研究重点不是小分子 RNA,而是分子量较高的 mRNA,不必苛求真正的总 RNA。

(一)异硫氰酸胍-酚氯仿一步法

异硫氰酸胍-酚氯仿法是经典的一步法。它以含 4 mmol/L 的异硫氰酸胍与 0.1 mmol/L 的 β-巯基乙醇的变性溶液裂解细胞,然后在 pH4.0 的酸性条件下,用酚/氯仿抽提裂解溶液,最后通过异丙醇沉淀与 75%的乙醇洗涤来制备 RNA。本方法由于从一开始样品就置于异硫氰酸胍和 β-巯基乙醇中,使得 RNA 酶处于失活状态。因此,没有特殊的要求来保护 RNA 以防降解,这就省去了在常规 RNA 制备法中对许多试剂和器皿要求特殊处理的不便。该法比异硫氰酸胍-CsCl 超速离心法更简便、经济和高效,能同时迅速地处理多个标本,且 RNA 的完整性与纯度均很高。采用本法每毫克组织总 RNA 的产量为 $4\sim7\ \mu g$,每 10^6 个细胞为 $5\sim10\ \mu g$。

(二)可同时制备 RNA、DNA 与蛋白质的一步法

该法是异硫氰酸胍-酚氯仿一步法的改进方法。它是以异硫氰酸胍-酚的单相裂解试剂裂解细胞,然后加入氯仿后形成两相。变性的 DNA 与蛋白质位于两相的界面,保留于上层水相的 RNA 在 RNA 沉淀溶液中通过异丙醇沉淀与 75%的乙醇洗涤进行制备。其中 RNA 沉淀溶液的成分为 1.2 mmol/L 的 NaCl 与 0.8 mmol/L 的柠檬酸二钠。由于 RNA 沉淀溶液的使用,该法制备的 RNA 样品极少有多糖与蛋白多糖的污染,可用于 mRNA 的纯化、Northern 杂交、逆转录和 RT-PCR 反应等。处于界面的 DNA 与蛋白质可通过乙醇和异丙醇分别分级沉淀出来。该法制备的 DNA,大小约为 20 kb,可作 PCR 反应的模板,蛋白质样品则主要用于免疫印迹。目前,该法已有多种商品化的单相裂解试剂供选择,是最常用的总 RNA 提取法,其产率与异硫氰酸胍-酚氯仿一步法相当。

三、mRNA 的分离与纯化

真核生物的 mRNA 在细胞中含量少、种类多、大小不一。mRNA 分子最显著的结构特征是在其 3′ 末端带有一个由 20～300 个腺苷酸组成的 poly(A)尾巴。这一结构特征为真核生物 mRNA 的提取提供了极为方便的选择性标志,以总 RNA 制品为起始材料,利用核酸的碱基配对原理,通过寡聚(dT)-纤维素或 poly(U)-琼脂糖凝胶亲和层析,可以很容易地同时分离不同种类与大小的 mRNA 分子。

(一) 寡聚(dT)-纤维素柱层析法

寡聚(dT)-纤维素柱层析法是 mRNA 制备的一个标准方法。它是以寡聚(dT)-纤维素填充层析柱,加入待分离的总 RNA 样品,其中 poly(A$^+$)RNA 在高盐条件下,通过碱基互补,与寡聚(dT)-纤维素形成稳定的 RNA-DNA 杂交体,洗去未结合的其他 RNA,然后在低盐缓冲溶液中洗脱并回收 poly(A$^+$)RNA。回收的 poly(A$^+$)RNA 量可达总 RNA 的 1%～10%。但该法分离速度慢,易阻塞,不适合同时对多个标本的处理,而且很难回收全部的 poly(A$^+$)RNA,故不适合对少量 RNA 样品的分离。

(二) 寡聚(dT)-纤维素液相结合离心法

为适应同时对多个标本进行处理的要求,应选用批量的层析法。寡聚(dT)-纤维素液相结合离心法不经填柱,而是直接将寡聚(dT)-纤维素加入到一系列的含不同 RNA 样品的微量离心管中,通过离心收集吸附有 poly(A$^+$)RNA 的寡聚(dT)-纤维素,经漂洗后,用含 70% 的乙醇洗脱液将吸附的 poly(A$^+$)RNA 从寡聚(dT)-纤维素上洗脱并沉淀出来。该法可同时批量处理多个样品,而且能从少量的 RNA 样品中分离出 poly(A$^+$)RNA。用本法分离 poly(A$^+$)RNA 时,应选用等级较高的寡聚(dT)-纤维素,如寡聚(dT)$_{18～30}$纤维素,而一般的柱层析填充的是寡聚(dT)$_{12～18}$纤维素。

(三) 磁珠分离法

磁珠分离法是基于寡聚(dT)与 poly(A)的互补配对特性、生物素(biotin)标记寡聚(dT),通过寡聚(dT)与 mRNA 3′端 poly(A$^+$)形成杂交体,然后通过生物素与链霉亲和素(streptavidin)顺磁性磁珠之间的相互作用捕获这些杂交体,实现对 poly(A$^+$)RNA 的高效、灵敏、快速分离(图 4-2)。且分离的 poly(A$^+$)RNA 能用于几乎所有的分子生物学实验。但它对组织或细胞的最大处理量每次不超过 1 g,而且磁珠很贵并需要专门的磁性分离架。

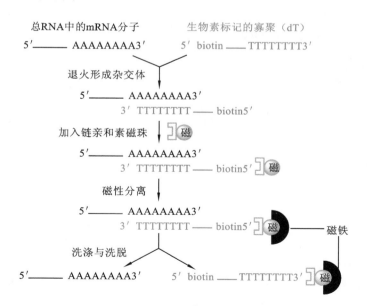

图 4-2 磁珠纯化 mRNA 原理示意图

▌知识链接▐

全自动核酸提取工作站

全自动核酸提取工作站由操作系统控制机械臂完成移液过程,膜层析柱技术或移液磁珠分离技术代替传统的纯化过程,高效完成样品处理、核酸纯化、PCR体系构建。采用自动化核酸分离纯化技术可使纯化结果标准化、防止交叉污染、降低操作者暴露于危险样本及化学物品中的风险、减少人为误差、提高纯化效率、节省时间和人力。自动化核酸分离纯化技术可满足不同生物样本的核酸纯化需求(如动物组织、植物组织、培养细胞、全血、细菌、真菌等DNA/RNA的提取和纯化)。

实验 4-1 基因组 DNA 的分离与纯化

【实验目的】

(1) 掌握基因组 DNA 分离与纯化技术。

(2) 了解基因组 DNA 的制备方法的原理。

【实验原理】

将分散好的真核生物组织、细胞在含 SDS 和蛋白酶 K 的溶液中消化分解蛋白质,破坏细胞膜、核膜,SDS 可使组织蛋白与 DNA 分子分离,EDTA 能抑制细胞中 DNase 的活性,使 DNA 分子完整地以可溶形式存在于溶液中,再用酚、氯仿/异戊醇抽提除去蛋白质(氯仿可除去 DNA 溶液中微量酚的污染,异戊醇还可减少蛋白质变性操作过程中产生气泡),得到的 DNA 溶液经乙醇沉淀进一步纯化,为获得高纯度DNA,操作中常加入 RNase 除去 RNA,此法可获得 100～200 kb 的 DNA 片段,适用于构建真核基因组文库,Southern-blot 分析。

【器材与试剂】

1. 器材 高速冷冻机;恒温水浴;离心机;电泳仪及电泳槽。

2. 试剂 ①组织细胞裂解液:100～200 μg/mL 蛋白酶 K、10 mmol/L Tris-HCl(pH8.0)、0.1 mol/L EDTA (pH8.0)、0.5% SDS、20 μg/mL RNase A。②平衡酚(用 0.5 mmol/L Tris-HCl 饱和,pH8.0)。③氯仿/异戊醇(24:1)。④3 mol/L 醋酸钠(pH5.2)。⑤冷无水乙醇(AR)。⑥70% 乙醇(—20 ℃ 静置)。⑦TE缓冲溶液(10 mmol/L Tris-HCl、1 mol/L EDTA,pH8.0)。⑧10 mol/L 醋酸铵。⑨透析缓冲溶液(50 mmol/L Tris-HCl、10 mmol/L EDTA,pH8.0)。

【操作步骤】

1. DNA 的提取

(1) 样品的处理 根据样品类型采用如下方法。

①细胞样品:贴壁培养细胞约 10^7 个,用预冷的 Tris 缓冲溶液(TBS)冲洗 2 次,以细胞刮刀收集于 TBS 中。1500 r/min 离心 10 min,弃上清。或用胰酶消化后再离心收集,以 TE(pH8.0)重悬细胞离心洗涤 1～2 次,悬浮生长的细胞,于 4 ℃、1500 r/min 离心 10 min 收获细胞,以 TBS 重悬细胞离心洗涤 1～2 次。

②组织标本:取新鲜或冰冻组织块 0.3～0.5 cm³,剪碎,加 TE 缓冲溶液 400 μL 进行匀浆,转入 1.5 mL Ep 管中,加等体积 2×组织细胞裂解液混匀。或从液氮中取出组织于陶瓷研钵中,加少许液氮研碎,将粉末转入 1.5 mL Ep 管。液氮操作,应注意保护眼、手以免冻伤。

③血液标本:新鲜血液与 ACD 抗凝剂按 6:1 进行混匀,0 ℃ 以下可保存数天或 —70 ℃ 长期冻存以备用。ACD 抗凝剂配方(柠檬酸 0.45 g,柠檬酸钠 1.32 g,右旋葡萄糖 1.47 g),抗凝血 1500 r/min 离心 10 min,弃上清液(冷藏血液于水浴中融化后用等体积 PBS 稀释,3500 r/min 离心 15 min,弃上清液)。

(2) 加入组织细胞裂解液 400～500 μL,混匀于 37 ℃ 温浴 12～24 h,或 37 ℃ 温浴 1 h 后转 50 ℃ 水浴 3 h(裂解细胞、消化蛋白),并经常摇动。

（3）反应液冷却至室温,加 500 μL 平衡酚,缓慢颠倒 10 min,混匀。5000 r/min 离心 15 min,转上层水相于新 Ep 管中(必要时重复酚抽提一次)。

（4）加氯仿/异戊醇(24∶1)450 μL,混匀后 5000 r/min 离心 10 min。

（5）转上层水相于新 Ep 管中,加 1/10 体积 3 mol/L 醋酸钠和 2.5 倍体积无水乙醇,混匀,置−20 ℃ 1 h。10000 r/min 离心 15 min,弃上清。

（6）用 70%冷乙醇洗涤 1～2 次,真空抽干或自然吹干,沉淀溶于 50～100 μL 缓冲溶液,置−20 ℃保存。

2. DNA 的纯化

（1）DNA 的透析　用于制备 150～200 kb 的 DNA。将含有 DNA 的上层水相移入透析袋中(透析袋应留出大于样品体积 1.5～2.0 倍的空间),4 ℃透析 4 次,每次使用透析液 1 L,间隔 6 h 以上透析一次。

（2）DNA 的沉淀　用于制备 100～150 kb 的 DNA。在酚的三次抽提后,将全部水相移入一洁净离心管中。于室温下,加入 0.2 倍体积的 10 mol/L 的醋酸铵、2 倍体积的无水乙醇,转动离心管直至溶液充分混匀,DNA 立即形成沉淀,用 U 形玻棒将 DNA 沉淀移出,而污染的寡核苷酸仍存留于乙醇溶液中。如果沉底的 DNA 为碎片,则 U 形玻棒不适用,此时应于室温下 5000 r/min 离心 5 min,收集 DNA 沉淀。以 70%的乙醇洗涤 DNA 沉淀两次,5000 r/min 离心 5 min,收集 DNA 样品。尽量吸去 70%的乙醇溶液。在室温下,打开离心管盖,待可见的残留乙醇蒸发完(不可使 DNA 完全干燥,否则 DNA 极难溶解)。按每 0.1 mL 的起始细胞(5×10^7/mL)加入 1 mL 的 TE(pH8.0)缓冲溶液,置离心管于摇床上,4 ℃轻轻旋动溶液 12～24 h,直至 DNA 完全溶解,然后 4 ℃分装保存。

【注意事项】

（1）标本必须新鲜,提取前细胞应保持完整。所用 Ep 管、吸嘴等器物及双蒸馏水、试剂等应高压灭菌,操作尽量在 4 ℃以下进行。

（2）所配试剂 pH 值要准确,否则影响结果,酚的 pH 值必须接近 8.0,以防离心后 DNA 滞留于水酚双相的交界面(主要为蛋白质)上。

（3）蛋白酶 K 在正式使用前应做预试验,明确其活性大小。

（4）测定 DNA 样品在 260 nm 和 280 nm 处的吸光度,A_{260}/A_{280} 之比应大于 1.8,低于此值则表明制备物中残留有蛋白质。

（5）对于细胞裂解中加入较高浓度的胰 RNase A(20 μg/mL)是考虑到 0.5%SDS 的存在,使 RNase 不处于最高活性状态。在细胞裂解时加入 RNase,可省去传统方法中 DNA 抽提后再加 RNase 处理的步骤。

（6）DNA 抽提液中的 EDTA 浓度宜为 0.1 mol/L,可有效抑制 DNA 酶且易与酚分层。

实验 4-2　大肠杆菌质粒 DNA 的提取与纯化

【实验目的】

（1）掌握碱变性提取质粒 DNA 的原理及方法,了解各种试剂的作用。

（2）掌握凝胶电泳进行 DNA 的分离纯化的实验原理及方法。

【实验原理】

碱裂解法是一种常用的质粒 DNA 提取法,适于不同量质粒 DNA 的提取。当菌体在 NaOH 和 SDS 溶液(pH12～12.5)中裂解时,蛋白质与 DNA 发生变性,经酸中和后,质粒 DNA 分子能够迅速复性,呈溶解状态,离心时留在上清中;蛋白质与染色体 DNA 不能复性而呈絮状,离心时可沉淀下来。

分离得到的质粒 DNA 粗制品用 LiCl 沉淀大分子 RNA,再用 RNase 消化小分子 RNA;随后在高盐条件下,用 PEG 选择性地沉淀质粒 DNA;沉淀的质粒 DNA 进一步用酚/氯仿抽提,乙醇沉淀,从而使质粒 DNA 纯化。

【材料与试剂】

1. 材料 含质粒大肠杆菌。

2. 仪器 超净工作台、培养箱、摇床、恒温水浴锅、台式离心机、取液器一套、低温冰箱、冷冻真空干燥机、电泳仪、水平电泳槽、紫外观测仪。

3. 试剂

(1) 提取试剂 试剂Ⅰ(25 mmol/L Tris-HCl pH7.4,10 mmol/L EDTA pH8.0,50 mmol/L 葡萄糖);试剂Ⅱ(0.2 mol/L NaOH,1%SDS);试剂Ⅲ(5 mol/L KAc pH4.8);3 mol/L NaAc pH5.2;异丙醇、溶菌酶(8 mg/mL)、酚/氯仿、无水乙醇、70%乙醇、LB 培养基(蛋白胨 10 g,酵母提取物 5 g,NaCl 10 g,加 800 mL 去离子水溶解,用 5 mol/L NaOH 调 pH 值至 7.0,用去离子水定容至 1 L,1.05 kg/cm² 高压蒸汽灭菌 20 min)、电泳试剂。

(2) 纯化试剂 5 mol/L LiCl;异丙醇、70%乙醇、无 DNA 酶而含有 RNA 酶 A(10 mg/mL)的 TE 液、1.6 mol/L NaCl(含 13%PEG)、酚、酚/氯仿(1∶1)、10 mol/L 乙酸铵、无水乙醇。

【操作步骤】

1. 质粒 DNA 的提取

(1) 挑起单个转化菌落,接种于 10 mL LB(Amp⁺)液体培养基中,37 ℃,250 r/min 振荡培养过夜。

(2) 取 1.5 mL 的过夜培养物于 1.5 mL 的 Ep 管中,5000 r/min,4 ℃离心 10 min,弃上清液。

(3) 向沉淀中加入 100 μL 预冷的试剂Ⅰ,涡旋振荡混匀,置于冰水浴中 10 min。

(4) 加入 200 μL 新配制的试剂Ⅱ,轻轻颠倒混匀,置于冰水浴中 5 min。

(5) 加入 150 μL 预冷试剂Ⅲ,轻轻颠倒数次,置于冰水浴 10 min 后,12000 r/min,4 ℃离心 10 min,将上清转移到另一个 1.5 mL 的 Ep 管中。

(6) 加入无 DNA 酶的 RNase A 至终浓度 10 μg/mL,37 ℃水浴中消化 30~60 min。

(7) 依次用等体积酚、酚/氯仿(1∶1)、氯仿各抽提一次,12000 r/min,4 ℃离心 10 min,将上清转移到另外一个 1.5 mL Ep 管中。

(8) 加入 1/10 体积 3 mol/L NaAc 和 2×体积的无水乙醇,混匀,4 ℃放置至少 30 min,12000 r/min,4 ℃离心 15 min,去上清,取沉淀。

(9) 用 75%的乙醇洗沉淀一次,自然晾干,用 50 μL TE 缓冲溶液溶解,贮存于−20 ℃,保存备用。

2. 质粒 DNA 的纯化

(1) 在 300 μL 含质粒的 TE 液中加入 300 μL 冰预冷的 5 mol/L LiCl 溶液,充分混匀,于 4 ℃,10000 r/min 离心 10 min。移上清至另一个 Ep 管中,加入等量的异丙醇,充分混匀,室温下 10000 r/min 离心 10 min,回收核酸沉淀。用 70%乙醇洗涤沉淀,离心,弃上清液,用滤纸吸净残留液滴,室温下使乙醇挥发5~10 min。

(2) 加 50 μL 无 DNA 酶而含有 RNA 酶 A(20 μg/mL)的 TE 重新溶解质粒 DNA,混匀,室温消化 RNA 30 min。

(3) 加 50 μL 含 13%PEG 的 1.6 mol/L NaCl 溶液,充分混匀,于 4 ℃,10000 r/min 离心 5 min,弃上清液,用 TE(pH8.0)40 μL 溶解沉淀,回收质粒 DNA。

(4) 用酚、酚/氯仿(1∶1)、氯仿各抽提一次。

(5) 将水相转移入另外一个 Ep 管中,加 10 mol/L 乙酸铵溶液 10 μL,充分混匀,再加 2 倍体积无水乙醇,混匀,室温放置 10 min,于 4 ℃,10000 r/min 离心 10 min,弃上清液。以预冷的 70%乙醇、无水乙醇依次洗涤沉淀,室温下蒸发痕量的乙醇。

(6) 加入 TE 溶液 50 μL 溶解质粒 DNA,贮存于−20 ℃保存。

【注意事项】

(1) 在本实验中,如果不经过 RNase 处理,在电泳带中,RNA 会呈现极亮的带,所以,建议使用 RNase 处理。

(2) 在 DNA 操作中应尽可能轻地操作(尤其是分别加入试剂Ⅱ、试剂Ⅲ轻轻摇),否则质粒容易断裂,从而在观察条带时出现许多杂带。无水乙醇可用于沉淀质粒,如果质粒量比较大的话,一般用异丙醇来沉淀。

（3）大小不同的 DNA 分子所用的 PEG 浓度不同,选择沉淀大分子质粒 DNA 时 PEG 所需浓度低（可至 1%）,小分子所需 PEG 浓度可高达 20%。

（4）用乙醇洗涤和沉淀 DNA 后,必须将痕量的乙醇去净。

 # 实验 4-3　细胞总 RNA 的分离与纯化

【实验目的】

（1）掌握细胞总 RNA 的分离与纯化技术。

（2）了解 RNA 的一些理化性质及其生物学功能。

【实验原理】

异硫氰酸胍是蛋白质强变性剂,能裂解组织细胞,释放 RNA,抑制 RNA 酶的活性,同时与 RNA 形成可溶性复合物,经过酚/氯仿抽提,使 RNA 与组织中的 DNA 和蛋白质分离开,达到分离提取总 RNA 的目的。

利用 mRNA 3′端带有 poly(A^+)而结构 RNA 无 poly(A^+),用寡聚(dT)-纤维素亲合层析法将 mRNA 与 rRNA、tRNA 分离开来。

【材料与试剂】

1. 仪器　低温冷冻高速离心机、恒温水浴箱、研磨器、振荡器、混匀器、300 ℃以上的烤箱、紫外分光光度计、凝胶成像分析系统、低温冰箱、电泳装置、高压蒸汽灭菌装置、刻度吸管、离心管、微量移液管、加样吸头等。

2. 试剂

（1）提取试剂　0.1%DEPC 水、氯仿/异戊醇(49∶1)、无水乙醇、异丙醇、液氮、水饱和酚(pH6.0)、变性裂解液(4 mol/L 异硫氰酸胍、25 mmol/L 醋酸钠、0.1 mol/L β-巯基乙醇、0.5%十二烷基肌酸钠)、2 mol/L 乙酸钠(pH4.0)。

（2）纯化试剂　0.1 mol/L 的 NaOH、1×上样缓冲溶液(20 mmol/L Tris-HCl pH7.6、0.5 mol/L NaCl、1 mmol/L EDTA pH 8.0、0.1%SDS)、洗脱缓冲溶液(SDS、3 mol/L NaAc,pH 5.2、寡聚(dT)-纤维素)。

【操作步骤】

1. 总 RNA 的制备

（1）取组织碎片 100 mg,立即置于盛有液氮的研钵中,用液氮预冷的研杆将其研磨成粉末状。将组织转移入聚丙烯匀浆管中,待液氮蒸发。立即加入 3 mL 变性液,匀浆 15～30 s,即得组织细胞的裂解液。

（2）将匀浆液移入 5 mL Eppendorf 管内,加 0.1 mL 2 mol/L 乙酸钠(pH4.0),颠倒混匀,加 1 mL 水饱和酚,彻底混匀,加 0.2 mL 49∶1 氯仿/异戊醇,彻底混匀,0～4 ℃培育 15 min。

（3）于 4 ℃10000 r/min 离心 20 min,移上清水相到另一管。

（4）加 1 mL 异戊醇沉淀 RNA,置－20 ℃ 30 min,于 4 ℃10000 r/min 离心 10 min,弃上清液。

（5）溶解 RNA 沉淀在 0.3 mL 变性液中,移入 1.5 mL 离心管中。

（6）用 0.3 mL 异丙醇沉淀 RNA,置－20 ℃ 30 min,10000 r/min 离心 10 min,弃上清液。

（7）悬 RNA 在 75%乙醇中,振荡,室温孵育 10～15 min。

（8）10000 r/min 离心 10 min,弃上清液,真空干燥 5～10 min。

（9）用 DEPC 水 100～200 μL 溶解 RNA 样品,置－70 ℃或在乙醇中置－20 ℃保存。

【注意事项】

（1）操作时必须戴手套。

（2）所用的器皿和试剂均须经 DEPC 水处理或 250～300 ℃烘烤 4 h。

（3）DEPC 有致癌性,应小心操作。

（4）在无 RNase 环境下操作。

（5）比色杯用浓盐酸或甲醇（1：1）溶解浸泡 1 h，DEPC 水反复冲洗。

（6）十二烷基肌酸钠盐在 18 ℃以下溶解度下降，会阻碍柱内液体流动。

（7）$A_{260}=1$ 相当于 40 $\mu g/mL$ RNA，10^7 细胞能提取 1～5 μg poly(A^+)RNA，相当于上柱 RNA 量的 1%～2%。

小 结

核酸的结构与功能是分子水平生命活动的基础；基因突变、表达及调控的异常和外源致病基因的侵入是人类疾病发生、发展的根本原因。DNA 和 RNA 是生物体中最重要的生物大分子，是分子生物学研究和分子诊断的对象，它们的分离纯化是分子生物学研究及对疾病进行分子诊断的最基础工作。

核酸分离纯化的原则：一是保持核酸一级结构的完整性；二是尽可能提高核酸制品的纯度。

从真核细胞中提取基因组 DNA 的主要方法有酚抽提法、甲酰胺解聚法及玻璃棒缠绕法等。通过这些方法制备的 DNA 制品，实际为含多种基因组 DNA 片段的混合物，需要纯化。纯化的原则是：一要保证DNA 片段的回收率；二要保证纯度。

常用的纯化方法包括 DEAE-纤维素膜插片电泳法、电泳洗脱法、冷冻挤压法及低熔点琼脂糖凝胶电泳挖块回收法等。核酸浓度和纯度的测定方法包括紫外分光光度计法和荧光光度计法。完整性的鉴定方法主要是琼脂糖凝胶电泳法。

提取质粒的常用方法有碱裂解法、煮沸裂解法及 SDS 裂解法。纯化的手段主要包括 CsCl-EB 法、PEG 沉淀法及柱层析法。

最常用的总 RNA 提取方法是酸性异硫氰酸胍-酚-氯仿一步法；制备 mRNA 的主要方法包括寡聚(dT)-纤维素柱层析法、寡聚(dT)-纤维素液相结合离心法和磁珠分离法等。

能力检测

一、单项选择题

1. 测量 DNA 分子浓度，光的波长是（　　）。

A. 245 nm
B. 255 nm
C. 260 nm
D. 275 nm
E. 290 nm

2. 大多数质粒在自然状态下是一种（　　）。

A. 线性双链 DNA
B. 环状双链 DNA
C. 线性单链 DNA
D. 线性单链 RNA
E. 环状单链 DNA

3. 提取质粒的收获量，可以在细菌生长到足够量时加入（　　）。

A. 抑制蛋白合成的抗生素
B. 抑制线粒体合成的抗生素
C. 抑制细胞膜合成的抗生素
D. 抑制核酸合成的抗生素
E. 以上都是

4. 用乙醇沉淀溶于 SDS 的 RNA 时，应避免使用的盐类是（　　）。

A. 乙酸铵
B. 乙酸钠
C. 氯化锂
D. 乙酸钾
E. 氯化钠

5. EB 可以作为核酸分子电泳的指示剂，其原理是（　　）。

A. EB 是核酸转性染料
B. EB 在紫外光下放射荧光
C. EB 特异性结合核酸分子
D. EB 是一种可视物质
E. EB 插入核酸分子之间并在紫外光下产生荧光

6. 用异丙醇沉淀核酸与用乙醇沉淀相比，最显著的优点是（　　）。

A. 挥发快
B. 所需溶液量小
C. 所需溶液量大
D. 溶液易去除
E. 能选择性沉淀不同分子量 DNA

二、填空题

1. 核酸的基本组成单位是_____,它们之间通过_____键相连而成。
2. 真核细胞提取基因组 DNA 的主要方法有_____、_____和_____。
3. 质粒 DNA 提取的方法有_____、_____、_____。

三、名词解释

1. 质粒
2. 磁珠分离法

四、问答题

1. 分离纯化核酸的基本原则是什么？如何保持其完整性？
2. RNA 分离与纯化过程中应如何有效防止 RNase 对 RNA 的降解？

（胥振国）

第五章 重组 DNA 技术

学习目标

掌握：重组 DNA 技术的相关概念、基本原理和主要步骤；限制性核酸内切酶、DNA 聚合酶的作用特点。

熟悉：常用载体及特点；目的基因的获取及与载体连接的方法；重组体导入受体细胞及筛选、鉴定方法。

了解：基因工程、克隆基因表达、重组 DNA 技术在医学中的应用。

重组 DNA 技术（recombinant DNA technology）又称分子克隆（molecular cloning）或 DNA 克隆或基因的无性繁殖，其主要过程包括：在体外将目的 DNA 片段与能自主复制的载体连接，形成重组 DNA 分子，进而在受体细胞中复制、扩增，从而获得单一 DNA 分子的大量拷贝。这种利用 DNA 重组技术，定向改造细胞或生物的遗传特性，获取大量相同 DNA 分子，或利用克隆基因表达，制备特定蛋白质或多肽产物所采用的方法及相关的工作统称为基因工程（genetic engineering）。

知识链接

重组 DNA 技术的创建

1972 年，美国生物化学家保罗·伯格（Paul Berg）等人设想，将猿猴病毒 SV40 的 DNA 和 λ 噬菌体 DNA 用同一种限制性内切酶切割后，再用 DNA 连接酶把这两种 DNA 分子连接起来，就会产生一种新的重组 DNA 分子，这是分子克隆的开创性工作，这一研究使伯格获得了 1980 年诺贝尔化学奖。1973 年，科恩（S. Cohen）等人将外源 DNA 片段与质粒 DNA 连接起来，构成一个重组质粒，并成功地将其转移到大肠杆菌中，从而首次建立了分子克隆体系。

第一节 工 具 酶

在 DNA 重组技术中，常需要一些工具酶对 DNA 进行切割、拼接、组合或修饰，是必不可少的工具。常见的工具酶有限制性核酸内切酶、DNA 连接酶、DNA 聚合酶 I、逆转录酶、碱性磷酸酶等。重组 DNA 实验中常见的主要工具酶见表 5-1。

表 5-1 重组 DNA 实验中常见的主要工具酶

酶 类	功 能
限制性核酸内切酶	识别特异序列，切割 DNA
DNA 连接酶	催化 DNA 中相邻的 5′磷酸基和 3′羟基末端之间形成磷酸二酯键，使 DNA 切口封合或使两个 DNA 分子或片段连接

酶 类	功 能
DNA 聚合酶 I	具有 DNA 聚合酶活性、$5' \rightarrow 3'$ 和 $3' \rightarrow 5'$ 外切酶活性,用于合成双链 DNA 分子;修补缺口;DNA 序列分析
Klenow 片段	DNA 聚合酶 I 大片段,具有 DNA 聚合酶活性和 $3' \rightarrow 5'$ 外切酶活性,无 $5' \rightarrow 3'$ 外切酶活性。用于 $3'$ 末端标记;cDNA 第二链合成;DNA 序列分析
反转录酶	按照 RNA 分子中的碱基序列,根据碱基互补原则合成 cDNA 链
T4 多核苷酸激酶	催化多聚核苷酸 $5'$-OH 末端磷酸化(进行末端标记实验或用来进行 DNA 的连接)
末端转移酶	在双链核酸的 $3'$ 末端加上多聚物尾巴;标记探针 $5'$ 末端
DNA 外切酶 III	从 DNA 链的 $3'$ 末端逐个切除单核苷酸
λ 噬菌体 DNA 外切酶	从 DNA 链的 $5'$ 末端逐个切除单核苷酸
碱性磷酸酯酶	切除位于多聚核苷酸 $5'$ 末端的磷酸基团

一、限制性核酸内切酶

限制性核酸内切酶(restriction endonuclease)是一类能够识别双链 DNA 分子中的某些特定核苷酸序列,并在识别位点及其周围切割双链 DNA 结构的核酸内切酶,在重组 DNA 技术中是重要的工具酶之一,被誉为"手术刀"。

知识链接

限制性核酸内切酶的发现

20 世纪 60 年代中期,阿尔伯(W. Arber)在另一科学家卢里亚(Luria)的研究基础上,发现了细菌体内存在可改变噬菌体 DNA 结构的限制性内切酶。1968 年内森斯(D. Nathans)和史密斯(H. O. Smith)进一步从流感嗜血杆菌中分离到一类新的限制酶,可在特定部位切断 DNA 分子,奠定了 DNA 重组技术关键酶的建立。由于阿尔伯、内森斯、史密斯在限制性核酸内切酶的发现和应用上所做出的卓越贡献而共同分享了 1978 年诺贝尔生理学和医学奖。

1. 限制性核酸内切酶的命名与分类 采用细菌属名与种名相结合的命名方法,通常用缩略字母表示,第一个字母是酶来源的细菌菌属的词首字母,用大写斜体表示;第二及第三个字母是细菌菌种的词首字母,用小写斜体表示;第四个字母(不是所有限制性核酸内切酶都有),表示细菌的特定菌株,用大写或小写表示;若几种限制酶均来自同一细菌,则根据其发现和分离的先后顺序用罗马数字表示。例如 *Eco*R I 的命名:E = *Escherichia*,埃希氏菌属;*co* = *coli*,大肠杆菌菌种;R = RY13,菌株名;I 表示该细菌中第一个被分离到的内切酶(图 5-1)。

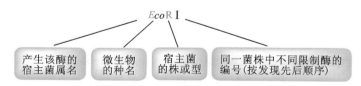

图 5-1 限制性核酸内切酶的命名

限制性核酸内切酶有数百种以上,根据酶的组成、结构、作用特点不同,可将其分为 I 型、II 型和 III 型三大类。重组 DNA 技术中常用的限制性核酸内切酶为 II 型酶。I 型和 III 型酶相对分子质量均较大,切割位点或识别序列缺乏专一性。而 II 型酶能够在识别序列的固定位点切割双链 DNA,识别序列与切割序列一致,而且能产生具有相同末端结构的 DNA 片段,利于片段的再连接,因此 II 型限制性核酸内切酶具有较大的实用价值,是重组 DNA 技术中最重要的工具酶,简称为限制酶。

2. II 型限制性核酸内切酶的作用特点 II 型限制性核酸内切酶能识别由 4~8 个碱基所组成 DNA

特定序列,也称靶序列,其序列一般具有双轴对称结构,又称回文结构(palindrome)。Ⅱ型限制性核酸内切酶识别回文结构并在序列内特异位点切割 DNA 分子,产生黏性末端和平末端。黏性末端(cohesive end)是指限制酶在 DNA 双链的不同位置切割 DNA 分子,从而使两端具有彼此互补的一段突出的单链部分。黏性末端又分为 3′末端突起的黏性末端和 5′末端突起的黏性末端。平末端(blunt end)是指部分限制酶在 DNA 双链的相同位置切割 DNA 分子,产生整齐切口的 DNA 片段。几种常见的限制性核酸内切酶酶切位点及末端类型见表 5-2。

表 5-2 限制性核酸内切酶切口类型

限制性核酸内切酶	识别序列和酶切位点			末端类型
*Eco*R Ⅰ	5′···GAATTC···3′ 3′···CTTAAG···5′ →	5′···G 3′···CTTAA	AATTC···3′ G···5′	5′黏性末端
Pst Ⅰ	5′···CTGCAG···3′ 3′···GACGTC···5′ →	5′···CTGCA 3′···G	G···3′ ACGTC···5′	3′黏性末端
Hpa Ⅰ	5′···GTTAAC···3′ 3′···CAATTG···5′ →	5′···GTT 3′···CAA	AAC···3′ TTG···5′	平末端

3. 限制性核酸内切酶的应用 限制性核酸内切酶除作为 DNA 重组技术中关键工具酶之外,在分子生物学领域也占有举足轻重的地位。其作用主要有改造和构建质粒,绘制基因组物理图谱,研究基因组 DNA 同源性,构建基因组图库,测定基因核苷酸序列以及研究基因突变与遗传学疾病诊断。

二、DNA 连接酶

DNA 连接酶(DNA ligase)是一种能够催化双链 DNA 一端的 3′-羟基与另一双链 DNA 5′-磷酸基团形成磷酸二酯键,将具有相同黏性末端或平末端的 DNA 片段连接起来的酶。DNA 连接酶能作用于双链 DNA 分子中的某一条链上的单链缺口,也可以将不同来源的 DNA 片段连接在一起,形成新的重组 DNA 分子,被誉为 DNA 重组技术中的"缝纫针"。

DNA 连接酶主要有两种,T4 噬菌体 DNA 连接酶和大肠杆菌 DNA 连接酶,大肠杆菌 DNA 连接酶只能催化带有黏性末端的双链 DNA 分子连接,而 T4 噬菌体 DNA 连接酶既可用于双链 DNA 片段互补黏性末端的连接,也可用于连接两条平滑末端的双链 DNA 分子。因此 DNA 重组技术中常用 T4 噬菌体 DNA 连接酶。

三、DNA 聚合酶

DNA 聚合酶(DNA polymerase)是指以 DNA 为模板、脱氧核苷酸为原料,催化合成 DNA 的一类酶。此类酶作用的共同特点是在模板指导下将脱氧核苷酸连续地加到双链 DNA 分子引物的 3′-OH 末端,催化核苷酸发生聚合反应。常见的 DNA 聚合酶有 DNA 聚合酶 Ⅰ、Klenow 片段、耐热 Taq DNA 聚合酶、T4 DNA 聚合酶、反转录酶等。

1. DNA 聚合酶 Ⅰ 和 Klenow 片段 DNA 聚合酶 Ⅰ (DNA polymerase I,DNA-pol I)是从大肠埃希菌中发现的第一个 DNA 聚合酶。该酶是一个多功能酶,具有三种酶活性:①5′→3′聚合酶活性,这是 DNA 聚合酶 Ⅰ 的主要功能,即聚合脱氧核苷酸,使其逐个接到引物的 3′-OH 末端,合成新的 DNA 分子;②5′→3′核酸外切酶活性,能够切除受损伤的 DNA,起修复作用或用于标记 DNA 探针(切口平移法);③3′→5′外切酶活性,能够消除在聚合作用中掺入的错误的核苷酸,从而具有校正功能。

DNA 聚合酶 Ⅰ 可被枯草杆菌蛋白酶或胰蛋白酶降解成为大小两个片段,相对分子质量分别为 76000 和 36000。其中大片段只有 5′→3′聚合酶活性及 3′→5′外切酶活性,而没有 5′→3′外切酶活性,这个片段称为 Klenow 片段。Klenow 片段的 3′→5′外切酶活性能将 DNA 合成过程中错配的核苷酸切除,再将正确的核苷酸接上去,保证 DNA 复制的准确性。Klenow 片段在分子生物学研究中具有广泛的用途:①补平或标记双链 DNA 的 3′末端；②在 cDNA 克隆中,用于第二股链的合成；③用于 DNA 序列测定。

2. Taq DNA 聚合酶 Taq DNA 聚合酶是从水生栖热菌中纯化的耐热 DNA 聚合酶。水生栖热菌是一种生长在温泉、蒸汽管道等处的细菌,它体内的 Taq DNA 聚合酶可以耐受 90 ℃以上的高温而不失活,最适反应温度为 72 ℃,具有 5′→3′聚合酶活性和 5′→3′外切酶活性,而无 3′→5′外切酶活性,因此缺乏校正功能。由于具有耐高热这一特性,Taq DNA 聚合酶主要用于聚合酶链反应(PCR),也可用于 DNA 测序。

3. T4 DNA 聚合酶 T4 DNA 聚合酶来源于 T4 噬菌体感染的大肠杆菌,与 Klenow 片段活性相似,都具有 5′→3′的聚合酶活性及 3′→5′的外切酶活性,但其 3′→5′的外切酶活性要比 Klenow 片段强 200倍,而且该酶降解单链 DNA 的速度比降解双链 DNA 的速度快得多。T4 DNA 聚合酶的主要用途是:①3′黏性末端和平末端的 DNA 片段标记；②将双链 DNA 的黏性末端转化平末端；③制备 DNA 探针等。

各种 DNA 聚合酶的特性比较见表 5-3。

表 5-3　DNA 聚合酶的特性

聚合酶	3′→5′外切酶活性	5′→3′外切酶活性	聚合反应速度	持续合成能力
DNA 聚合酶 I	低	有	中速	低
Klenow 片段	低	无	中速	低
反转录酶	无	无	低速	中
T4 DNA 聚合酶	高	无	中速	低
Taq DNA 聚合酶	无	有	快速	高

四、其他酶类

其他的工具酶,如碱性磷酸酶、外切核酸酶、核酸酶等,在基因工程中也发挥着较为重要的作用,在此不予赘述。

第二节　重组 DNA 常用载体

载体(vector)是为携带目的外源 DNA 片段,实现外源 DNA 在受体细胞中的无性繁殖或表达有意义的蛋白质所采用的 DNA 分子。载体按功能可分为克隆载体(cloning vector)和表达载体(expression vector)两大类,克隆载体用于外源 DNA 片段的克隆和在受体细胞中的扩增,表达载体则用于外源基因的表达。

虽然载体的来源、大小、结构、复制特性各异,但适用于重组 DNA 技术的理想载体必须具备以下条件:①具有自主复制功能,从而保证外源基因在宿主细胞内扩增；②具有多个单一的酶切位点,便于外源基因插入；③具有一个以上的选择性标记,便于重组子的筛选和鉴定；④相对分子质量较小,便于容纳较大片段的外源基因并获得较高的拷贝数。目前,重组 DNA 技术中常用的载体有质粒、噬菌体、柯斯质粒、病毒和人工染色体等。

一、质粒

质粒(plasmid)是细菌染色体以外具有自主复制能力的小型环状双链 DNA 分子,大小一般为 1.5～15 kb。重组 DNA 技术中所用的质粒大多是天然质粒经人工改造拼接而成,pBR322 载体和 pUC 系列载体是最常见的两种克隆载体。

1. pBR322 质粒 pBR322 是目前应用最广泛的载体之一。其大小为 4361bp,包括三个组成部分:①DNA复制起点(ori)；②氨苄青霉素抗性基因(Amp^r)；③四环素抗性基因(Tet^r)。pBR322 的结构如图

5-2 所示。

pBR322 质粒具有以下特点:①具有一个复制起始位点(ori),能保证该质粒在大肠杆菌中高拷贝自我复制;②相对分子质量小,因此不仅易于纯化,而且能有效克隆 6~8 kb 的外源 DNA 片段;③具有氨卡青霉素(Amp^r)和四环素(Tet^r)二个抗生素抗性基因作为选择标记,其中一个作为插入失活基因,另一个可以作为筛选基因;④pBR322 基因组序列中有多达 24 种限制性内切酶的单一切点,其中 $BamH$ I 等 9 个单一切点位于 Tet^r 基因内,Pst I 等 3 个单一切点位于 Amp^r 基因内;⑤具有较高的拷贝数,在蛋白质合成抑制剂(如氯霉素)存在条件下,可达到 1000~3000copies,这为重组 DNA 的制备提供了极大的方便。

2. pUC 质粒载体系列 pUC 系列载体是在 pBR322 质粒基础上改建而成的。其保留了 pBR322 质粒的一部分,插入了一个来自 M13 噬菌体并在 5′端带有一段多克隆位点(multiple cloning sites,MCS)的 $Lac Z'$ 基因,而发展成为具有双重检测特性的新型质粒载体系列,是目前重组 DNA 技术中最常用的大肠杆菌克隆载体。

pUC 系列载体主要由如下 4 个部分组成:①来自 pBR332 质粒的复制起点(ori);②含有 Amp^r 基因,但其核苷酸序列已经发生了改变,不再含有原来的单一性酶切位点;③具备大肠杆菌 β-半乳糖苷酶基因($Lac Z$)的启动子及其编码 α-肽链的 DNA 序列,这一结构称为 $Lac Z'$ 基因;④位于 $LacZ'$ 基因中靠近 5′-端有一段多克隆位点,外源基因插入后并不破坏 $Lac Z'$ 基因的功能。pUC 载体系列大多是成对的,如 pUC18/19、pUC12/13 等。pUC18/19 载体的结构如图 5-3 所示。

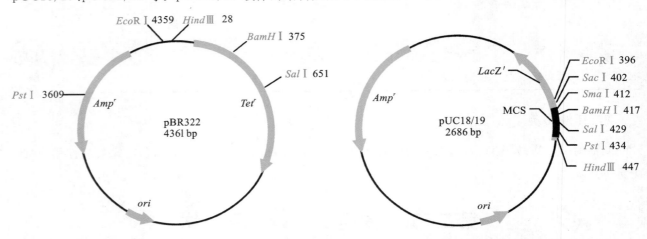

图 5-2　pBR322 质粒结构示意图　　　　图 5-3　pUC1819 质粒载体结构示意图

pUC 系列载体具有许多 pBR332 质粒载体无法比拟的优越性。①具有更小的相对分子质量和更高的拷贝数。其结构中仅保留了 pBR322 的复制子和 Amp^r,其长度仅为 2000~3000 bp。同时 pUC 系列载体拷贝数极高,不经氯霉素扩增,平均每个细胞可达 500~700 copies。②适应于组织化学方法筛选重组子。pUC 载体结构中具有 $Lac Z'$ 基因,当培养基中含有诱导物异丙醇-β-D-硫代半乳糖(IPTG)时,$LacZ'$ 基因被诱导表达产生的 β-半乳糖苷酶 N 端肽与宿主菌表达的 C 端肽互补而具有 β-半乳糖苷酶活性(质粒和宿主编码的肽段各自都没有酶活性,两者融为一体而具酶活性,称为 α-互补,β-半乳糖苷酶能水解 5-溴-4-氯-3-吲哚-β-D-半乳糖(X-gal)使菌落显蓝色(蓝白斑实验),用于鉴定重组 DNA 分子。③pUC 系列的多克隆位点与 M13mp 系列对应,因此克隆的外源 DNA 片段可以在两类载体系列之间来回穿梭,使得克隆序列的测序极为方便。

二、噬菌体

噬菌体(bacteriophage,phage)是一类能感染细菌的病毒,其通过感染细菌而将其基因组注入细菌胞浆中,并在其复制过程中携带外源基因共同扩增,从而达到外源基因克隆扩增的目的。目前常用的噬菌体载体有 λ 和 M13 噬菌体载体。

λ 噬菌体可插入较大外源 DNA 片段,其克隆效率远远高于质粒载体,获得的文库大而完整。λ 噬菌体线性双链 DNA 分子两端各有一条有 12 个核苷酸构成的彼此完全互补的 5′单链突起序列,是天然的黏性末端。λ 噬菌体感染细菌后,会迅速通过黏性末端之间的互补作用,形成环形双链 DNA 分子,这种由黏性末端结合形成的双链区段称为 cos 位点。λ 噬菌体感染宿主菌后,其 cos 位点通过碱基配对而结合,形成环状 DNA 分子。

λ 噬菌体载体可分为两类:插入型载体,一般只有一个限制性酶切位点可供外源 DNA 插入,通常只能插入较小的(10 kb)外源 DNA 片段,插入位点位于 *LacZ* 基因编码区,因此可通过蓝白斑实验筛选;置换型载体,有两个酶切位点或两组反向排列的多克隆位点,在两个位点之间的 λDNA 区段可被插入的外源 DNA 片段取代。

λ 噬菌体载体的主要特点是:①增加了容纳外源 DNA 片段的能力,可以插入 10～20 kb 的外源 DNA 片段;②λ 噬菌体感染大肠杆菌要比质粒转化细菌的效率高得多,所以 λ 噬菌体载体常用于构建 cDNA 文库或基因组文库;③具有多种限制酶的识别序列,便于外源 DNA 片段的插入和置换;④重组 DNA 分子的筛选较为方便。

三、柯斯质粒

柯斯质粒,又称为黏粒(cosmid),是一种含有 λ 噬菌体 DNA 黏性末端 cos 序列和 pBR322 质粒复制子的质粒载体。例如柯斯质粒 pHC79 由质粒 pBR322 和 λ 噬菌体的 cos 位点的一段 DNA 构成,含有氨苄青霉素抗性和四环素抗性两个标记,具有较大的克隆能力。

柯斯质粒具有以下特点:①具有 λ 噬菌体的特征,加入噬菌体头部和尾部蛋白,可将黏粒包装成类似于噬菌体高效感染特性的颗粒,容易进入大肠杆菌;②具有高容量的克隆能力,黏性载体大小为 4～6 kb,其克隆能力最高可达 52 kb,可用于克隆大片段的真核 DNA 和构建基因组文库;③具有质粒载体的易于克隆操作、选择及高拷贝等特性。黏粒载体具有质粒的复制起点,因此能够在宿主细胞内像质粒 DNA 一样进行复制,并且在氯霉素作用下,可进一步扩增。此外,黏粒载体通常也具有抗生素抗性基因,可用于重组体分子表型选择标记。

第三节　重组 DNA 的基本步骤

重组 DNA 技术的基本步骤大致包括:①目的基因的制备;②载体的选择与构建;③目的基因与载体的连接;④重组 DNA 导入宿主细胞;⑤重组 DNA 的筛选与鉴定;⑥外源基因的表达、分离与纯化等过程。重组 DNA 技术过程见图 5-4。

一、目的基因的制备

目的基因是指待研究或应用的某一特定基因或 DNA 序列,又称为靶基因(target gene)、外源基因。根据研究目的和基因来源的不同,可选用不同的方法获取目的基因。常用获取目的基因的方法主要有:化学合成法,基因组 DNA 文库,cDNA 文库,聚合酶链反应(PCR)。

1. 化学合成法　根据已知目的基因的核苷酸序列或某种基因产物的氨基酸序列推导出该多肽编码基因的核苷酸序列,利用 DNA 合成仪通过化学合成原理人工直接合成目的基因。该方法具有快速、有效、不需收集基因来源的优点,但常适用于合成相对分子质量较小的目的基因、数十个核苷酸长度的寡核苷酸片段,如人生长激素释放因子、干扰素、胰岛素等。

2. 基因组 DNA 文库　从生物组织细胞提取全部 DNA,用机械法或限制性内切酶随机将基因组 DNA 切割成大小不同的片段,每一个片段与适当克隆载体拼接成重组 DNA。将所有的重组 DNA 分子全部导入受体细菌或细胞并进行扩增,得到分子克隆的混合体,这一含有全部基因片段的分子克隆混合体称之为基因组 DNA 文库(genomic library,G-文库)。其储存着一个细胞或生物体的全部基因组 DNA 序列,含有基因组全部的遗传信息。基因组 DNA 文库构建通常包含以下五个步骤:①载体 DNA 的制备;②基因组 DNA 片段的制备;③体外连接与包装;④重组噬菌体感染大肠杆菌;⑤基因文库的鉴定、扩增与保存。

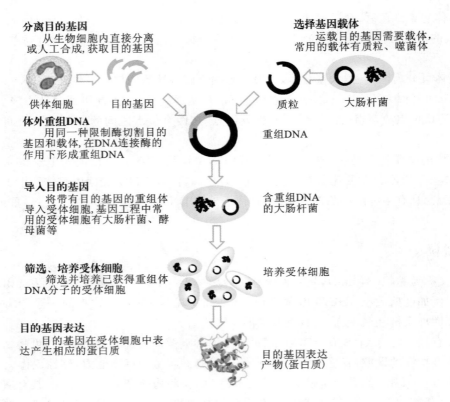

图 5-4　重组 DNA 技术过程示意图

3. cDNA 文库　以 mRNA 为模板,根据碱基配对原则,利用逆转录酶合成 cDNA 片段,若将某一组织或细胞全部 mRNA 经逆转录制备成 cDNA 后与适当的载体连接,转化受体菌,则每个细菌含有一段 cDNA,并能繁殖扩增,这样包含着细胞全部 mRNA 信息的 cDNA 克隆体,称为 cDNA 文库(C-文库)。建立 cDNA 文库与基因组 DNA 文库的最大区别是 DNA 的来源不同。cDNA 文库是取细胞中全部的 mRNA 经逆转录酶生成 DNA(cDNA),其余构建步骤二者相类似。

4. 聚合酶链反应　对于原核细胞基因来说,分离的基因组 DNA,可通过 PCR 扩增出目的基因;对于真核细胞,一般采用成熟的 mRNA 通过逆转录聚合酶链反应(RT-PCR)获取目的基因,这是研究真核细胞基因常用的获得目的基因的方法。

二、载体的选择与构建

获得目的基因后必须将其插入合适的载体中才能够在宿主细胞内扩增或表达。因此,必须根据实验目的选择适宜的载体。例如:λ 噬菌体载体和柯斯质粒载体主要用于构建基因组 DNA 文库;pUC 系列载体主要用于构建 cDNA 文库和克隆较小的 DNA 分子片段。

三、目的基因与载体的连接

目的基因与载体的连接,即 DNA 体外重组,是指依赖于限制性核酸内切酶及 DNA 连接酶的作用,将外源基因与载体分子连接成一个重组 DNA 分子的过程。在进行连接时,应遵循以下几个原则:①实验步骤尽可能简便易行;②在目的基因的两端含有能够被一定的限制性核酸内切酶切割的接点序列,有利于回收插入片段和鉴定;③连接后不改变目的基因的可读框。

根据目的基因末端的性质,连接的主要方式有:

1. 黏性末端连接　目的基因与载体 DNA 用同一种具有唯一酶切位点的限制性核酸内切酶进行切割,形成具有相同黏性末端的线性 DNA 分子,由于它们具有同样的黏性末端,因此能够退火形成重组体,然后在 DNA 连接酶的作用下形成重组 DNA 分子,这是最方便的 DNA 体外重组的一种连接方法(图5-5)。

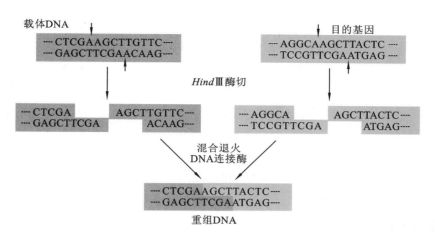

图 5-5 黏性末端连接构建 DNA 重组体

2. 平末端连接 某些限制性核酸内切酶对 DNA 分子和载体 DNA 切割,产生平末端,带有平末端的 DNA 片段一样可以在 DNA 连接酶催化下连接(图 5-6)。此外,如果目的基因和载体上没有相同的限制性内切酶位点,用不同的限制性内切酶切割后产生的黏性末端则不能互补结合,但经特殊酶处理,变为平末端,也可进行平末端连接,但是只能用 T4 DNA 连接酶。平末端连接效率比黏性末端连接低得多。

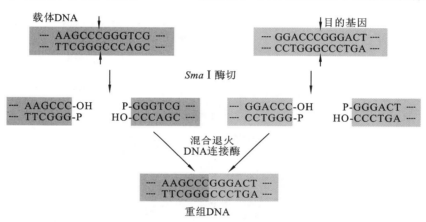

图 5-6 平末端连接构建 DNA 重组体

黏性末端连接和平末端连接的优缺点比较见表 5-4。

表 5-4 黏性末端连接和平末端连接的优缺点比较

目的基因 DNA 片段末端	重组的要求	优缺点
平末端	要求高浓度的 DNA 和连接酶	(1) 非重组体克隆背景较高; (2) 质粒与目的基因连接处的限制酶切位点消失; (3) 重组质粒可能带有目的基因的串联拷贝。
不同的突起末端	用两种不同限制酶消化后需纯化质粒载体以提高连接效率	(1) 质粒和目的基因连接处的限制酶切位点常可保留; (2) 非重组体克隆背景较低; (3) 目的基因只以一个方向插入到载体中。
相同的突起末端	线性质粒 DNA 常用磷酸酶处理	(1) 质粒和目的基因连接处的限制酶切位点常可保留; (2) 重组质粒可能带有目的基因的串联拷贝; (3) 目的基因可以两个方向插入到载体中。

3. 定向连接 定向连接是指使目的基因片段按一定的方向插入载体分子中的方法。定向连接是利用两种不同的限制性内切酶分别切割目的基因和载体,产生两个不同的黏性末端(图 5-7)。定向连接能有效地限制载体 DNA 的自身环化,提高重组效率;同时有利于目的基因的正确插入,保证开放性阅读框的正确,确保基因产物的成功表达。

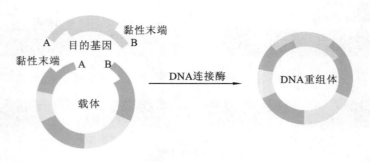

图 5-7　定向连接构建 DNA 重组体

4. 人工接头连接和同聚物加尾连接　当载体和目的基因上没有相同的酶切位点时,可将用化学方法人工合成的含有特定限制酶酶切位点的寡核苷酸片段(人工接头,linker)连接到目的基因两端,再用识别该酶切位点的限制性内切酶酶切,获得和载体相同的黏性末端,并进行连接形成重组 DNA 分子(图 5-8)。也可利用末端脱氧核糖核酸转移酶(TdT 酶)能催化 dNTP 加到单链或双链 DNA 分子 3′末端的特点,在外源 DNA 片段和载体上加入互补的核苷酸多聚物黏性末端,即同聚体(如其中一个 3′端接上多聚 G,另一个 3′端接上多聚 C),然后通过互补同聚体之间的退火作用氢键相连,使黏性末端连接形成重组 DNA(图 5-9)。

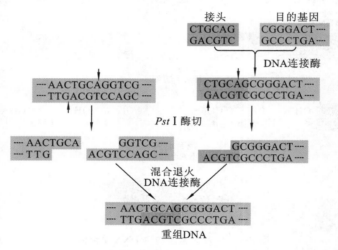

图 5-8　人工接头连接构建 DNA 重组体

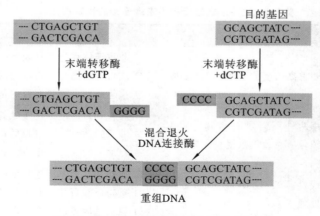

图 5-9　同聚物加尾连接构建 DNA 重组体

四、重组 DNA 导入宿主细胞

体外构建的重组 DNA 分子必须导入合适的宿主细胞中才能进行复制、扩增和表达。

（一）宿主细胞的选择应遵循的原则

目前，重组 DNA 技术中使用最为成熟的宿主细胞是大肠杆菌、枯草杆菌、酵母菌等。作为重组 DNA 技术的宿主细胞应该具备以下特性：①具有接受外源 DNA 的能力，易于转化；②表达载体所含的选择性标志物应与宿主细胞基因型相匹配；③限制修饰系统缺陷，如宿主细胞具有针对外源 DNA 的限制修饰系统，则可使转化的外源基因被降解，而降低转化效率；④遗传稳定性高，易于扩增；⑤内源蛋白水解酶缺乏或含量低，利于目的基因表达产物积累；⑥无致病性，从生物安全角度考虑，宿主细胞不能具有感染寄生性。

（二）导入方法

在选择适当的宿主细胞（细菌）后，将重组 DNA 分子导入宿主细胞时，宿主细胞须经过一些特殊处理，使细胞的通透性发生改变，成为具备接受外源 DNA 能力的感受态细胞（competent cell）。在一定的条件下，将重组体与经过处理的感受态细胞混合培养，使重组 DNA 进入宿主细胞。导入的方法有转化、转染和感染等多种方式。把带有目的基因的重组 DNA 引入原核细胞的过程称为转化（transformation）。将重组 DNA 直接引入真核细胞的过程称为转染（transfection）。若重组噬菌体 DNA 被包装到噬菌体头部成为有感染力的噬菌体颗粒，再以此噬菌体为运载体，将头部重组 DNA 导入宿主细胞中，这一过程称为感染。感染的克隆形成效率要比转染高出几个数量级。

1. CaCl₂转化法 将处于对数生长期的细菌置于 0 ℃ 的 $CaCl_2$ 低渗溶液中处理，细胞膨胀成球形，形成感受态细胞，感受态细胞有摄取外源 DNA 的能力，使重组 DNA 进入细胞内。此种方法适用于大多数的大肠杆菌菌株，因其简单、快速、重复性好而被广泛应用。

2. 电穿孔法 宿主细胞在高压脉冲电流作用下，细胞膜形成暂时性的微孔，可以使重组 DNA 分子进入宿主细胞。该方法操作简单，无需制备感受态细胞，但需要专门的仪器设备。转化效率受电场强度、脉冲频率、脉冲时间等因素的影响，因此，导入前应进行预实验，针对不同的对象，选择最佳条件。

3. 脂质体介导法 带正电荷的脂质体（liposomes）可以通过与重组 DNA 分子上带负电的磷酸基团结合，形成由阳离子脂质包裹 DNA 的颗粒，随后脂质体上剩余的正电荷与细胞膜上的唾液酸残基的负电荷结合，通过二者的融合将重组 DNA 分子导入细胞。脂质体介导法的优点是转染效率高、对细胞生长的影响小。

┃知识链接┃

细胞核显微注射法

显微注射法是利用管尖极细(0.1～0.5 μm)的玻璃微量注射针，将外源基因片段直接注入培养的细胞中，该方法由美国科学家戈登（Gordon）等人 1981 年首先试验成功。他们将小鼠的受精卵取出来，在显微镜下将胸苷激酶基因用玻璃微管送入受精卵的雄原核，然后立刻输入假孕母鼠的输卵管中，使其在子宫内着床，最终发育成转基因小鼠。显微注射法的特点是外源基因的导入整合效率较高，不需要载体，直接转移目的基因，目的基因的长度可达 100 kb。但需要贵重精密仪器，技术操作难度大，并且外源基因的整合位点和整合的拷贝数都无法控制。

五、重组 DNA 分子的筛选与鉴定

重组 DNA 分子转化、转染、感染宿主细胞后，经适当培养得到大量转化子、转染细胞和噬菌斑。但由于受到载体自连、多拷贝插入 DNA、反向连接及各种可能的突变（如插入 DNA 或载体插入 DNA）等因素的影响，并非能全部按照预先设计的方式进行重组和表达，因此，为了分离出含有目的基因的重组子，必须对重组 DNA 分子进行筛选。根据不同的载体系统、相应的宿主细胞特性及外源 DNA 的性质，选用不同的筛选和鉴定方法。

（一）根据遗传表型进行筛选

1. 载体的耐药性标记筛选 根据载体的耐药性标记筛选是一种使用最为广泛的筛选方法。大多数的载体都带有抗生素的抗性基因(如 Amp^r 和 Tet^r 等),表达一定耐药性。当编码有这些抗性基因的载体携带目的基因进入无抗性细菌后,被转化的阳性细菌获得抗生素抗性基因而表达耐药性,能在含相应抗生素的培养板上生成菌落。未被转化的宿主细胞不表达耐药性,在含相应抗生素的培养板上不能存活。利用载体的耐药性标记筛选的示意图如图 5-10 所示。

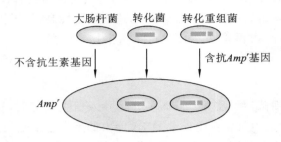

图 5-10　利用载体的耐药性标记筛选

2. 载体的耐药性标记插入失活筛选　在含有两个耐药性基因的载体中,如果目的 DNA 片段插入到其中一个基因导致其失活,这样得到的宿主细胞便可以在含另一抗生素的培养基上生长,而不能在两种抗生素都加入的培养基上生长,这样就可以用两个分别含有不同抗生素的平板对照筛选出含有重组 DNA 分子的阳性菌落。例如,pBR322 质粒载体具有 Amp^r 和 Tet^r 抗生素抗性基因,在这两个基因之间有几个常用的限制酶酶切位点,便于外源基因插入。如用 BamH I 限制酶切割,则外源基因插入后,会造成 Tet^r 失活。这种重组 DNA 分子导入宿主细胞后,只能在含有氨苄青霉素的培养基上生长,而不能在含有四环素的培养基上生长。而在含有氨苄青霉素和四环素的培养基上都能够生长的细菌只能是未插入目的基因的空载体。耐药性标记插入失活选择示意图如下(图 5-11)。

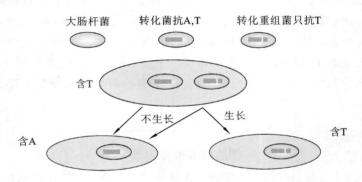

图 5-11　载体的耐药性标记插入失活筛选

3. β-半乳糖苷酶系统筛选　又称蓝白斑筛选,含 β-半乳糖苷酶基因(*Lac Z* 基因)的质粒载体,当外源基因插入到 *Lac Z* 基因内的多克隆位点时,*Lac Z* 基因被破坏,不能生成有活性的 β-半乳糖苷酶,在 IPTG 的诱导下不能将底物 X-gal 水解,菌落呈白色(阳性克隆)。而没有插入目的基因的空质粒,由于 *Lac Z* 基因被没破坏,能表达有活性的 β-半乳糖苷酶,将底物 X-gal 水解,故菌落呈蓝色(阴性克隆)。据此,仅仅通过目测即可轻易地识别和筛选出可能带有重组 DNA 分子的菌落(图 5-12)。

4. 标志补救筛选　当载体上具有和宿主菌的营养缺陷互补的基因时,载体表达的基因产物就可以弥补营养突变菌株的营养缺陷。如酵母的咪唑甘油磷酸脱水酶基因表达产物与细菌的组氨酸合成有关,把酵母基因组 DNA 随机切割后插入质粒载体中,将重组质粒转化到组氨酸缺陷型大肠埃希菌细胞,并在无组氨酸的培养基中培养,这样只有含酵母咪唑甘油磷酸脱水酶基因并获得表达的转化菌才能在无组氨酸的培养基中生长。

(二)根据重组 DNA 的结构特征进行筛选

1. 凝胶电泳检测　从相对分子质量上看,带有插入片段的重组 DNA 分子大于空载体,因此可以通过凝胶电泳进行相对分子质量检测。相对分子质量小的在电泳时迁移率较大,而重组 DNA 分子迁移率较小,在凝胶中位于后方。该法操作简单、快速,是分离、鉴定和纯化 DNA 片段的常用方法。

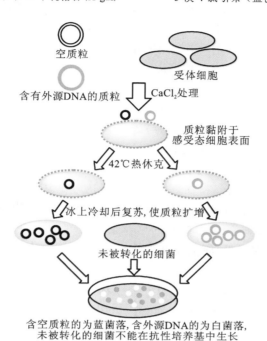

5-溴-4-氯-3-吲哚-β-D-半乳糖苷（X-gal）　　　5-溴-4-氯吲哚（蓝色）　β-D-半乳糖苷

图 5-12　细菌转化和蓝白选择

2. 限制性内切酶图谱鉴定　重组 DNA 分子由于插入了目的基因会改变载体 DNA 的限制性内切酶图谱，因此对初步确定是带有外源性 DNA 片段的重组体菌落，挑少量菌落进行小量培养。然后进行快速抽提得到重组 DNA，用限制性内切酶进行酶切和凝胶电泳分析，就可以判定是否有目的基因的插入。

3. PCR 鉴定　如果已知目的基因的长度和两端的序列，就可以设计合成一对引物，以小量抽提得到的重组 DNA 为模板进行扩增，通过 PCR 产物的电泳分析可以确定是否有目的 DNA 的插入。此法除具有灵敏、快速的优点外，还可以检测目的基因的完整性。

4. 核酸分子杂交鉴定　利用碱基配对的原理进行核酸分子杂交，是鉴定基因重组体的常用方法。核酸分子杂交的方法有原位杂交、Southern 杂交和斑点杂交，常用的核酸分子杂交方法和适用范围见表 5-5。

表 5-5　常用的核酸分子杂交方法和适用范围

杂 交 方 法	适 用 范 围
菌落印迹杂交	检测转移到纤维素膜上的细菌经裂解释放的 DNA
斑点杂交	检测未经凝胶电泳分离的、转移到膜上的 DNA 或 RNA
原位杂交	直接检测细胞或组织中的 DNA 或 RNA
Southern 印迹杂交	检测经酶切、凝胶电泳分离后转移到膜上的 DNA
Northern 印迹杂交	检测经凝胶电泳分离后转移到膜上的 RNA

5. DNA 序列分析鉴定　DNA 序列分析是最后确定分离的 DNA 是否是特异的外源性插入 DNA 的唯一方法，也是最确定的方法。

六、外源基因的表达、分离与纯化

重组 DNA 技术的主要目的是使目的基因在某一细胞中得到高效的表达,产生具有生物学活性的多肽或蛋白质。外源基因在受体细胞内的表达,受到复制、转录(转录后加工)、翻译(翻译后加工)等多种因素的制约,还与表达载体的结构和表达体系有关。基因表达体系包括表达载体的构建、受体细胞的建立、表达产物的分离和纯化等,可分为原核表达系统和真核表达系统。

1. 原核表达系统 原核表达系统是将克隆的外源基因导入原核细胞,使其在细胞内快速、高效地表达目的基因产物,主要有大肠杆菌表达系统、芽孢杆菌表达系统、链霉菌表达系统等。大肠杆菌表达系统是采用最多的原核表达系统,具有培养简单、生长迅速、经济而又适合大规模生产的特点,人胰岛素、生长激素、干扰素等基因已在大肠杆菌系统中成功表达。

外源基因要在原核细胞中获得表达需具备以下条件:①外源基因不能含有内含子,如果要在原核细胞中表达真核细胞基因,只能用 cDNA 或化学合成基因;②外源基因必须置于原核细胞的强启动子和 SD 序列等元件控制下,以调控基因表达;③外源基因与表达载体重组后,必须形成正确的开放阅读框架,以利于外源基因正确表达;④外源基因转录生成的 mRNA 必须相对稳定并能有效翻译,所表达的蛋白产物不能对宿主菌有毒害作用,且不易被宿主的蛋白酶降解。

2. 真核表达系统 真核表达系统是指在真核细胞中表达外源基因的系统,主要有酵母、昆虫及哺乳类动物细胞等系统,其中酵母是最理想的真核细胞基因表达系统。主要优点有:①具有真核细胞的特点,可以对蛋白质进行多种翻译后修饰;②酵母细胞的培养条件简单;③酵母细胞能把产生的外源蛋白质分泌到培养基中,而自身的分泌蛋白很少,便于分离纯化外源蛋白;④具有较高的安全性,没有内毒素,无致病性。

上述表达系统在重组 DNA 药物、疫苗生产及其他生物制剂生产上都得到应用。另外在研究蛋白质分子功能,了解真核基因表达调控机制等方面也有相应应用。

第四节　重组 DNA 技术的应用

随着科学技术的发展,重组 DNA 技术在工业、农业、医学、环境等诸多领域已取得了令人瞩目的成就。在生命科学研究领域,人们借助重组 DNA 技术成功研制了基因工程药物和疫苗并应用于临床;找到了各种疾病的致病基因和发病机制;建立了基因诊断、治疗技术,为疾病诊断和治疗提供了新方法和新技术。

一、基因工程药物

利用基因工程技术开发新型治疗药物是当前最活跃和发展最快的领域。基因工程药物主要指基因工程活性多肽、基因工程疫苗和 DNA 药物等。1982 年,美国 Lilly 公司率先生产了世界上第一个基因工程药物重组人胰岛素以来,由于重组 DNA 技术在理论和技术上的重大突破,以及它在医药工业上展示的广阔前景,基因工程新型药物的研制和开发引起了世界各国的高度重视。目前已有数百种基因工程药物和疫苗研制成功,并应用于临床,如红细胞生成素(EPO)、人胰岛素(insulin)、人生长因子(hGF)、干扰素(IFN)、粒细胞集落刺激因子(G-CSF)、粒细胞-巨噬细胞集落刺激因子(GM-CSF)等。此外,基因工程单克隆抗体已经成为科研和临床诊断的有力武器。

二、基因诊断

基因诊断是以重组 DNA 技术为工具,直接从基因水平检测致病微生物的存在和种类、人类遗传病的基因缺陷等,并进一步从转录或翻译水平分析基因的功能,从而对疾病做出临床诊断或辅助临床诊断的方法。同传统的诊断方法相比,基因诊断具有早期诊断、高灵敏度、高特异性以及适用性强和诊断范围广等特点。用于基因诊断的技术方法主要有核酸分子杂交、聚合酶链反应(PCR)、单链构象多态性(SSCP)

检测、限制酶酶谱分析、DNA 序列测定、DNA 芯片技术等。目前,基因诊断已广泛应用于遗传性疾病、感染性疾病和肿瘤等疾病的临床诊断。

1. 遗传性疾病　目前已发现的人类遗传性疾病达数千种之多,但多数遗传性疾病属少见病例,有些遗传性疾病在不同民族、不同地区的人群中发病率不同,中国较常见的遗传性疾病有地中海贫血、甲型血友病、乙型血友病、苯丙酮尿症、杜氏肌营养不良症(DMD)、葡萄糖-6-磷酸脱氢酶(G-6-PD)缺乏症、唐氏综合征(Down syndrome)等。传统的遗传性疾病的诊断方法以疾病的表型病变为依据,而表型则易受外界环境的影响,在一定程度上影响了诊断的准确性和可靠性。而基因诊断具有更准确可靠和早期诊断的优势,有利于对遗传性疾病进行早期预防、早期诊断和治疗。根据不同遗传性疾病的分子基础,可采用不同的技术方法进行诊断,尤其适用于胎儿的产前检查和携带致病基因者的预防性检查。

2. 感染性疾病　感染性疾病的病原微生物来源广泛,从原虫、真菌、细菌到病毒,都能引起侵袭性感染的发生。这些微生物均携带有自身特异的 DNA 或 RNA,故被它们感染后可用基因诊断技术进行检测和诊断。目前,可以通过基因诊断技术直接检测致病病原体基因存在的状态,从而对微生物感染、带菌(毒)者或潜在性感染做出诊断,还可以对感染性病原体进行分类和耐药性监测。不容易体外培养(如产毒素型大肠埃希菌)和不能在实验室安全培养的病原体,也可用基因诊断进行检测。以艾滋病病原体人类免疫缺陷病毒(HIV)检测为例,以前艾滋病的诊断主要采用血清学的方法,虽然可确定是否接触过 HIV,但不能确定是否存在 HIV 感染。应用 PCR 技术不仅可以从抗体阳性但病毒培养阴性血标本中检出病毒,还可以从有逆转录酶活性的细胞 DNA 标本中鉴定有 HIV 核酸。

3. 肿瘤　肿瘤主要的遗传学改变是癌基因的激活、抑癌基因的失活以及因易位形成的融合基因产生新的功能蛋白。此外,染色体重排也是肿瘤的重要标志。利用基因诊断技术,不仅可以检测与肿瘤相关的基因存在、结构变异及基因多态性,而且可以检测肿瘤相关基因的表达异常。如癌基因、抑癌基因及其产物(ras 家族、C-myc、C-erbB2、EGF、TGF-α、P53、MTS1 等)可以作为肿瘤标志物用于肿瘤诊断、检测肿瘤复发与转移、判断疗效和预后以及人群普查等方面,而且可以用于肿瘤发生和发展机理研究。

三、基因治疗

基因治疗一般是指将正常的外源基因导入生物体靶细胞内,以弥补所缺失的基因,关闭或降低异常表达的基因,以达到治疗某种疾病目的的方法。1990 年 9 月,Blaese 等人对美国一名患腺苷脱氨酶(ADA)基因缺陷病的 4 岁女孩进行了人类历史上首次基因治疗并获得成功,标志着人类基因治疗临床应用阶段的开始。

基因治疗主要分为两大类,即生殖细胞治疗和体细胞治疗。生殖细胞治疗是指在生殖细胞(精子、卵子或未分化的受精卵)中引入正常基因或修复缺陷基因以校正遗传缺陷,如果正常基因能整合到基因组,则引入的外源基因能遗传给后代。体细胞治疗是指把外源基因导入患者的体细胞,以治疗或预防基因接纳者个人的疾病。这种治疗只有特定的个体受益,不能遗传给后代。

目前基因治疗的主要的策略有如下几种。

1. 基因补偿　基因补偿是用正常基因代替或修正缺陷基因。基因补偿首先要选择合适的靶基因。选择原则是哪种基因存在缺陷就补偿其相应的正常基因。如常见的遗传性疾病,通常是因某一基因缺陷所致,只要给予相应的正常基因即可奏效。基因补偿还需要合适的接受和表达靶基因的靶细胞。靶细胞可以是与疾病相关的细胞,如肿瘤细胞(与肿瘤有关)、红细胞(与贫血有关)、淋巴细胞(与免疫疾病有关)、神经细胞(与神经性疾病有关)等,也可以是与疾病无关的中介细胞,如成纤维细胞、成肌细胞等。不论哪种类型的靶细胞必须能比较容易地让靶基因转移进入,而且能使靶基因表达。基因补偿治疗单基因病往往很有效。

2. 反义技术　反义(antisense)技术就是针对致病基因或疾病易感基因,阻断或调控它们遗传信息表达的多个环节,从而避免疾病表型的出现,或使疾病表型向正常表型逆转。反义技术包括反义寡核苷酸技术、反义 RNA 技术和核酶(ribozyme)技术。反义寡核苷酸技术与反义 RNA 技术作用原理相似,都是按照碱基互补配对原则与相应的 mRNA 或基因结合,封阻其表达。

3. RNA 干扰技术　RNA 干扰(RNA interference,RNAi)技术是通过人为地引入与内源靶基因具有同源序列的双链 RNA,诱导内源靶基因的 mRNA 降解,达到抑制基因表达的目的。该技术具有序列特异性、高效性、高稳定性的特点。RNAi 现象的发现及其分子生物学机制和功能的深入研究,为成功地应用 RNAi 研究与治疗遗传性疾病、病毒感染、免疫缺陷疾病和肿瘤等重大疾病提供了理论基础。

 实验 5-1 限制性核酸内切酶酶切实验

【实验目的】

掌握:用限制性核酸内切酶 EcoRⅠ切割 λDNA 及质粒。

熟悉:琼脂糖凝胶电泳及酶切结果观察。

【实验原理】

λDNA 是大肠杆菌的一种温和菌体 DNA,双股线状,分子大小为 48.5 kb。EcoRⅠ酶可识别 DNA 中 G↓AATTC 核苷酸序列,并在箭头处将其切开。λDNA 含有 5 个 EcoRⅠ酶识别位点,可将 λDNA 切成 6 个大小不同的片断。pBR322 DNA 为人工构建的质粒 DNA,分子大小为 4.3 kb,含有 1 个 EcoRⅠ酶切点,切割后由环状 DNA 变为线形 DNA。

【材料与试剂】

(1) λDNA(0.1 μg/μL),pBR322 DNA(0.25 μg/μL)。

(2) 限制性核酸内切酶 EcoRⅠ。

(3) EcoRⅠ酶切缓冲溶液 10×。

(4) 去离子水。

(5) 电泳及染色用材料。

【操作步骤】

(1) 取洁净 Ep 管 2 只,分别按表 5-6 加入以下试剂。

表 5-6 实验组分

	1号管	2号管
10×限制性核酸内切酶缓冲溶液	2 μL	2 μL
λDNA	10 μL	—
pBR322 DNA	—	10 μL
ddH₂O	7 μL	7 μL
EcoRⅠ	1 μL	1 μL

(2) 混匀,放 37 ℃水浴 1~2 h。

(3) 用 1‰琼脂糖凝胶电泳检测酶切结果,实验结果如图 5-13 所示。

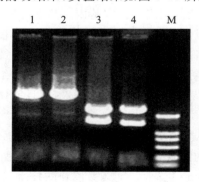

图 5-13 质粒酶切鉴定结果

小结

　　重组 DNA 技术是将不同来源的 DNA 与载体 DNA 结合成具有自我复制功能的重组 DNA 分子,然后导入受体细胞,并在受体细胞中复制、扩增,从而得到该 DNA 分子大量拷贝的过程,重组 DNA 技术需要各种工具酶,限制性内切酶和连接酶是最重要的工具酶。限制性内切酶是一类能够识别 DNA 的特殊序列,并在识别位点及其周围切割双链 DNA 结构的核酸内切酶。其中 Ⅱ 型酶能够在识别序列的固定位点切割双链 DNA,识别序列与切割序列一致,而且能产生具有相同末端结构的 DNA 片段,也称为限制酶。DNA 连接酶有 T4 DNA 连接酶和大肠杆菌 DNA 连接酶两种。T4 DNA 连接酶可用于双链 DNA 片段互补黏性末端和平末端的连接,DNA 重组技术中常用 T4 噬菌体 DNA 连接酶。

　　载体是携带外源基因进入宿主细胞进行扩增表达的工具,常用的载体主要有质粒、噬菌体、柯斯质粒、人工染色体和病毒等。质粒是重组 DNA 技术中最常用的基因克隆载体。

　　重组 DNA 技术的基本步骤可概括为"分、切、接、转、筛",即:①目的基因的获取;②载体的选择;③目的基因与载体酶切连接;④重组 DNA 导入宿主细胞;⑤重组 DNA 的筛选与鉴定。重组 DNA 技术的主要目的是要使目的基因在某一细胞中得到高效的表达。

　　随着科学技术的发展,重组 DNA 技术在生命科学研究领域的应用,人们成功研制了基因工程药物和疫苗并应用于临床,找到了各种疾病的致病基因和发病机制,建立了基因诊断、治疗技术,为疾病诊断和治疗提供了新方法和新技术。

能力检测

一、单项选择题

1. 限制性核酸内切酶切割 DNA 后产生( )。

A. 5′磷酸基和 3′羟基基团的末端　　　　　　　B. 3′磷酸基和 5′羟基基团的末端

C. 5′磷酸基和 3′磷酸基团的末端　　　　　　　D. 5′羟基和 3′羟基基团的末端

E. 以上都不是

2. 可识别并切割特异 DNA 序列的酶是( )。

A. 限制性核酸外切酶　　　　B. 限制性核酸内切酶　　　　C. 非限制性核酸外切酶

D. 非限制性核酸内切酶　　　　E. DNA 酶(DNase)

3. 在已知序列的情况下获得目的 DNA 最常用的是( )。

A. 化学合成法　　　　　　B. 筛选基因组文库　　　　　　C. 筛选 cDNA 文库

D. 聚合酶链反应　　　　　　E. DNA 合成仪合成

4. 重组 DNA 技术领域常用的质粒 DNA 是( )。

A. 细菌染色体 DNA 的一部分　　　　　　B. 细菌染色体外的独立遗传单位

C. 病毒基因组 DNA 的一部分　　　　　　D. 真核细胞染色体 DNA 的一部分

E. 真核细胞染色体外的独立遗传单位

5. 有关理想质粒载体的特点,正确的是( )。

A. 为线性单链 DNA　　　　　　　　　　B. 含有多种限制酶的单一切点

C. 含有同一限制酶的多个切点　　　　　　D. 其复制受宿主控制

E. 不含耐药基因

6. 基因工程的操作程序可简单地概括为( )。

A. 目的基因和载体的分离、提纯与鉴定　　　　B. 限制酶的应用

C. 将载体和目的基因接合成重组体　　　　　　D. 将重组体导入宿主细胞并筛选

E. 分、切、接、转、筛

7. 实验室内常用的连接外源性 DNA 和载体 DNA 的酶是( )。

A. Taq 酶   B. T4 DNA 连接酶   C. DNA 聚合酶Ⅰ
D. DNA 聚合酶Ⅱ   E. DNA 聚合酶

二、填空题

1. 基因工程过程应包括:目的基因的获取,_____的选择与改造,_____的连接,重组 DNA 分子导入受体细胞,筛选出含感兴趣基因的重组 DNA 转化细胞。

2. 根据采用的载体性质不同,将重组 DNA 分子导入受体细胞的方法有_____、_____及感染。

3. 限制性核酸内切酶是一类识别_____的核酸内切酶。

4. 科学家感兴趣的外源基因又称_____,其来源有几种途径:化学合成,酶促合成 cDNA 文库,制备的基因组 DNA 文库及_____技术。

三、名词解释

1. 限制性核酸内切酶

2. DNA 重组技术

四、问答题

1. 什么是载体? 载体应具备哪些条件?

2. 简述基因工程的操作步骤和工具酶。

(鲁晓娟)

第六章　DNA 测序技术

学习目标

掌握：DNA 测序的相关概念、基本原理和主要步骤。

熟悉：第一代 DNA 测序技术的体系组成。

了解：自动化测序的方法。

DNA 测序技术(DNA sequencing technology)，是为了测定并分析 DNA 的碱基组成及排列顺序，即 DNA 一级结构的测定。在分子生物学研究中，DNA 的序列分析是进一步研究和改造目的基因的基础。成熟的 DNA 测序技术始于 20 世纪 70 年代中期。1977 年桑格(F. Sanger)和他的同事建立了双脱氧链终止法测序技术，同一时期，马克萨姆(A. M. Maxam)和吉尔伯特(W. Gilbert)发明了化学降解法测序技术，20 世纪 90 年代初出现的荧光自动测序技术则将 DNA 测序技术带入自动化测序的时代，上述技术统称为第一代测序技术。最近几年发展起来的第二代 DNA 测序技术则使得 DNA 测序进入高通量、低成本时代。目前，基于单分子读取技术的第三代测序技术已经出现，该技术使 DNA 测序的速度更快，并有望进一步降低测序成本，改变个人医疗的前景。

知识链接

桑格与测序技术

桑格(F. Sanger)，英国生物化学家，分别于 1958 年和 1980 年两度获得诺贝尔化学奖，成为同一领域内两次获奖的第二人，而其两次获奖理由均归结为测序技术。1958 年桑格发明酶法测定人胰岛素序列，从而确定胰岛素的分子结构，开创了蛋白质测序的领域。

1980 年桑格和吉尔伯特(W. Gilbert)共同荣获诺贝尔化学奖，他们分别使用不同的方法测定 DNA 的序列。Sanger 法后来成为主流并用于人类基因组计划的测序。

第一节　双脱氧链末端终止法

双脱氧链末端终止法(dideoxy chain termination method)，也称为 Sanger 法、双脱氧法或酶法。DNA 测序方法一直都在改进，但该基本方法是后来众多测序技术的基石。

一、基本原理

双脱氧链末端终止法的基本原理为单链 DNA 在 DNA 聚合酶、引物、4 种单脱氧核苷三磷酸(dNTP，其中一种用 ^{32}P 标记)存在条件下复制时，在四管反应体系中分别按比例引入 4 种双脱氧核苷三磷酸(ddNTP)作为链终止剂(图 6-1)。根据碱基配对原则，dNTP 底物的 5′-磷酸基团与引物的 3′-OH 末端生成 3′,5′-磷酸二酯键，通过磷酸二酯键的不断形成，新的互补 DNA 得以从 5′→3′ 延伸。因 ddNTP 没有链延伸必需的 3′-OH，故而只要 ddNTP 掺入到链的末端，该链就选择性地在 A 、T 、G 或 C 处停止延伸，终止点由反应中相应的 ddNTP 而定；若延伸的链的末端掺入的是 dNTP，则链延伸继续。如此一来，每管反应体系中便合成一系列长度不等的、以各自的双脱氧碱基为 3′ 端的核酸片段。反应终止后，分 4 个泳道进行高分辨率变性凝胶电泳，分离长短不一的核酸片段，长度相邻的片段相差一个碱基。经过 X 光胶片放射自显影或非放射性同位素标记进行检测，根据片段 3′ 端的双脱氧核苷，可依次读出合成片段的碱基顺序（图 6-2）。

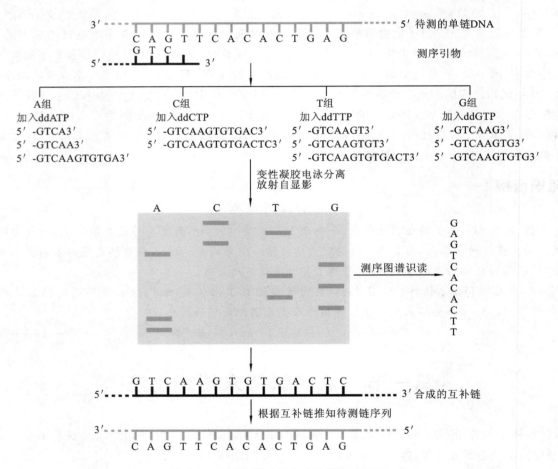

图 6-1　脱氧核苷三磷酸(dNTP)和双脱氧核苷三磷酸(ddNTP)的分子结构

图 6-2　双脱氧链末端终止法的测序原理

二、反应体系的组成

双脱氧链末端终止法测序的反应体系包括模板（单链或双链 DNA）、测序引物（带有 3′-OH 末端的单链寡核苷酸）、酶（DNA 聚合酶）、底物（dNTP 和 ddNTP）。

（一）待测模板链

单链和双链 DNA 均可作为 Sanger 法的测序模板，即纯化的单链 DNA 和经热变性或碱变性的双链 DNA 分子。

1. 单链 DNA 模板 在一般情况下将靶 DNA 分子克隆于 M13mp 载体，从重组克隆 M13mp 的系列噬菌体中分离单链 DNA 模板，这种单链模板测序效果最佳，但需掌握模板与引物的最佳比例。

2. 双链 DNA 模板 首先将其克隆至适合的载体。适合做双链 DNA 模板的质粒，应具有较高的拷贝数且有插入失活的选择标志及通用引物的结合区。常用的质粒有 pUC、pGEM 系列。双链 DNA 模板测序的最大优势在于对已知序列 DNA 的亚克隆进行鉴定，因而省去再经 M13 亚克隆获取单链 DNA 模板过程。

（二）测序引物

在 DNA 聚合酶催化的测序反应中需要测序引物。不论是单链 DNA 模板，还是双链 DNA 模板，都有与靶 DNA 侧翼的载体序列互补的通用引物。适合于 M13mp 系列载体的通用引物一般为 15～30 个核苷酸，这些引物同样适用于克隆于 pUC 系列质粒的 DNA 进行双链测序。

（三）DNA 聚合酶

选用合适的 DNA 聚合酶进行测序，也是保证测序质量的一个重要因素。常用于双脱氧链末端终止法测序的有以下几种酶。

1. Klenow 片段 即大肠杆菌 DNA 聚合酶 I 大片段，该酶最早用于双脱氧链末端终止法测序。但 Klenow 片段持续合成能力较低，常只能获得长度为 250～350 个核苷酸序列；同时，由于该酶可随机从模板上解离而使链延伸终止，常导致较高的本底产生和假带的出现。但此酶价格便宜，对已知序列的亚克隆进行鉴定仍有价值。

2. 测序酶（sequenase） 该酶为一种经过化学修饰的 T7 噬菌体 DNA 聚合酶。经化学修饰后，T7 噬菌体 DNA 聚合酶的 3′→5′ 外切酶活性大部分被消除。目前常用的测序酶大多为 3′→5′ 外切酶活性完全缺失的基因工程产品，其活性非常稳定可靠，持续合成能力强，聚合速度高，常作为较长 DNA 测序的首选酶。

3. 耐热 DNA 聚合酶 耐热 DNA 聚合酶应用于双脱氧链末端终止法为基础的 DNA 测序，现已发展为"循环测序法"或"线性扩增测序"法。耐热 DNA 聚合酶与其他 DNA 聚合酶相比较，优势明显：①耐热 DNA 聚合酶的活性在 95 ℃ 仍保持稳定，测序反应可在 70～80 ℃ 的高温下进行，因此可克服富含 GC 序列的模板形成自身二级结构而影响测序结果；②通过热循环方法线性扩增少量的模板 DNA 即可获得清晰可辨的序列梯带。当模板制备困难或量有限时，循环法是获得待测序列的首选方法。

（四）dNTP 和 ddNTP

dNTP 和 ddNTP 是双脱氧链末端终止法必需的单核苷酸，dNTP 发挥链延伸的作用，而 ddNTP 却发挥链终止作用。ddNTP 3′ 位置缺少—OH，它可在 DNA 聚合酶作用下通过其 5′-三磷酸基团掺入到正在延长的 DNA 链中，但 3′-羟基的缺乏使其不能同后续的 dNTP 形成 3′，5′-磷酸二酯键，DNA 链因此不可能继续延伸。在反应体系的 4 种 dNTP 中加入少量的一种 ddNTP 后，链延伸将与链终止竞争，反应产物即为一系列长度不同的核苷酸链。四组独立的反应体系中分别采用 4 种不同的 ddNTP，结果将产生 4 组寡核苷酸，它们将分别终止于模板链的 A、G、C 或 T 的位置上。

测序产物的标识中，传统 DNA 测序法均采用 α-^{32}P-dNTP 为放射性标记，但 ^{32}P 的高能 β 射线，常可导致放射自显影的图谱条带扩散且分辨率低，大大限制了识读序列的数量及准确性。此外，^{32}P 衰变亦可导致 DNA 样品的分解，这就要求通常须测序反应后 24 h 内进行电泳分析并识读序列。α-^{35}S-dNTP 衰变产生较弱的 β 粒子，且放射自显影图谱具有较高的分辨率和较低的本底，测序反应产物可在 -20 ℃ 保存一周，故 α-^{35}S-dNTP 在近年来被广泛用于双脱氧链末端终止法测序。

（五）操作程序

双脱氧链末端终止法的操作按 DNA 复制和 RNA 的反转录原理设计而成。

（1）分离待测核酸模板，模板可为 DNA（单链或双链），亦可为 RNA。

（2）在 4 只试管中加入适当的引物、模板、4 种 dNTP（包括放射性标记 dATP 如^{32}P dATP）和 DNA 聚合酶（RNA 模板用反转录酶），再在上述 4 只试管中分别加入一种一定浓度的 ddNTP。

（3）与单链模板或变性处理双链 DNA 模板结合的引物，在 DNA 聚合酶作用下从 5′端向 3′端延伸，引物延长，^{32}P 掺入到新合成链中。当 ddNTP 掺入时，由于它在 3′位置没有羟基，故不能与下一个 dNTP 结合，从而使链延伸终止。ddNTP 在不同位置掺入，因而产生一系列不同长度的新的 DNA 链。

（4）用变性聚丙烯酰胺凝胶电泳同时分离 4 个反应体系中的测序反应产物，由于每一反应管中只加一种 ddNTP（如 ddATP），则该管中各种长度的 DNA 链都终止于该种碱基（如 A）处。故而凝胶电泳中该泳道不同带的 DNA 3′末端都为同一种双脱氧碱基。

（5）放射自显影。根据泳道的编号和泳道中 DNA 带的位置直接从自显影图谱识读出与模板链互补的新链的碱基序列。

三、双脱氧链末端终止法的特点

双脱氧链末端终止法的优势在于可以分析未知 DNA 的序列，且单向反应的读序可达 1000 bp。其缺点表现为：①在双脱氧链末端终止法问世的早期，测序模板只能为单链 DNA 分子，且需要与模板链互补的一小段序列作为引物，在待测模板为未知序列时普通实验室便无法获得测序引物的序列；②该法识读的序列为新合成的 DNA 链的碱基序列，若新合成链中有碱基的错误掺入则直接影响测序结果；③此外，由于酶促反应的影响，对于有碱基修饰或存在二级结构的 DNA 样品则难以准确分析。

第二节　化学降解法

1977 年，几乎在双脱氧链末端终止法建立的同时，A. M. Maxam 和 W. Gilbert 合创了 Maxam-Gilbert 化学降解法，简称化学降解法。该法是一种以化学修饰为基础的 DNA 序列测定法。

一、基本原理

化学降解法的测序方法是对待测的 DNA 进行化学降解。首先对待测 DNA 的末端进行放射性标记，再通过 5 组或 4 组相互独立的化学反应分别得到部分的 DNA 降解产物，而每组反应均特异性地针对某一类或某一种碱基进行切割。切割反应后，获得 5 组（或 4 组）长度不同的带有放射性标记的 DNA 片段，每组中的每个片段都有放射性标记的共同起点，但片段大小取决于该组反应所针对的碱基在待测 DNA 分子中的位置。最后进行聚丙烯酰胺凝胶电泳对上述的各组反应物进行分离，并通过放射自显影检测末端标记的分子，并直接读取待测 DNA 片段的核苷酸序列（图 6-3）。

二、反应体系的组成

（一）待测 DNA

待测 DNA 可为单链 DNA，也可为双链 DNA。值得注意的是，化学降解法对标记的待测 DNA 纯度要求较高，因为盐浓度会干扰肼对胸腺嘧啶的修饰，亦可抑制 A+G 反应中的去嘌呤过程。因此，标记的 DNA 一般要经酚/氯仿抽提、70%乙醇洗涤除盐，并用去离子水溶解。

（二）待测 DNA 的末端标记与分离纯化

化学降解法测序需要制备单侧末端标记的待测 DNA 片段。化学降解测序法既可标记 5′末端，也可标记 3′末端。如果从两端分别测定同一条 DNA 链的核苷酸序列，相互参照测定结果，可得到准确的 DNA 序列。DNA 片段的放射性核素标记方法主要有 3 种：①利用 T4 噬菌体多核苷酸激酶和 γ-^{32}P-ATP 标记 DNA 的 5′末端；②利用末端转移酶和 α-^{32}P-dNTP 标记 DNA 的 3′末端；③用 Klenow 片段和 α-^{32}P-dNTP 对待测 DNA 的 3′凹末端进行标记。

对于待测的双链 DNA，如果使用前两种方法标记，会使 DNA 的两侧均将被标记，故而不能直接用于

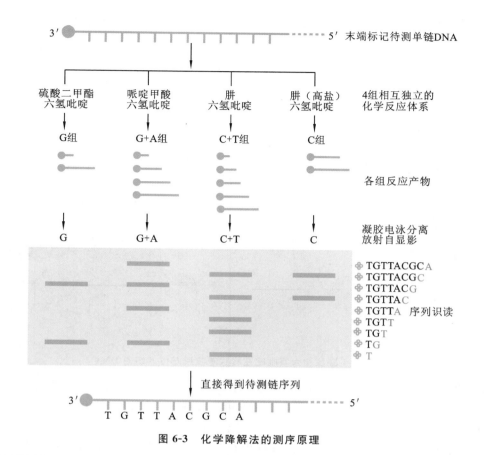

图 6-3 化学降解法的测序原理

测序反应,可用限制性内切酶不对称地切割,再通过电泳分离两种大小不同的标记片段,或者直接用变性聚丙烯酰胺凝胶电泳分离,得到两条各有一个末端标记的单链。

CS(chemical sequencing)载体系列是专为化学降解法测序进行末端标记而构建的一类克隆载体。这类载体在待测 DNA 克隆片段的附近有两个可被限制性内切酶 *Psy* I(*Tth*111 I)识别的序列(GACN↓NNGTC),能在克隆 DNA 片段两侧形成不同的 3′凹末端,从而实现对待测 DNA 的单侧标记。

(三)碱基特异的化学裂解

碱基特异的化学裂解反应分两步进行:①特定碱基的化学修饰;②被修饰的碱基与糖基分离,与其连接的磷酸二酯键断裂。化学降解法中一般设有 4 组独立的化学反应体系:G 反应体系(G 残基上的裂解)、A+G 反应体系(嘌呤残基上的裂解)、C+T 反应体系(嘧啶残基上的裂解)、C 反应体系(C 残基上的裂解)(表 6-1)。

表 6-1 Maxam-Gilbert 化学降解法测序的化学反应体系

反应体系	化学修饰试剂	碱基修饰反应	断裂部位
G	硫酸二甲酯	鸟嘌呤甲基化	G
A+G	哌啶甲酸	脱嘌呤作用	G 和 A
C+T	肼	嘧啶开环	C 和 T
C	肼+高盐(1.5 mol/L NaCl)	胞嘧啶开环	C

化学降解法测序的反应体系中,专门用以化学修饰核苷酸并打开碱基环的化学试剂主要有肼(hydrazine)和硫酸二甲酯(dimethyl sulfate,DMS)。

1. 肼 又称联氨,在碱性条件下,肼能作用于 T/C 的 C4 和/或 C6 的原子,并同 C4-C5-C6 环化形成新的五元环。肼进一步作用释放出吡唑啉酮环。在六氢吡啶的作用下,通过 β-消除反应,该碱基两端的磷酸基团会以磷酸分子的形式从糖环上释放出来,从而导致这个核苷酸位置的 DNA 发生断裂。若在此反应体系中加入高浓度的盐(1.2 mol/L NaCl),则肼与 T 的反应速率会降低,便可发生 C 特异性的化学切割反应。因此,可据此来区别 C 和 C+T 这两种化学切割反应。化学反应过程如图 6-4 所示。

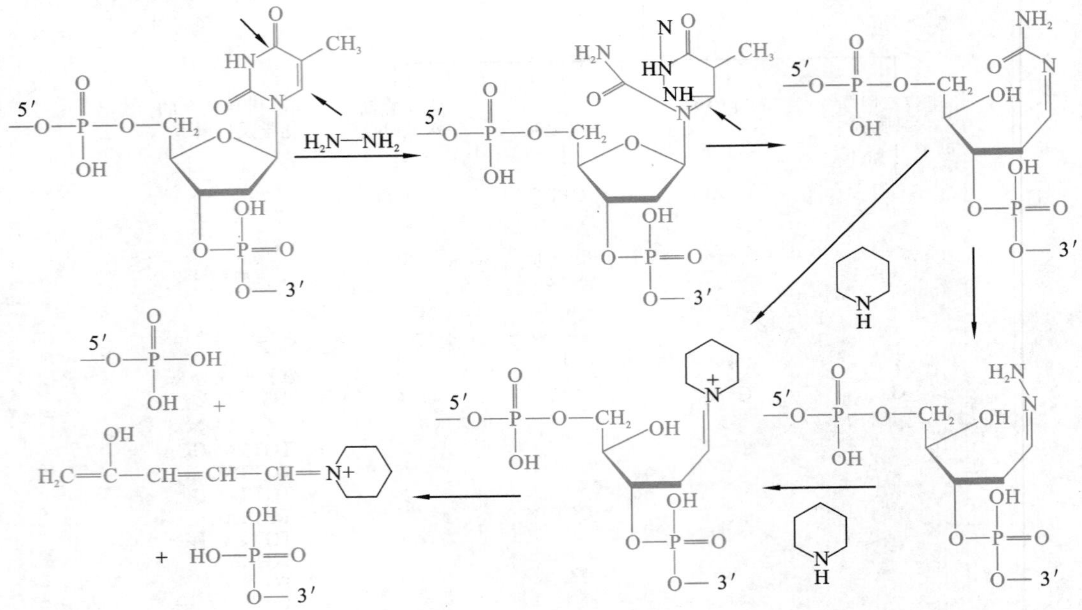

图 6-4 联氨和六氢吡啶在胸腺嘧啶残基位点切割 DNA

2. 硫酸二甲酯 DMS 能使 DNA 碱基环中的氮原子甲基化。DNA 测序中的甲基化位点为 G 的 N7 及 A 的 N3。在中性 pH 值条件下,G、A 的甲基化作用足以导致其糖苷键发生水解,而仅留下糖-磷酸骨架。再通过碱催化的 β-消除反应,水解无碱基糖环两端的磷酸二酯键,可致 DNA 在此位点断裂。用六氢吡啶与 DNA 中甲基化的碱基发生反应,且这种反应对甲基化的 G 是特异的,故而这种 DNA 链的断裂也仅发生在 G 残基位点,其化学反应过程如图 6-5 所示。

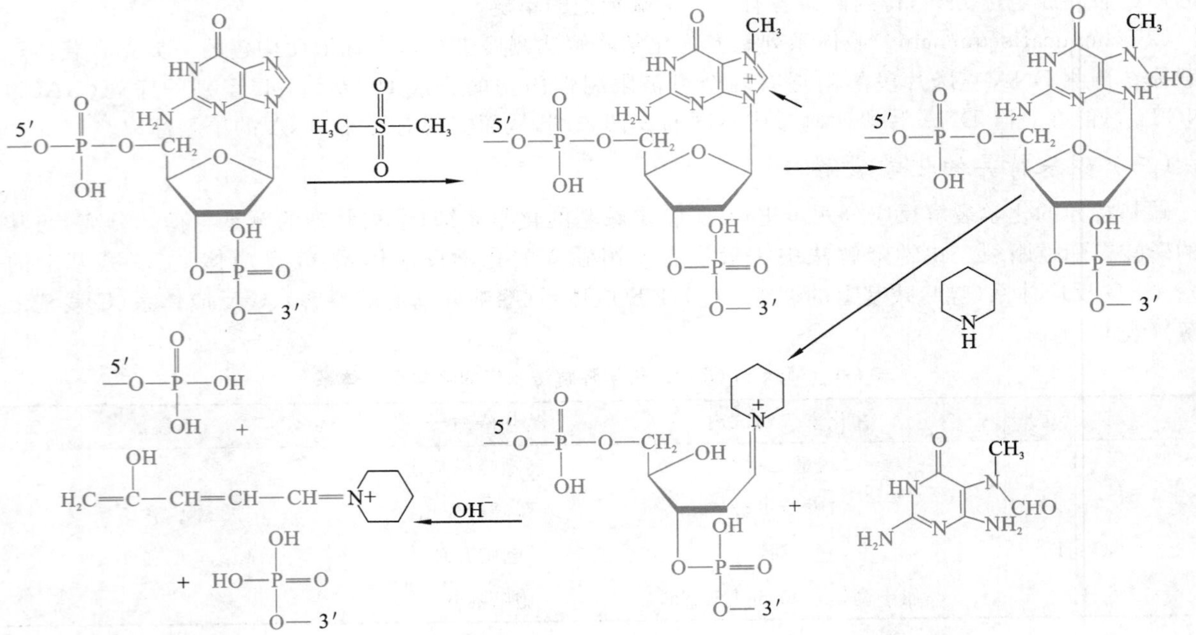

图 6-5 硫酸二甲酯和六氢吡啶在鸟嘌呤残基位点切割 DNA

此外,哌啶甲酸可以使 DNA 链上的嘌呤在酸的作用下发生糖苷水解,导致 DNA 链在脱嘌呤位点(G 和 A)发生断裂。

(四) 测序图谱的识读

Maxam 和 Gilbert 把待测序的 DNA 分子变成单链分子,其 5′端用 ^{32}P 标记。然后把这些单链 DNA

分子分成 4 份,每份用一种化学试剂处理,每种试剂可使 DNA 分子在一种碱基的 5′端的磷酸二酯键处发生断裂,如试剂一可使单链 DNA 在 A 处断裂,试剂二可使单链 DNA 在 T 处断裂。只要控制好反应条件,则可使每个 DNA 分子只有一次断裂发生,这样就得到 4 种反应产物,每种产物均由在某种碱基处发生断裂形成的 DNA 片段组成。

用聚丙烯酰胺凝胶电泳分离 4 种反应产物,两个 DNA 片段只要相差 1 个碱基就可在凝胶中被分成两个条带。电泳完成后用 X 光胶片曝光,最后可得到一张由不同条带组成的序列图。由此放射显影图即可读出待测 DNA 片段的碱基序列。

对于测序电泳图谱的识读,化学降解法比双脱氧链末端终止法复杂,因为化学裂解反应并非绝对碱基特异。读片时从胶片底部向顶部依次读取。除 G、C 残基外,A 残基的位置可通过综合分析 G+A 泳道和 G 泳道的条带加以推断,如果 G+A 泳道中出现一条带,须看 G 泳道中是否为相同大小的条带,如果有即为 G,若没有则为 A;同样在 C+T 泳道中出现的条带,就检查 C 泳道中有无同样大小条带存在,若有即为 C,无则为 T(图 6-3)。

三、化学降解法的特点

化学降解法测序只需简单的化学试剂和一般的实验条件,且重复性好,较易在普通实验室开展和被一般研究人员所掌握。但化学降解法测序所需的 DNA 模板量较多、纯度要求较高,所用化学试剂有一定危害性,相对双脱氧链末端终止法费时、错误较多、识读序列较短(250 bp 以内),采用^{32}P 标记的化学降解法与用^{35}S 标记的双脱氧链末端终止法相比较,其显示的条带较宽且有扩散现象,这也在一定程度上限制了化学降解法在对较大 DNA 片段测序时的分辨能力。

尽管多种原因使化学降解法的应用远不及双脱氧链末端终止法广泛,但该法所测序列来自 DNA 分子的原始拷贝,而不是酶促合成的反应产物,使之具有双脱氧链末端终止法所不具备的特殊用途:①可对合成的寡核苷酸进行测序;②可分析 DNA 甲基化修饰的情况;③还可通过化学保护及修饰等干扰实验来研究 DNA 的二级结构及 DNA 与蛋白质的相互作用。

第三节　自动化测序

随着计算机技术、电泳技术、仪器分析技术的快速发展,DNA 自动化测序技术已成为目前 DNA 序列分析的主流技术。虽然各种 DNA 自动测序系统差别很大,但大多是应用 Sanger 发明的双脱氧链末端终止法的原理。测序仪在发展中进行了几项重点的改进,主要是用荧光染料代替了放射性核素,并将聚丙烯酰胺凝胶电泳操作自动化,同时借助于计算机图像识别技术对测序结果进行收集和分析。目前,自动化测序已实现从进样到结果报告的全程自动化。

一、基本原理

(一)激光测序法引物标记系统

该系统采用荧光素标记测序引物。沿用双脱氧链末端终止法进行测序反应,分别生成 4 组终止于不同种类碱基、带有荧光素标记的 DNA 片段,所有 DNA 片段间仅相差一个核苷酸。A、G、C 和 T 四组反应物在变性凝胶上电泳,每个泳道都有一个由激光枪和探测器组成的检测装置,当荧光素标记的 DNA 条带迁移至探测区并遇上激光时,荧光标记被激活并释放出光信号,光信号由光探测器接收,最后计算机将收集到的信号进行处理,即可获得样品 DNA 的最终序列。

(二)激光测序法终止标记系统

激光测序法终止标记系统是用 4 种不同的荧光染料标记不同的 ddNTP。测序反应可在同一反应管内进行,反应产物按终止位置的碱基不同其 3′末端带有不同的荧光基团,被激发后产生不同的荧光。将反应产物加于凝胶的同一加样孔,通过电泳将各个荧光标记片段分开,同时激光检测器同步扫描,激发的荧光经光栅分光,以区分代表不同碱基信息的不同颜色的荧光,并在 CCD(charge-coupled device)摄影机上同步成像。计算机可在电泳过程中对仪器运行情况进行同步检测,结果能以电泳图谱、荧光吸收峰图或碱基排列顺序等多种方式输出,通过软件分析,自动读出待测 DNA 的全部核苷酸序列(图 6-6)。

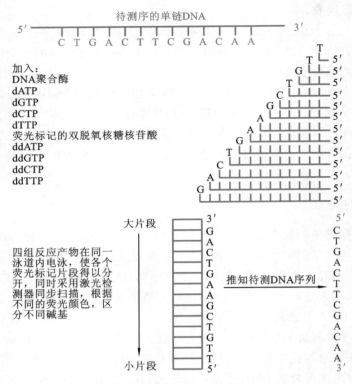

图 6-6 激光测序法终止标记系统原理示意图

二、自动 DNA 测序仪的构成

自动 DNA 测序仪类型很多,但一般都包括以下 4 个系统。

1. 测序反应系统 在加入 DNA 样品后,能根据设定自动进行测序反应和荧光标记。

2. 电泳系统 主要有平板凝胶电泳、毛细管凝胶电泳和微槽管道凝胶电泳,一般有多个泳道,最多可达 384 个泳道。

3. 荧光检测系统 其激发装置能发射激光以激活样品荧光,其荧光检测装置能探测和收集荧光信号。光电倍增管(PMT)、电荷偶联检测器(CCD)和光电二极管检测器(PD)三种荧光检测装置被应用于自动 DNA 测序仪中。

4. 计算机分析系统 能将荧光检测系统收集到的数据,按设定的程序将颜色信息转变为碱基序列信息。

三、自动 DNA 测序仪的种类

自动 DNA 测序仪使用荧光染料标记 DNA 片段,根据所用的荧光染料的数目,商业化的自动测序仪可分为两类。

第一类采用"单染料/四泳道"法。DNA 样品与 4 种含有相同荧光染料的双脱氧核苷酸(荧光基团分别连接在 4 种 ddNTP 上)进行 4 种独立反应,反应产物分别上样到不同的泳道上。然后,自动测序仪将来自 4 个泳道的原始数据准确地排列,以确定碱基的排列顺序。

第二类采用"四染料/单泳道"法。DNA 样品进行一种反应,但采用 4 种不同的荧光染料终止物,反应产物能在一个泳道、一个毛细管或一个控流通道上进行分析,但在读取信息前,自动测序仪必须首先核定 4 组荧光标记的 DNA 片段迁移率的差别。

知识链接

第三代测序技术

第三代测序技术是指单分子测序技术。其技术可分为两大阵营:一是单分子荧光测序,即脱氧核苷酸用荧光标记,当荧光标记的脱氧核苷酸被掺入 DNA 链的时候,它的荧光就同时能在 DNA 链上探测到。当它与 DNA 链形成化学键的时候,它的荧光基团就被 DNA 聚合酶切除,荧光消失。这种荧光标记的脱氧核苷酸不会影响 DNA 聚合酶的活性,并且在荧光被切除之后,合成的 DNA 链和天然的 DNA 链完全一样。二是纳米孔测序,借助电泳驱动单个分子逐一通过纳米孔来实现测序。由于纳米孔的直径非常细小,仅允许单个核酸聚合物通过,而 ATCG 单个碱基的带电性质不一样,通过电信号的差异就能检测出通过的碱基类别,从而实现测序。

小 结

第一代 DNA 测序技术主要有三种:Sanger 的双脱氧链末端终止法、Maxam-Gilbert 化学降解法及自动化测序法。

Sanger 的双脱氧链末端终止法从固定的引物点开始合成 DNA,在某一个特定的碱基处终止其随机合成,即可获得一系列长度不同的分别以 ACGT 为末位碱基的核苷酸,最后应用 SDS-PAGE 进行检测,即可获得 DNA 序列的碱基组成。Sanger 测序仍是目前基因分型的金标准,相对于其他分型技术具有最高的准确性,并能检测新的突变。

化学降解法是基于某些化学试剂可使 DNA 在 1 个或 2 个碱基处发生特异性断裂的特性来实现测序的。

自动测序法的原理与双脱氧链末端终止法相同,不同之处在于用不同的荧光色彩标记 ddNTP,由于每种 ddNTP 带各自特定的荧光颜色,当 DNA 聚合酶合成互补链时,每添加一种 ddNTP 就会释放不同荧光,通过电泳将各个荧光标记片段分开,同时以激光检测器同步扫描,激发的荧光经光栅分光,在 CCD 上同步成像。

能力检测

一、单项选择题

1. 双脱氧链末端终止法测序反应与普通体外合成 DNA 反应的主要区别是( )。

A. DNA 聚合酶不同　　　　　　B. dNTP 的种类不同　　　　　　C. dNTP 的浓度不同

D. 引物不同　　　　　　E. 双脱氧链末端终止法测序反应体系中还需加入 ddNTP

2. 下列有关双脱氧链末端终止法测序原理的叙述中,不正确的是( )。

A. 其基本原理是利用 DNA 的体外合成过程

B. 反应体系中需加入 dNTP 和 ddNTP

C. ddNTP 可以形成磷酸二酯键而掺入到 DNA 链中

D. dNTP 掺入后可导致新合成链在不同的位置终止

E. 生成的反应产物是一系列长度不同的多核苷酸片段

3. 下列有关化学降解法测序的叙述中,不正确的是( )。

A. 基本原理是利用 DNA 的体外合成过程　　　　B. 反应体系中也需加入 ddNTP

C. 待测 DNA 样品只能为单链　　　　D. 待测 DNA 分子须进行末端标记

E. 识读序列可长达 1000 bp

4. 下列有关自动测序法的叙述中,正确的是( )。

A. 基本原理与双脱氧链末端终止法相似　　　　B. 反应体系中需加入 ddNTP

C. 待测 DNA 样品需用同位素进行末端标记　　　　　D. 识读序列耗时较长

E. 基本原理与化学降解法类似

二、填空题

1. 自动 DNA 测序仪一般由_____、_____、_____和_____四个系统构成。

2. 用于双脱氧末端终止法测序的 DNA 聚合酶有_____、_____和_____。

三、名词解释

1. DNA 测序

2. Sanger 双脱氧链末端终止法

3. 化学降解法

四、简答题

1. Sanger 双脱氧链末端终止法的基本原理是什么？

2. 化学降解法的测序原理是什么？

3. 试比较 Sanger 双脱氧链末端终止法和化学降解法。

（旷兴林）

第七章　临床基因扩增检验技术

学习目标

掌握：PCR 技术的基本原理及反应体系；PCR 产物的凝胶电泳检测方法。

熟悉：PCR 的常见问题及体系优化；实时荧光定量 PCR 的基本原理。

了解：PCR 衍生技术；PCR 产物的其他检测方法；PCR 方法的标准化。

临床基因扩增检验技术是指以临床诊断治疗为目的，以扩增 DNA 或 RNA 为手段的检测技术，如聚合酶链反应（polymerase chain reaction，PCR）、连接酶链反应（ligase chain reaction，LCR）和链替代扩增（strand displacement amplification，SDA）等。聚合酶链反应是体外高效扩增特异性靶核苷酸序列（DNA 或 RNA）片段的技术。其中 PCR 技术的发明是生物医学领域的一项革命性创举，该技术自 1989 年被应用于医学检验以来，因其简便、快速、灵敏等特点，被广泛用于涉及核酸的科学研究（如克隆基因、DNA 序列分析、获得定点突变的核苷酸片段）、法医学以及临床疾病的诊断和治疗监测（如病毒性病原体的检测和遗传性疾病的产前诊断）等方面。

第一节　聚合酶链反应

聚合酶链反应是一种在体外快速扩增特定核酸序列的方法，故又称为基因的体外扩增法。它具有特异、敏感、产率高、快速、简便、重复性好、易自动化等突出优点，能在实验室里的一支试管内，将所要研究的一个目的基因或某一 DNA 片段，在数小时内扩增至百万倍，使得皮克（pg）水平的起始物达到微克（μg）水平的量。因此，无论是化石中的古生物，历史人物的残骸，还是几十年前凶杀案中凶手所遗留的毛发、唾液、皮屑或血液，只要能分离出一丁点的 DNA，就能用 PCR 加以放大，进行比对。这也是"微量证据"的威力之所在。

一、PCR 技术基本原理

PCR 技术的基本原理类似于 DNA 天然复制过程，其特异性依赖于与靶序列两端互补的寡核苷酸引物。主要由高温变性、低温退火和适温延伸三个步骤反复的热循环构成：即在高温（95 ℃）下，待扩增的靶 DNA 双链受热变性成为两条单链 DNA 模板；而后在低温（40～60 ℃）情况下，两条人工合成的寡核苷酸引物与互补的单链 DNA 模板结合，形成部分双链；在 Taq DNA 聚合酶的催化（72 ℃）下，以引物 3′ 端为合成的起点，以单核苷酸为原料，沿模板向 5′→3′ 方向延伸，合成 DNA 新链。这样，每一双链的 DNA 模板，经过一次解链、退火、延伸三个步骤的热循环后就成了两条双链 DNA 分子。如此反复进行，每一次循环所产生的 DNA 均能成为下一次循环的模板，每一次循环都使两条人工合成的引物间的 DNA 特异区拷贝数扩增一倍，PCR 产物呈指数级迅速扩增，经过 25～35 个循环后，理论上可使基因扩增 10^9 倍以上，实际上一般可达 10^6～10^7 倍（图 7-1）。

PCR 能快速特异扩增任何已知目的基因或 DNA 片段，现已成为生命科学实验室获取某一目标 DNA 片段的一种常规技术，已广泛地应用于医疗工程、生物工程、遗传病和传染病诊断、肿瘤机制的探查、法医

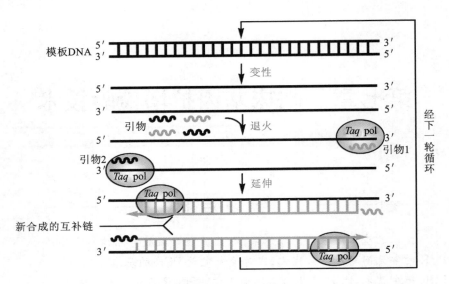

图 7-1 PCR 扩增原理示意图

学和考古学等领域。

二、PCR 反应体系与反应条件

(一)反应体系

参与 PCR 反应的物质主要有模板、引物、酶、dNTP 和 Mg^{2+}。

1. 模板　模板核酸的量与纯化程度,是 PCR 成败与否的关键环节之一,传统的 DNA 纯化方法通常采用 SDS 和蛋白酶 K 来消化处理标本,这样提取的核酸即可作为模板用于 PCR 反应。一般临床检测标本,可采用快速简便的方法溶解细胞,裂解病原体,消化除去染色体的蛋白质使靶基因游离,直接用于PCR 扩增。RNA 模板提取一般采用异硫氰酸胍或蛋白酶 K 法,要防止 RNase 降解 RNA。为了保证反应的特异性,基因组 DNA 作模板时浓度一般为 500~1000 ng,质粒 DNA 作模板时浓度为 10 ng 左右。

2. 引物　引物是 PCR 特异性反应的关键,PCR 产物的特异性取决于引物与模板 DNA 互补的程度。理论上,只要知道任何一段模板 DNA 序列,就能按其设计互补的寡核苷酸链做引物,利用 PCR 就可将模板 DNA 在体外大量扩增。设计引物应遵循以下原则:

(1)引物长度　15~30 bp,常为 20 bp 左右。

(2)引物扩增跨度　以 200~500 bp 为宜,特定条件下可扩增长至 10 kb 的片段。

(3)引物碱基　G+C 含量以 45%~55% 为宜,G+C 太少扩增效果不佳,G+C 过多易出现非特异条带。A、T、G、C 最好随机分布,避免 5 个以上的嘌呤或嘧啶核苷酸的成串排列。

(4)避免两条引物间互补　特别是 3′端的互补,否则会形成引物二聚体,产生非特异的扩增条带。

(5)避免引物自身互补　引物自身的链内互补,会使 PCR 的产率降低。

(6)引物 3′末端的 2 个碱基应严格配对　以避免因末端碱基不配对而导致 PCR 失败。

（7）引物中有或能加上合适的酶切位点 被扩增的靶序列最好有适宜的酶切位点，这对酶切分析或分子克隆很有好处。

（8）引物的特异性 引物应与核酸序列数据库的其他序列无明显同源性。

（9）引物量 PCR 反应中引物的终浓度一般为 $0.2 \sim 1\ \mu mol/L$，以最低引物量产生所需要的结果为好，引物浓度偏高会引起错配和非特异性扩增，且可增加引物之间形成二聚体的概率。

3. 酶及其浓度 目前有两种 Taq DNA 聚合酶供应，一种是从栖热水生杆菌中提纯的天然酶，另一种为大肠菌合成的基因工程酶。催化一典型的 PCR 反应约需酶量 2.5 U（指总反应体积为 $100\ \mu L$ 时），浓度过高可引起非特异性扩增，浓度过低则合成产物量减少。

4. dNTP 的质量与浓度 dNTP 的质量与浓度和 PCR 扩增效率有密切关系，dNTP 粉呈颗粒状，如保存不当易变性失去生物学活性。dNTP 溶液呈酸性，使用时应配成高浓度后，用 1 mol/L NaOH 或 1 mol/L Tris-HCl 的缓冲溶液将其 pH 值调节到 $7.0 \sim 7.5$，小量分装，$-20\ ℃$ 冰冻保存。多次冻融会使 dNTP 降解。在 PCR 反应中，dNTP 应为 $50 \sim 200\ \mu mol/L$，尤其是注意 4 种 dNTP 的浓度要相等，如其中任何一种浓度不同于其他几种时，就会引起错配。浓度过低又会降低 PCR 产物的产量。dNTP 能与 Mg^{2+} 结合，使游离的 Mg^{2+} 浓度降低。

5. Mg^{2+} 浓度 Mg^{2+} 对 PCR 扩增的特异性和产量有显著的影响，在一般的 PCR 反应中，各种 dNTP 浓度为 $200\ \mu mol/L$ 时，Mg^{2+} 浓度为 $1.5 \sim 2.0$ mmol/L 为宜。Mg^{2+} 浓度过高，反应特异性降低，出现非特异扩增，浓度过低会降低 Taq DNA 聚合酶的活性，使反应产物减少。

（二）反应条件

PCR 反应条件为温度、时间和循环次数。

1. 温度与时间的设置 基于 PCR 原理三步骤而设置变性-退火-延伸三个温度点。在标准反应中采用三温度点法，双链 DNA 在 $90 \sim 95\ ℃$ 变性，再迅速冷却至 $40 \sim 60\ ℃$，引物退火并结合到靶序列上，然后快速升温至 $70 \sim 75\ ℃$，在 Taq DNA 聚合酶的作用下，使引物链沿模板延伸。对于较短靶基因（长度为 $100 \sim 300$ bp 时）可采用二温度点法，除变性温度外，退火与延伸温度可合二为一，一般采用 $94\ ℃$ 变性，$65\ ℃$ 左右退火与延伸（此温度 Taq DNA 聚合酶仍有较高的催化活性）。

（1）变性温度与时间 变性温度低、解链不完全是导致 PCR 失败的最主要原因。一般情况下，$93 \sim 94\ ℃$ 1 min 足以使模板 DNA 变性，若低于 $93\ ℃$ 则需延长时间，但温度不能过高，因为高温环境对酶的活性有影响。此步若不能使靶基因模板或 PCR 产物完全变性，就会导致 PCR 失败。

（2）退火温度与时间 退火温度是影响 PCR 特异性的较重要因素。变性后温度快速冷却至 $40 \sim 60\ ℃$，可使引物和模板发生结合。由于模板 DNA 比引物复杂得多，引物和模板之间的碰撞结合概率远远高于模板互补链之间的碰撞。退火温度与时间，取决于引物的长度、碱基组成及其浓度，还有靶基因序列的长度。通常退火温度应低于引物 T_m 值 $5\ ℃$ 左右，在 T_m 值允许范围内，选择较高的复性温度可大大减少引物和模板间的非特异性结合，提高 PCR 反应的特异性。复性时间一般为 $30 \sim 60$ s。

（3）延伸温度与时间 Taq DNA 聚合酶的最适温度在 $70 \sim 75\ ℃$ 之间，通常选择温度为 $72\ ℃$，过高的延伸温度不利于引物和模板的结合。PCR 延伸反应的时间，可根据待扩增片段的长度而定，一般 1 kb 以内的 DNA 片段，延伸时间为 1 min，延伸时间过长会导致非特异性扩增带的出现。对低浓度模板的扩增，延伸时间要稍长些。

2. 循环次数 循环次数决定 PCR 扩增程度。PCR 循环次数主要取决于模板 DNA 的浓度。一般的循环次数选在 $30 \sim 40$ 次之间，循环次数越多，非特异性产物的量亦随之增多。

三、PCR 扩增产物分析

PCR 产物是否为特异性扩增，其结果是否准确可靠，必须对其进行严格的分析与鉴定，才能得出正确的结论。PCR 产物的分析，可依据研究对象和目的不同而采用不同的分析方法。

1. 凝胶电泳分析 将 PCR 产物电泳，经溴化乙锭（EB）染色在紫外仪下观察，初步判断产物的特异性。PCR 产物片段的大小应与预计的一致。常用的凝胶电泳有：

（1）琼脂糖凝胶电泳　通常应用 1％～2％ 的琼脂糖凝胶，供检测用。

（2）聚丙烯酰胺凝胶电泳　6％～10％ 聚丙烯酰胺凝胶电泳分离效果比琼脂糖好，条带比较集中，可用于科研及检测分析。

2. 酶切分析　根据 PCR 产物中限制性内切酶的位点，用相应的酶切、电泳分离后，获得符合理论的片段，此法既能进行产物的鉴定，又能对靶基因分型，还能进行变异性研究。

3. 分子杂交　分子杂交是检测 PCR 产物特异性的有力证据，也是检测 PCR 产物碱基突变的有效方法。

4. Southern 印迹杂交　在两引物之间另合成一条寡核苷酸链（内部寡核苷酸），标记后做探针，与 PCR 产物杂交。此法既可作特异性鉴定，又可以提高检测 PCR 产物的灵敏度，还可知其分子量及条带形状，主要用于科研。

5. 斑点杂交　将 PCR 产物点在硝酸纤维素膜或尼龙薄膜上，再用内部寡核苷酸探针杂交，观察有无着色斑点，主要用于 PCR 产物特异性鉴定及变异分析。

6. 核酸序列分析　检测 PCR 产物特异性的最可靠方法。

四、PCR 中常见问题分析

（一）假阴性

1. 模板　①模板中含有蛋白质，特别是染色体中的组蛋白；②模板中含有 Taq 酶抑制剂；③在提取制备模板时丢失过多或吸入酚；④模板核酸变性不彻底。

2. 酶失活　更换新酶，或新旧两种酶同时使用，以分析是否因酶的活性丧失或不够而导致假阴性。

3. 引物　①选定一个好的引物合成单位；②引物的浓度不仅要看吸光度值，更要注意引物原液做琼脂糖凝胶电泳时，一定要有引物条带出现，而且两引物条带的亮度应大体一致，如果一条引物有条带，一条引物无条带，此时做 PCR 有可能失败，应和引物合成单位协商解决，如果一条引物亮度高，一条亮度低，在稀释引物时要平衡其浓度；③引物应高浓度小量分装保存，防止多次冻融或长期放冰箱冷藏导致引物降解失效；④引物设计不合理，如引物长度不够、引物之间形成二聚体等。

（二）假阳性

1. 引物设计不合适　选择的扩增序列与非目的扩增序列有同源性，因而在进行 PCR 扩增时，扩增出的 PCR 产物为非目的序列。靶序列太短或引物太短，容易出现假阳性，需重新设计引物。

2. 靶序列或扩增产物的交叉污染　①操作时应小心轻柔，防止将靶序列吸入加样枪内或溅出离心管外；②除酶及不能耐高温的物质外，所有试剂或器材均应高压消毒，所用离心管及样进枪头等均应一次性使用；③必要时，在加标本前，反应管和试剂用紫外线照射，以破坏存在的核酸。

（三）非特异性扩增带

PCR 扩增后出现的条带与预计的大小不一致，或大或小，或者同时出现特异性扩增带与非特异性扩增带。非特异性条带的出现的原因：一是引物与靶序列不完全互补，或是引物聚合形成二聚体；二是 Mg^{2+} 离子浓度过高，退火温度过低，或是 PCR 循环次数过多所造成；三是酶的质和量，往往一些来源的酶易出现非特异条带而另一些来源的酶则不出现，酶量过多有时也会出现非特异性扩增。其对策有：①必要时重新设计引物；②减低酶量或调换另一来源的酶；③降低引物量，适当增加模板量，减少循环次数；④适当提高退火温度或采用二温度点法（93 ℃变性，65 ℃左右退火与延伸）。

第二节　PCR 衍生技术

PCR 技术广泛地应用于生物和医学领域的同时，PCR 技术本身也得到了充分的发展。目前发展出许多以 PCR 为基础的相关技术，形成了适用于不同目的的 PCR 技术系列，包括荧光定量 PCR、逆转录 PCR、多重 PCR、原位 PCR、巢式 PCR 等。

一、荧光定量 PCR

荧光定量 PCR 技术于 1996 年由美国 Applied Biosystems 公司推出,由于该技术不仅实现了 PCR 从定性到定量的飞跃,而且与常规 PCR 相比,它具有特异性更强、有效解决 PCR 污染问题、自动化程度高等特点,目前已得到广泛应用。

(一) 荧光定量 PCR 的概念

荧光定量 PCR(fluorescence quantitative PCR,FQ-PCR)亦称实时(real-time)荧光定量 PCR,是指在常规 PCR 基础上引入了一种荧光化学物质,随着 PCR 反应的进行,每经过一个循环,收集一个荧光强度信号,PCR 反应产物不断累计,荧光信号强度也等比例增加。这样我们就可以通过荧光强度变化监测产物量的变化,从而得到一条荧光扩增曲线图,通过标准曲线对未知模板进行定量分析。

荧光扩增曲线可以分成三个阶段:荧光背景信号阶段、荧光信号指数扩增阶段和平台期。在荧光背景信号阶段,扩增的荧光信号被荧光背景信号所掩盖,我们无法判断产物量的变化;在荧光信号指数扩增阶段,PCR 产物量的对数值与起始模板量之间存在线性关系;在平台期,扩增产物已不再呈指数级的增加,PCR 的终产物量与起始模板量之间没有线性关系,根据最终的 PCR 产物量不能计算出起始 DNA 拷贝数。故选择荧光信号指数扩增阶段进行定量分析。

(二) 循环阈值的概念

循环阈值(cycle threshold,Ct)是在 PCR 扩增过程中,荧光信号开始有本底进入指数增长阶段的拐点(即设定域值)所对应的循环次数。由图 7-2 可观察到尽管平台期 DNA 拷贝数波动很大,但 Ct 值却是相对固定的,如果用不同浓度的模板 DNA 进行 PCR,可以看出模板 DNA 浓度越高,Ct 越小。模板 DNA 浓度每增加 1 倍,Ct 值则减小一个循环。Ct 值与模板 DNA 的起始拷贝数成反比。

荧光阈值(fluorescence threshold)是在荧光扩增曲线上人为设定的一个值,它可以设定在荧光信号指数扩增阶段任意位置上,但一般我们将荧光域值的缺省设置成 3~15 个循环的荧光信号的标准偏差的 10 倍。利用已知起始拷贝数的标准品可作出标准曲线,其中横坐标代表起始拷贝数的对数,纵坐标代 Ct 值。因此,只要获得未知样品的 Ct 值,即可从标准曲线上计算出该样品的起始拷贝数(图 7-2)。

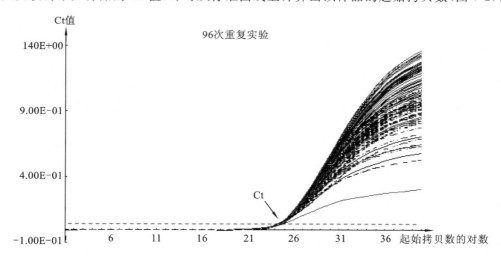

图 7-2 相同模板在同一台 PCR 仪上进行 96 次扩增的扩增曲线图

注:终点处检测产物量不恒定;Ct 值则极具重现性。

(三) 荧光定量 PCR 中荧光产生机制

荧光定量 PCR 中采用两类荧光化学物质来产生荧光,即荧光探针类和非探针类。探针类是利用与靶序列特异的荧光探针杂交来指示扩增产物的增加,非探针类则是利用荧光染料或者特殊设计的引物来指示扩增的增加。前者由于增加了探针的识别步骤,特异性更高,后者则简便易行。

1. 荧光探针 PCR 扩增时在加入一对引物的同时加入一个特异性的荧光探针,该探针为一寡核苷酸,探针的 5′端标记有荧光报告基团(reporter,R),3′端标记有荧光淬灭基团(quencher,Q)。探针完整时,报告基团发射的荧光信号被淬灭基团吸收;PCR 扩增时,Taq 酶的 5′-3′外切酶活性将探针酶切降解,使荧光报告基团和荧光淬灭基团分离,从而荧光监测系统可接收到荧光信号,即每扩增一条 DNA 链,就有一个荧光分子形成,实现了荧光信号的累积与 PCR 产物形成完全同步(图 7-3)。

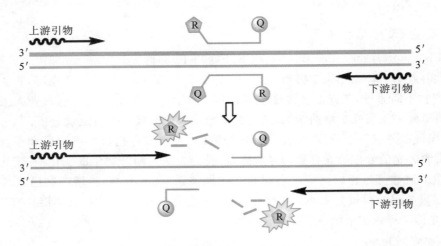

图 7-3 荧光探针在定量 PCR 中的应用示意图

2. SYBR 荧光染料 在 PCR 反应体系中,加入过量 SYBR 荧光染料,SYBR 荧光染料特异性地掺入 DNA 双链后,发射荧光信号,而不掺入链中的 SYBR 染料分子不会发射任何荧光信号,从而保证荧光信号的增加与 PCR 产物的增加完全同步。

实时荧光定量 PCR 在临床上的应用:各型肝炎、艾滋病、禽流感、结核、性病等传染病的诊断;地中海贫血、血友病、性别发育异常、智力低下综合征、胎儿畸形等优生优育检测;肿瘤标志物及瘤基因检测,实现肿瘤病诊断;遗传基因检测实现遗传病诊断。

二、逆转录 PCR

逆转录 PCR(reverse transcription PCR,RT-PCR)是将 RNA 的逆转录(RT)和 cDNA 的聚合酶链反应(PCR)相结合的技术。首先经逆转录酶的作用从 RNA 合成 cDNA,再以 cDNA 为模板,扩增合成目的片段。RT-PCR 的指数扩增是一种很灵敏的技术,可以检测很低拷贝数的 RNA。

RT-PCR 的关键步骤是 RNA 的逆转录,要求 RNA 模版完整,且不含 DNA、蛋白质等杂质。在总RNA 的提取过程中,注意避免 mRNA 的断裂,防止 RNA 酶降解 RNA,保持 RNA 的完整性。常用的逆转录酶有:鸟类成髓细胞性白细胞病毒(avian myeloblastosis virus,AMV)逆转录酶,它有强的聚合酶活性和 RNA 酶 H 活性,最适温度为 42 ℃;莫罗尼鼠类白血病病毒(moloney murine leukemia virus,MMLV)逆转录酶,它有强的聚合酶活性,RNA 酶 H 活性相对较弱,最适温度为 37 ℃;MMLV 逆转录酶的 RNase H⁻突变体,其商品名为 SuperScript 和 SuperScript II,此种酶较其它酶能将更大部分的 RNA 转换成 cDNA,这一特性能使其能以含二级结构的、低温逆转录很困难的 mRNA 为模板合成较长的 cDNA。

进行逆转录时,可采用的引物主要有以下 3 种:

1. 随机引物 特异性最低,引物在整个转录本的多个位点退火,产生短的、部分长度的 cDNA。这种方法经常用于获取 5′末端序列以及从带有二级结构区域或带有逆转录酶不能复制的终止位点的 RNA 模板获得 cDNA。用此种引物时,体系中所有 RNA 分子充当了 cDNA 第一链模板,通常用此引物合成的cDNA 中 96%来源于 rRNA。

2. Oligo(dT) Oligo(dT)是一种对 mRNA 特异的方法。因绝大多数真核细胞 mRNA 具有 3′端Poly(A)尾,所以此引物能与 mRNA 配对,使其被转录。由于 Poly(A)RNA 仅占总 RNA 的 1%～4%,故用此种引物合成的 cDNA 比用随机引物得到的 cDNA 在数量和复杂性方面均要小。

3. 基因特异性引物 基因特异性引物(gene specific primer,GSP)是特异性最好的引物。GSP 是反义寡聚核苷,可以特异性地同 RNA 目的序列杂交,而不像随机引物或 Oligo(dT)那样同所有 RNA 退火。

用此类引物仅生成所需要的 cDNA,导致更为特异的 PCR 扩增(图 7-4)。

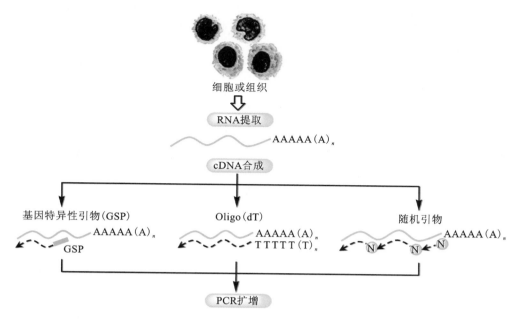

图 7-4　RT-PCR 概况示意图

RT-PCR 广泛应用于遗传病的诊断,并且可以与荧光定量 PCR 技术相结合用于定量监测某种 RNA 的含量。

三、多重 PCR

一般 PCR 仅应用一对引物,通过 PCR 扩增产生一个核酸片段,主要用于单一致病因子的鉴定。多重 PCR(multiplex PCR),又称多重引物 PCR 或复合 PCR,它是在同一 PCR 反应体系里加上二对以上引物,同时扩增出多个核酸片段的 PCR 反应,其反应原理、反应试剂和操作过程与一般 PCR 相同。

多重 PCR 在同一 PCR 管中同时检测或鉴定多种病原微生物,可以对某些遗传病及癌基因进行分型鉴定。同时检测多种病原体或鉴定出是哪一型病原体感染的系统组合有:①肝炎病毒的检测。在同一患者或同一供血者体内,有时存在多种肝炎病毒重叠感染,有时是甲、乙、丙型肝炎病毒重叠,有时可能是甲、乙型肝炎病毒重叠,有时是乙、丙型肝炎病毒重叠。②肠道致病性细菌的检测,如伤寒杆菌,痢疾杆菌和霍乱弧菌,它们导致的疾病具有较相似的肠道症状,有时痢疾、霍乱同存于一个患者并同时发病。③性病的检测,如梅毒、淋病及艾滋病的诊断。④战伤细菌及生物战剂细菌的检测,如破伤风杆菌、产气荚膜杆菌、炭疽杆菌、鼠疫杆菌等。⑤需特殊培养的无芽胞厌氧菌的鉴定,如脆弱类杆菌、艰难杆菌等。某些遗传病或癌基因型别较多,或突变和缺失存在多个好发部位,多重 PCR 可提高其检出率并同时鉴定其型别及突变位点。

引物的设计及各对引物浓度的确定对多重 PCR 的成功尤为重要,各个引物的 3' 端要避免互补,引物长度比一般 PCR 反应引物稍长,以 22～30 bp 为宜。引物的浓度需根据具体实验确定。加入终浓度为 10％二甲亚砜(dimethyl sulfoxide,DMSO)可提高反应的灵度敏。

多重 PCR 的特点有:①高效性,在同一 PCR 反应管内同时检出多种病原微生物,或对有多个型别的目的基因进行分型,特别是用一滴血就可检测多种病原体。②系统性,多重 PCR 很适宜于成组病原体的检测,如肝炎病毒、肠道致病性细菌、性病病原体、战伤细菌、无芽胞厌氧菌的检测。③经济简便性,多种病原体在同一反应管内同时检出,大大地节省时间和试剂,节约经费开支,为临床提供更多更准确的诊断信息。

四、免疫 PCR

免疫 PCR(Immuno PCR,IM-PCR)是在酶联免疫吸附测定(ELISA)的基础上建立起来的新方法,将一段已知序列的 DNA 片段标记到抗原抗体复合物上,再用 PCR 方法将这段 DNA 扩增,然后用常规方法检测 PCR 产物。PCR 具有很强的放大能力,指数级的扩增效率带来了极高的敏感度,因此,免疫 PCR 集 PCR 的高灵敏度与抗体抗原反应的特异性于一体。由此定量检测抗原使敏感性高于 ELISA 和放射免疫测定(RIA),能检出浓度低至 2 ng/L 的抗原物质。

免疫 PCR 体系由待检抗原、特异性抗体、连接分子、DNA 的 PCR 扩增系统组成。

1. 待检抗原 被检测的样品可以是抗原,或者是作为抗原的某种抗体。待检的抗原可以直接吸附于固相载体(包被抗原),这一过程与 ELISA 试验是相同的。

2. 特异性抗体 免疫 PCR 中的特异性是对应于待测抗原,与 ELISA 一样,抗体的特异性和亲和力将影响免疫 PCR 的特异性和敏感性。一般均选用单克隆抗体,抗体常采用生物素标记,通过亲和素再结合 DNA。

3. 连接分子 连接分子是连接特异性抗体与 DNA 之间的分子,目前是通过生物素与亲和素系统使特异性抗体与 DNA 连接。

4. DNA 的 PCR 扩增系统 免疫 PCR 中的 DNA 是一指示分子,用 DNA 聚合酶将结合于固相载体上的 DNA 特异放大,由此定量检测抗原。免疫 PCR 中的 DNA 分子可以选择任何 DNA,但要保证 DNA 的纯度,且有较好的均质性,尽可能不选用受检样品中可能存在的 DNA,一般可选用质粒 DNA 或 PCR 产物等。

免疫 PCR 技术目前尚处于研究阶段,还没有一个十分成熟和满意的方法,配套试剂尚缺乏,所以应用得还不多,在报道的几种方法中均是用一些已知的标准品进行试验。结果表明免疫 PCR 的敏感性比 ELISA 高 10^5 倍,且 PCR 产生的背景信号很弱,可以检测到几百个分子的抗原,在理论上免疫 PCR 可以检测到一个分子的抗原,因此,免疫 PCR 特别适用于检测一些含量特别少的抗原分子。

实验 7-1 PCR 扩增制备目的基因

【实验目的】

(1) 学会 PCR 仪的使用方法。

(2) 掌握目的基因的 PCR 扩增基本操作技术及 PCR 产物的琼脂糖凝胶电泳检测法。

【实验原理】

设计一对与目的基因分子互补的寡聚核苷酸引物,该引物分别与目的基因分子的上游和下游部位特异结合,通过高温变性、低温退火和适温延伸三个步骤反复的热循环,每一次循环使引物间的目的基因拷贝数扩增一倍,PCR 产物以 2^n 的指数形式迅速扩增,经过 25~30 个循环后,一般可使目的基因扩增 10^6~10^7 倍。

【器材与试剂】

1. 器材 PCR 仪、琼脂糖凝胶电泳系统、紫外检测仪、凝胶成像分析系统、超净工作台、微型离心机、冰箱、冰盒、涡旋混合器、微量移液器、无菌 0.2 mL PCR 反应管、无菌移液器吸头。

2. 试剂

(1) 2 U/μL Taq DNA 聚合酶。

(2) 10×PCR 缓冲溶液 一般含 500 mmol/L KCl,100 mmol/L Tris-HCl(pH 9.0),1% 乙基苯基聚乙二醇(Nonidet P 40,NP 40)。另外,缓冲溶液可加入 5 mmol/L 的二硫苏糖醇(DTT)或 100 μg/mL 的牛血清白蛋白(BSA),它们可稳定酶活性。各种 Taq DNA 聚合酶商品都有自己特定的一些缓冲溶液。

(3) 10 mmol/L dNTP。

(4) 引物 上游 5'-CAAGTCGAACGGTAGCAG-3'
　　　　　 下游 5'-CTTCGTCACCCTCTGTATG-3'

(5) 模板 DNA。

(6) 琼脂糖。

（7）0.5×TBE 电泳缓冲溶液（配制见附录）。

（8）0.5 μg/μL 溴化乙锭溶液。

（9）6×上样缓冲溶液（配制见附录）。

（10）DNA 分子参照物。

【操作步骤】

（1）按表 7-1 在 0.2 mL PCR 微量离心管中配制 25 μL 反应体系。

表 7-1　PCR 反应体系配制

试　　剂	试剂浓度	体积/μL	终浓度
双蒸水		18.5	
PCR 缓冲溶液	10×	2.5	1×
dNTP	10 mmol/L	0.5	0.2 mmol/L
上游引物	10 μmol/L	1.0	0.4 μmol/L
下游引物	10 μmol/L	1.0	0.4 μmol/L
模板	100 ng/μL	1.0	4 ng/μL
Taq DNA 聚合酶	2 U/μL	0.5	0.04 U/μL

涡旋混合数秒，然后用微型离心机离心 10 s，即可上机循环。

（2）PCR 反应程序如下。

①94 ℃，5 min（预变性）。

②94 ℃，30 s（变性）。

③60 ℃，30 s（退火）。

④72 ℃，90 s（延伸），30 个循环，重复②至④。

⑤72 ℃，10 min。

⑥4 ℃保存。

（3）PCR 产物检测如下。

①制胶。

②取 10 μL 扩增产物与 2 μL 6×上样缓冲溶液混合，用移液器将样品依次加入已配制的 1.5%琼脂糖凝胶样品槽内。在另一孔加入 DNA 分子量参照物同时进行电泳，以便检查扩增产物片段的大小。

③盖上电泳槽，以电压 100V 左右电泳 30～45 min。

④电泳结束后切断电源，取出凝胶，在凝胶成像分析系统或紫外灯下观察结果（图 7-5）。

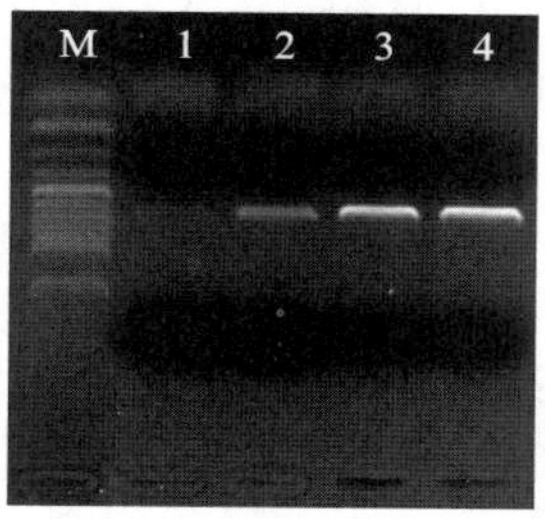

图 7-5　DNA 扩增带谱

【注意事项】

（1）由于 PCR 技术的灵敏度极高，极微量的污染也会造成扩增的假阳性结果。因此，PCR 反应应该在一个没有 DNA 污染的干净环境中进行，最好设立一个专用的 PCR 实验室。

（2）所有试剂都应该没有核酸和核酸酶的污染。操作过程中均应戴手套，配制反应体系时应使用专用的移液器。

（3）PCR 实验应设立阴性对照反应，即在反应体系中不加模板 DNA。

（4）PCR 试剂配制应使用高质量的新鲜双蒸水，采用 0.22 μm 滤膜过滤除菌或高压灭菌。

（5）试剂都应该以大体积配制，试验一下是否满意，然后分装成仅够一次使用的量储存，从而确保实验与实验之间的连续性。

（6）试剂或样品准备过程中都要使用一次性灭菌的塑料瓶和离心管，玻璃器皿应洗涤干净并高压灭菌。

（7）PCR 的样品和试剂应在冰浴上化开，并且要充分混匀。

实验 7-2　RT-PCR 检测 β-肌动蛋白（β-actin）mRNA

【实验目的】

(1) 掌握 PCR 仪的使用方法。

(2) 熟悉 RT-PCR 方法检测 β-actin mRNA 表达水平。

【实验原理】

用 Trizol 试剂提取家兔肝脏的总 RNA，用逆转录试剂盒逆转录出 cDNA。

设计一对针对家兔 β-actin 基因保守区域的寡聚核苷酸引物，该引物分别与目的基因分子的上游和下游部位特异结合，首先经逆转录酶的作用从 RNA 合成 cDNA，再以 cDNA 为模板，扩增合成目的片段。

【器材与试剂】

1. 器材　PCR 仪、超净工作台、微型离心机、冰箱、冰盒、涡旋混合器、微量移液器、无菌 0.2 mL PCR 反应管、无菌移液器吸头。

2. 试剂

(1) RT-PCR 试剂盒（随机引物 50 ng/μL，dNTP 混合液 10 mmol/L，DTT 200 mmol/L，逆转录酶，RNase 抑制剂 40 U/μL，10× MMLV 反应缓冲溶液，Taq DNA 聚合酶，10×Taq 缓冲溶液，MgCl$_2$ 25 mmol/L）。

(2) 引物 10 μmol/L。

上游 5′-AGTGCGACGTGGACATCCG-3′

下游 5′-TGGCTCTAACAGTCCGCCTAG-3′

(3) 总 RNA　提取过程见实验 4-3。

(4) 无 RNase 灭菌双蒸水。

【操作步骤】

1. RT 反应　按表 7-2 在 0.2 mL PCR 管中配制 20 μL 反应体系。

表 7-2　RT 反应体系配制

试　　剂	反应管/μL
总 RNA	1.0(1 μg)
随机引物	1.0
dNTP 混合液	1.0
无 RNase 的灭菌双蒸水至总体积	15.5
65 ℃保温 5 min,然后冰浴 5 min	
RNase 抑制剂	0.5
10×AMV 反应缓冲溶液	2.0
DTT	1.0
逆转录酶（AMV）	1.0

涡旋混合数秒，然后用微型离心机离心 10 s，42 ℃保温 1 h，然后 70 ℃保温 15 min。

2. PCR 反应　按表 7-3 在 0.2 mL PCR 管中配制 50 μL 反应体系。

表 7-3 PCR 反应体系配制

试 剂	反应管/μL
灭菌双蒸水	35.5
10×Taq 缓冲溶液	5.0
dNTP 混合液	1.0
上游引物	1.0
下游引物	1.0
cDNA(RT 反应产物)模板	2.0
Taq DNA 聚合酶	0.5
$MgCl_2$	4.0

涡旋混合数秒,微型离心机离心 10 s 后进行 PCR 扩增,PCR 反应程序:

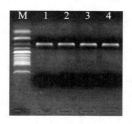

(1) 95 ℃,3 min(预变性)。

(2) 95 ℃,30 s(变性)。

(3) 55 ℃,45 s(退火)。

(4) 72 ℃,1 min(延伸),30 个循环,重复(2)至(4)。

图 7-6 RT-PCR 检测 β-actin mRNA

(5) 72 ℃,10 min。

(6) 4 ℃,保温。

3. PCR 产物检测(见实验 7-1) 相关结果见图 7-6。

【注意事项】

(1) 实验前请仔细阅读本说明书。

(2) 实验室管理应严格按照 PCR 基因扩增实验室的管理规范,实验人员必须进行专业培训,实验过程严格分区进行(试剂准备区、标本制备区、扩增和产物分析区),所用消耗品应灭菌后一次性使用,实验操作的每个阶段使用专用的仪器和设备,各区各阶段用品不能交叉使用。

(3) 为试剂和标本准备阶段提供生物安全柜,实验过程中穿工作服,戴一次性手套,使用自卸管移液器。

(4) 试剂使用前 4 ℃解冻,使用前涡旋混合数秒,微型离心机离心 10 s,避免反复冻融。

(5) 标本制备区所用过的吸头请打入盛有消毒剂的容器,并与废弃物一起灭菌后方可丢弃。

(6) 实验完毕后用 10% 次氯酸或 75% 乙醇或紫外灯处理工作台和移液器。

小结

聚合酶链反应(PCR)是于 1983 年创建的一种 DNA 体外扩增技术。此技术可以在生物体外、几个小时内将极其微量的目的基因扩增百万倍,并能够特异地扩增任何目的基因或 DNA 片段。这种技术操作简单,容易掌握,结果也较为可靠,对生命科学研究领域产生了巨大的影响。该技术的发明者 Mullis 于 1993 年获诺贝尔奖。

PCR 技术实际上是在模板 DNA、引物和 4 种脱氧核苷三磷酸(dNTPs)存在的条件下,依赖于 DNA 聚合酶的酶促合成反应。根据扩增的片段设计需要的上、下游引物,人为地建立合成体系的离子强度和 pH 值,控制体外合成体系的温度,使 DNA 热变性成为单链,继而单链的 DNA 和人工合成的引物退火,然后在 dNTPs 存在下,耐热的 DNA 聚合酶使引物沿单链模板延伸成为双链 DNA。通过高温变性、低温退火和适温延伸 3 个步骤的循环反应,使目的 DNA 得以迅速扩增。

在常规 PCR 技术的基础上衍生出许多新的技术,如:实时荧光定量 PCR、逆转录 PCR、多重 PCR、免疫 PCR 等。PCR 技术的灵敏性、简便性和准确性使其在临床上得到广泛的应用。首先,PCR 技术在病原体基因检测中的应用,如乙肝病毒和结核杆菌的 PCR 检测;其次,PCR 技术在遗传病基因检测中的应用,如地中海贫血和血友病的检测;第三,PCR 技术在肿瘤基因检测中的应用,如癌基因和抑癌基因的检测;最后,PCR 技术在器官移植和法医学中的应用,如个体识别和亲子鉴定。

能力检测

一、单项选择题

1. PCR 技术扩增 DNA,需要的条件是(　　)。

①目的基因;②引物;③4 种脱氧核苷酸;④Taq DNA 聚合酶;⑤蛋白酶 K;⑥核糖体

A. ①②③④　　　　　　　　B. ②③④⑤　　　　　　　　C. ①③④⑤

D. ①②③⑥　　　　　　　　E. ①②⑤⑥

2. 镁离子在 DNA 或 RNA 体外扩增反应的浓度一般为(　　)。

A. 0.3～1 mmol/L　　　　　B. 0.5～1 mmol/L　　　　　C. 0.3～2 mmol/L

D. 0.5～2.5 mmol/L　　　　E. 0.3～1.5 mmol/L

3. 多重 PCR 需要的引物对为(　　)。

A. 一对引物　　　　　　　　B. 半对引物　　　　　　　　C. 两对引物

D. 多对引物　　　　　　　　E. 多种模板

4. PCR 是在引物、模板和 4 种脱氧核苷酸存在的条件下依赖于 DNA 聚合酶的酶促合成反应,其特异性决定因素为(　　)。

A. 模板　　　　　　　　　　B. 引物　　　　　　　　　　C. dNTP

D. 镁离子　　　　　　　　　E. pH 值

5. 在 PCR 反应中,下列哪项可以引起非靶序列的扩增?(　　)

A. Taq DNA 聚合酶加量过多　　B. 引物量过多　　　　　　C. A、B 都可

D. 缓冲溶液中镁离子含量过高　　E. A、B 和 D 都可

6. PCR 变性选择的温度是(　　)。

A. 72 ℃　　　　　　　　　　B. 55 ℃　　　　　　　　　　C. 60 ℃

D. 94 ℃　　　　　　　　　　E. 80 ℃

二、填空题

1. PCR 技术的发明人是_____。

2. PCR 产物短期存放可在_____保存,长期储存应置于_____。

3. PCR 的基本反应过程包括_____、_____、_____。

4. PCR 引物设计的目的是在_____和_____间取得平衡。

三、名词解释

1. 实时荧光定量 PCR

2. 免疫 PCR

四、问答题

1. 简述 PCR 技术基本原理。

2. 简述 PCR 引物设计的基本原则。

(吴阿阳)

第八章　核酸分子杂交技术

学习目标

掌握：核酸分子杂交的基本原理；核酸探针的种类分类；常用的探针标记物。

熟悉：核酸分子杂交的影响因素；核酸探针的检测方法；常用核酸分子杂交技术的基本原理、操作过程。

了解：常用核酸探针标记方法的原理和特点以及检测方法；常用核酸分子杂交技术的临床应用。

核酸分子杂交(nucleic acid hybridization)是核酸研究中的一项基本实验技术，也是分子生物学检验中常用的方法与技术之一，它具有高度特异性及灵敏性，是目前临床疾病诊断、新药研发等领域中不可缺的基本手段。

> **知识链接**
>
> **核酸分子杂交技术的发展简史**
>
> 1961 年，Hall 等利用探针与靶序列在溶液中杂交，通过平衡密度梯度离心分离杂交体，开拓了核酸杂交技术的研究。1962 年，Bolton 等设计了第一种简单的固相杂交方法，称为 DNA-琼脂技术。60 年代中期，Nygaard 等将 DNA 或 RNA 探针固定在硝酸纤维素膜上评估了爪蟾 rRNA 基因的拷贝数，是现代膜杂交实验的基础。1968 年，美国华盛顿卡内基学院 Roy Britten 等研究液相中 DNA 复性以比较不同来源核酸的复杂度，用 UV260 nm 的吸光度来监测互补链的复性程度。1975 年英国爱丁堡大学 Southern 建立了 Southern 印记杂交技术，用于转化子的研究。此后，固相化学技术和核酸自动合成仪的诞生促进了核酸分子杂交技术的快速发展。

第一节　核酸分子杂交的基本原理与分类

核酸分子杂交是应用核酸分子变性和复性的性质，使不同来源的核酸分子按碱基互补关系形成异源双链体的过程。杂交的双方分别称为靶序列(target sequence)和探针(probe)，靶序列可以是克隆化的基因组 DNA，细胞总 DNA 或总 RNA。杂交形成的异源双链体可以是 DNA-DNA、DNA-RNA 或 RNA-RNA。其过程具有高度特异性，可以根据所使用的探针序列对靶序列进行特异性的检测。

一、核酸分子杂交的基本原理

DNA 分子是反向平行、右手螺旋的双链结构，依赖两条单链间的氢键及同一条单链上相邻碱基间的纵向范德华力维持其稳定性。在一定理化因素(温度、pH 值、离子强度等)条件下，DNA 双链互补碱基对之间的氢键发生断裂而解离为单链的过程称为变性(denaturation)。当变性条件逐渐消除后，具有碱基互补区域的单链又可以重新结合形成双链的过程称为复性(renaturation)。

根据变性和复性的原理,可将一种单链核酸标记成为探针,与另一种单链核酸进行碱基互补配对形成异源双链核酸分子的过程称为杂交(hybridization)(图 8-1)。杂交的基础是单链核酸分子之间存在有一定程度的互补碱基序列。所以不同来源的单链核酸分子只要彼此之间存在有部分互补序列就可以形成杂交体。

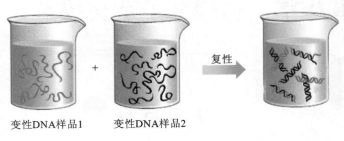

变性DNA样品1　　　变性DNA样品2

图 8-1　核酸分子杂交

二、核酸分子杂交的分类

核酸分子杂交根据其作用环境可分为固相杂交和液相杂交两种类型。

固相杂交是指固定在固体支持物上的一条核酸链与游离在溶液中的另一条核酸链进行杂交反应的类型。固体支持物包括硝酸纤维素膜、尼龙膜、聚偏二氟乙烯(PVDF)膜、乳胶颗粒、磁珠和微孔板等。根据支持物的不同,固相杂交可分为印迹杂交和原位杂交。印迹杂交是将凝胶电泳分离后的核酸片段转移到特定的固相支持物上,而原位杂交是指不改变核酸片段的位置而进行的杂交反应。

液相杂交是指游离在溶液中的两条核酸链进行杂交反应的类型。由于液相杂交研究最早,操作过程复杂,杂交后难以去除过量所导致的未杂交探针,应用受到限制。

三、影响核酸分子杂交的因素

(一)探针

探针的选择、标记方法及浓度均会影响核酸分子杂交。

1. 探针的选择　根据不同的杂交实验需求,核酸探针的选择原则不同。核酸探针选择的原则如下:①针对检测靶序列上的点突变时,选用寡核苷酸探针;②检测靶序列为单链时,选用与其互补的 DNA 单链探针、RNA 探针或寡核苷酸探针;③针对复杂的靶核苷酸序列或病原体时,选用特异性较强的长双链 DNA 探针;④针对组织原位杂交时,选用寡核苷酸探针或短的 PCR 标记探针(80～150 bp)。

2. 探针的标记方法　选择探针类型的同时还应选择探针的标记方法。核酸探针的标记方法很多,应根据检测灵敏度及显色方法等实验要求来选择。一般认为放射性同位素标记探针的灵敏度高于非放射性同位素标记探针。而同位素探针的实际灵敏度依赖于标记方法,如随机引物延伸法标记所得的核酸探针比活度高于缺口平移法标记探针。检测单拷贝基因序列时,应选用标记效率高、显色灵敏的探针标记方法,对灵敏度要求不高时,可采用保存时间长的生物素标记探针技术和比较稳定的碱性磷酸酶显色系统。

3. 探针的浓度　探针浓度与杂交效率成正比关系。在较窄范围内探针浓度增加,敏感性增加。探针自身的物理特性并不影响其使用浓度,但受不同类型标记物、固相支持物非特异性结合的影响。如在膜杂交反应中,^{32}P 标记探针的使用浓度为 5～10 ng/mL,非同位素标记探针的使用浓度为 25～100 ng/mL;在原位杂交中,任何标记探针的使用浓度均为 0.5～5.0 μg/mL。

(二)温度

影响核酸分子杂交最重要的因素之一是温度,当反应温度增加到最适杂交温度时,杂交反应速率最大。一般 DNA/DNA 杂交,最适杂交温度低于 T_m 值 20～25 ℃;RNA/RNA 或 RNA/DNA 杂交,加有机溶剂可降低 T_m 值;用寡核苷酸探针杂交,最适杂交温度较 T_m 值低 5 ℃。而对于某些反应时间需要延长,或对生物活性必须保护的复杂生物的核酸分子,长时间处于此温度下的核酸分子会断裂,结合到膜上的

DNA 脱落也会增多,可以使用高浓度盐溶液或有机溶剂来降低反应温度。常用的高浓度盐溶液为 6.2 mol/L NaCl;常用的有机溶剂为甲酰胺和二甲亚砜(DMSO)。如果待测核酸序列与探针同源性高时,则用水溶液在 68 ℃ 杂交。甲酰胺是一种变性剂,能干扰碱基堆积力和氢键的形成,降低核酸杂交的 T_m 值,从而降低杂交液的温度。低温时探针与待测核酸杂交更稳定,当待测核酸与探针同源性不高时,加 50% 的甲酰胺可使 T_m 值降低 30 ℃,可使核酸分子在 35~42 ℃ 杂交,甚至可使 DNA 在室温下进行变性和复性。在杂交液中加入 30% DMSO 可使 T2 噬菌体 DNA 的 T_m 值降低 14 ℃。

(三)离子强度

在低离子强度的溶液中,核酸分子杂交率较低,但随着盐浓度的增加,杂交率增加,即杂交速率与离子强度成正比。高浓度的盐使碱基错配的杂交体更稳定,当进行不完全同源序列的核酸分子杂交时,必须维持杂交反应液和洗膜溶液中较高的盐浓度。

(四)靶核酸分子

核酸分子的浓度与长度直接影响核酸分子的杂交,一般浓度越大,复性速度越快;分子越大,复性速度越慢。当探针是单链结构时,核酸分子浓度增加,杂交效率增加;当探针是双链结构时,浓度过高会影响杂交效率。

在探针和靶核酸浓度均较低的情况下,杂交的初始速度由探针和靶核酸的浓度决定。靶核酸的量很少,根据不同的实验目的对固定在滤膜上的靶核酸量的要求不同。如在 Southern 杂交中,每一泳道中电泳 1~10 μg 哺乳动物的 DNA,20 ng/mL ^{32}P 标记的探针就可以检测到单个拷贝基因;在 Northern 杂交中,每一泳道常电泳 10~20 μg 总 RNA 或 1~2 μg 多聚(A)$^+$RNA,若待测 RNA 的含量占多聚(A)$^+$RNA 含量需要在 0.01% 以下,则多聚(A)$^+$RNA 的含量需要增加到每泳道 10 μg。

(五)非特异性杂交反应

杂交反应前封闭非特异性杂交位点,减少其对探针的非特异性吸附。常用的封闭物包括非特异性 DNA(鲑精 DNA 或小牛胸腺 DNA)和高分子化合物(Denhart's 溶液或脱脂奶粉)。当与滤膜一起孵育后,除滤膜上已吸附样品 DNA 的区域外,鲑精 DNA 或小牛胸腺 DNA 可被吸附到所有其他区域,使整个背景覆盖一层。由于非特异性 DNA 与探针无同源性,在杂交反应中可大大减少探针的非特异性结合,背景更清晰。另外某些高分子化合物也具有封闭膜上非特异位点的能力。

 # 第二节 核酸探针

核酸探针是指能与待测靶核酸序列发生碱基互补杂交,并带有可检测标记的已知序列的核酸片段。它具有高度的特异性,可用于临床病毒、细菌等病原微生物的快速诊断。

一、核酸探针的种类

根据标记物不同,可将核酸探针分为放射性探针和非放射性探针;根据性质及来源不同,可将核酸探针分为 DNA 探针、RNA 探针、寡核苷酸探针等。

(一)DNA 探针

DNA 探针包括基因组 DNA 探针和 cDNA 探针,应用最为广泛的是基因组 DNA 探针,其长度在几百碱基对以上。它的制备可通过限制性内切酶酶切或聚合酶链反应(PCR)从基因组中获得特异的 DNA 后,将其克隆到质粒或噬菌体载体中,随着质粒的复制或噬菌体的增殖而获得大量高纯度的 DNA 探针。如细菌的毒力因子基因探针和人类 Alu 探针。

互补 DNA(complementary DNA,cDNA)探针是指与 mRNA 互补的 DNA 分子,由 RNA 经过逆转录酶(reverse transcriptase)催化产生的逆转录产物。它的制备是以 mRNA 为模板,在逆转录酶的催化作用下合成一条与 mRNA 互补的 DNA 链,用 RNaseH 除去 mRNA 后,在大肠埃希菌 DNA 聚合酶Ⅰ催化下合成第二条 DNA 链,即完成双链 DNA 的合成过程,再将其插入到适当的质粒载体后转入细菌中进行扩增。

DNA 探针的优点在于可以克隆在质粒载体中而无限繁殖,不易降解,并且其标记方法比较成熟。

(二) RNA 探针

将目的基因插入载体启动子下游的多克隆位点,利用限制性内切酶对重组质粒进行切割,使之成为线性 DNA。特定的 RNA 聚合酶催化启动下游目的基因的转录,以含目的基因的 DNA 片段为模板合成 RNA 探针(图 8-2)。

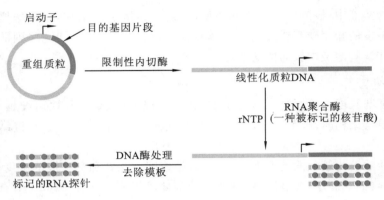

图 8-2　RNA 探针制备示意图

RNA 探针可以是标记的分离的 RNA,也可以是重组质粒在 RNA 聚合酶作用下的转录产物。因为 RNA 探针是单链分子,杂交时不存在第二条链的竞争,所以它与靶序列的杂交反应效率高、灵敏度高、特异性强。早期采用的 RNA 探针主要用于研究,主要为细胞 mRNA 探针和病毒 RNA 探针,它们的标记在细胞基因转录或病毒复制过程中完成,标记效率不高,且易受多种因素制约。RNA 探针主要适合于 Northern 印迹杂交(Northern blotting)、原位杂交等,其主要缺点是不稳定,易被降解。

(三) 寡核苷酸探针

根据已知的核酸序列,可用 DNA 自动合成仪合成一定长度的寡核苷酸片段作为探针使用。如果已知 DNA 或 RNA 序列,可合成精确互补的 DNA 探针;如不知道核酸序列,则可根据蛋白质的氨基酸序列推导出核酸序列,合成 DNA 探针,但要考虑到密码子的兼并性。寡核苷酸探针长度一般为 17～50 bp,它们可以是寡聚 DNA、寡聚 RNA 或修饰后的肽核酸。寡核苷酸探针被广泛应用于重组文库的筛选、点杂交、狭缝杂交以及点突变的检测。寡核苷酸探针的制备较为简单,但灵敏度稍差。

二、核酸探针的标记

为确定探针是否与相应的靶核酸 DNA 杂交,探针必须用一定的标记物进行标记,以便在结合部位获得可识别的杂交信号,核酸探针的标记是核酸分子杂交的基础。理想的标记物应具备的特性是:①核酸探针标记前后,应不影响探针的基本结构及化学性质,即不影响杂交反应的特异性和稳定性;②特异性强、本底低、重复性好;③标记反应的效率和标记产物的比活性应较高;④应具有较高的化学稳定性,保存时间较长;⑤标记及检测方法简单;⑥对人体安全、对环境无污染;⑦价格低廉。最常用的标记物是放射性同位素,可以检测出 1～10 μg 高等生物基因组 DNA 中的单拷贝序列,但是存在半衰期短、稳定性差、环境污染、检测需要时间较长等问题。近年来发展了一些非放射性标记物如生物素、地高辛等,取得了较理想的结果。

(一) 标记物的类型

1. 放射性同位素标记物　放射性同位素与相应的元素化学性质完全相同,对各种酶促反应无任何影响,对碱基配对的稳定性和特异性也无影响,因而不会影响杂交性质。检测的灵敏度和特异性也高,可检出样品中少于 1000 个核酸分子的量,极少出现假阳性结果,适用于单拷贝基因或低丰度 mRNA 检测。常用的放射性同位素有^{32}P、^{35}S、^{3}H 等。

（1）^{32}P 可以标记到各种核苷酸（dNTP、NTP）上作为标记物，然后通过切口平移法标记探针。根据核酸探针标记的具体方法不同，^{32}P 可以标记在核苷三磷酸的 α 位磷酸上，也可以标记在 γ 位磷酸上。^{32}P 放射性强，所释放的 β-粒子能量高、穿透力强、放射自显影时所需时间短、灵敏度较高，被广泛应用于各种滤膜杂交和液相杂交中，特别适用于基因组中单拷贝基因的检测。但其稳定性不高（半衰期约为 14.3 天），用它标记探针需随用随制，有放射性污染，分辨率不高。

（2）^{35}S S原子直接取代磷酸分子上的一个氧原子后而形成^{35}S标记的核苷酸分子。^{35}S放射性较强，所释放的 β-粒子能量较低，检测灵敏度较^{32}P 低。由于其射线散射作用低，X 光底片自显影时分辨率高，较适用于核酸序列分析和原位杂交等实验。^{35}S半衰期长（约 87.1 天），放射性较强。

（3）^{3}H 放射性较低，散射少，分辨率好，半衰期长（约 12.1 年），标记的探针可长时间反复使用，但缺点是污染环境。

2. 非放射性同位素标记物 非放射性标记物具有无放射性污染、稳定性较高、安全、经济及实验周期短等优点，但其灵敏度和特异性较低，故不能完全代替放射性同位素标记物在核酸分子杂交中的地位。常用的非放射性同位素标记物有生物素、地高辛、荧光素或酶系统。

（1）生物素 生物素是一种小分子水溶性维生素，对核苷酸标记是通过一条碳链臂与 UTP 或 dUTP 吡啶环的第 5 位碳原子相连形成生物素-16-UTP 或生物素-16-dUTP；也可以将光敏基团与生物素的连接臂预先连接形成光敏生物素，再通过化学法对核酸进行标记。除 dUTP 外，dATP、dCTP 也陆续被生物素标记并已被研制和应用。

（2）地高辛 又称为异羟基洋地黄毒苷，是一种具有半抗原性质的植物固醇。地高辛标记于 dUTP 上形成地高辛-11-dUTP。地高辛探针不受组织、细胞中内源性生物素的干扰，敏感性高，检测产物颜色鲜艳，反差大，背景染色低。广泛应用于原位杂交、Southern 印迹杂交、斑点杂交及菌落杂交等。

（3）荧光素 荧光素通过直接与探针核苷酸或磷酸戊糖骨架共价结合而进行标记；也可以将生物素等连接在探针上，再利用亲和素对生物素亲和力极高的原理，杂交后用偶联有荧光素的亲和素间接进行荧光检测。常用的荧光素有异硫氰酸荧光素（FITC）、四乙基罗达明（RB200）、德克萨斯红（Texas Red）、吲哚二羧菁（Cy3、Cy5）、SYBR Green Ⅰ等。

（4）酶系统 常用的酶系统为碱性磷酸酶和过氧化物酶。

（二）标记方法

核酸探针的标记方法根据反应方式的不同可分为化学法和酶法两种。

化学法是利用标记物分子和探针分子上活性基团间的化学反应，将标记物结合到探针分子上的标记方法。化学法标记均匀、简单、快速，一般用于非放射性标记物的标记，如光敏生物素的标记、辣根过氧化物酶或碱性磷酸酶的标记。

酶法是将标记物预先标记在核苷酸分子上，然后经过酶促反应将标记好的核苷酸分子或标记物掺入或转移到待标记的探针分子中的方法。酶法是目前实验室最常用的核酸探针标记方法，种类较多，如缺口平移法、随机引物延伸法、末端标记法和寡核苷酸探针标记法等。

1. 缺口平移（nick translation）法 利用大肠埃希菌 DNA 聚合酶Ⅰ（DNase Ⅰ）同时具有 5′→3′的核酸外切酶活性和 5′→3′的聚合酶活性，将已被标记的 dNTP 掺入到新合成的 DNA 探针中的一种核酸探针标记方法。具体过程为：在适当浓度 Mg^{2+}存在条件下，利用 DNase Ⅰ的 5′→3′核酸外切酶活性，使 DNA 双链被 DNase Ⅰ随机切开若干个缺口，将缺口带有 5′-磷酸的核苷酸依次切除；同时利用 DNase Ⅰ的 5′→3′聚合酶活性，以被标记好的 dNTP 为原料，以碱基互补配对为原则将 dNTP 依次连接到 3′-OH 上，使缺口不断向 3′方向移动，在移动的过程中，被标记好的 dNTP 不断地取代 DNA 链上的核苷酸，纯化除去游离脱氧核苷酸后成为标记 DNA 探针，故称为缺口平移法（图 8-3）。

2. 随机引物延伸（random primer extension）法 随机引物是人工合成的、含有各种排列顺序（4096种）的六核苷酸片段混合物，可以随机地互补到 DNA 探针的任一处。以被标记好的 dNTP 为原料，随机引物作为聚合酶反应的引物，在 DNase Ⅰ的作用下，按碱基互补配对原则在 DNA 的 3′-OH 端不断连接上标记的单核苷酸修补缺口，合成新的标记的探针片段（图 8-4）。随机引物延伸法标记核酸探针的过程简

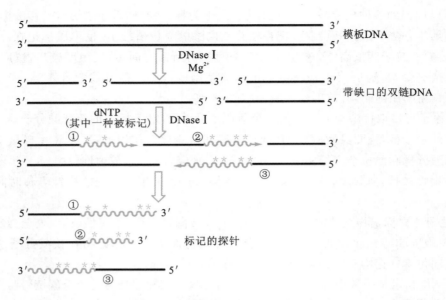

图 8-3　切口平移法制备核酸探针示意图

单,产生的核酸探针长度均一、在杂交反应中重复性强、比活性高、结果较为稳定,适用于大多数杂交。

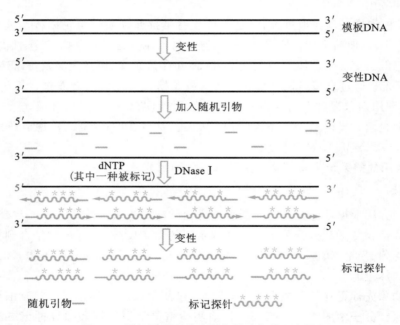

图 8-4　随机引物延伸法制备核酸探针示意图

3. 末端标记(end labelling)法　将 DNA 探针的 5′端或 3′端进行标记的方法,可得到全长 DNA 片段。本法标记的核酸探针活性低、标记不均匀,很少用于核酸分子杂交探针的标记,而主要用于 DNA 测序。DNA 探针的末端标记法包括 T4 多核苷酸激酶 5′末端标记法和 Klenow 大片段的 3′末端标记法两种。5′末端标记法是先用碱性磷酸酶(ALP)去掉 dsDNA 5′-磷酸,再用 T4 多核苷酸激酶催化标记的 ATP 转移到 DNA 片段的 5′-OH 上。而 3′末端标记法是在探针 3′-末端用末端转移酶掺入标记的 ddUTP。

4. 寡核苷酸探针标记法　通过在人工合成寡核苷酸时加入特定标记的核苷酸来完成寡核苷酸探针的标记,也可以通过 DNA 探针的末端标记法对其 5′或 3′末端进行标记。寡核苷酸探针可以大量快速合成,成本低廉,性质稳定,不会自身退火,特异性高,可以用于基因文库的筛选和靶基因上单个核苷酸点突变的检测。

三、核酸探针的检测

核酸分子杂交后信号的检测手段应根据杂交反应的类型来选择。

(一) 放射性同位素标记探针的检测

1. 放射自显影(autoradiography, ARG) 放射性同位素标记探针的检测基于放射性同位素在不断衰变过程中释放出来的带电离子(α 或 β 粒子)作用于感光材料的卤化银晶体,形成潜在影像,经过显影即可见到成像的原理。基本过程是将放射性样品在黑暗中与照相乳胶接触在一起,即使照相乳胶暴露于射线中,射线使乳胶中的 AgBr 感光,产生潜影,经定影后在乳胶上形成与样品中放射性物质所在的部位和活度相对应的有银粒组成的图像。放射自显影具有定位准确、灵敏度高、资料形象、操作简单易行、结果易于保存等优点;缺点是自显影的制备时间过长,不能直接定量。最常用的是 ^{32}P 标记探针的检测。放射自显影包括直接放射自显影和间接放射自显影两种。

(1) 直接放射自显影 在暗室中将含有放射性杂化分子的薄膜与 X 线胶片紧密地贴在一起放入暗盒。放射性同位素衰减会释放 β 射线,感光胶片上的银颗粒,产生稳定的潜影,胶片经冲洗后产生可见的图像。图像的位置与薄膜上杂化分子的位置一致,图像的深浅反映了杂化分子的含量。

(2) 间接放射自显影 为增加 ^{32}P 检测的敏感性,X 线胶片被夹在薄膜和增感屏之间,增感屏是一种有弹性的塑料片,由磷钨酸等闪烁物覆盖,受到激发时可以发光。^{32}P 的射线穿透 X 线胶片照射到增感屏上,激发增感屏上的物质发光,其光线可以使 X 线胶片感光产生潜影,可使 ^{32}P 的检测效率增强 10 倍。由于反射光产生的潜影在低温下比较稳定,使用增感屏时一般将放射自显影的暗盒置于 $-70\ ^{\circ}C$。

2. 液体闪烁计数法 液体闪烁计数法的检测原理是待检样品辐射时发出的辐射能经溶剂分子传递给闪烁剂分子,被激发的闪烁剂分子从激发态退激为稳定态的过程中产生荧光信号,经光电倍增管转变为电子脉冲信号,信号得到放大并被测量,从而实现对放射性同位素探针的检测。

将放射性溶液均匀混合于闪烁液中,辐射粒子直接和闪烁液作用。在闪烁液中带电粒子基本上以 4π 的几何效率被测量,故液体闪烁计数法灵敏度高。

(二) 非放射性同位素标记探针的检测

核酸分子杂交检测体系及方法依据非放射性同位素探针的标记物不同而不同。一般分为直接检测法和间接检测法。在直接检测法中,可检测的标记分子与核酸探针直接结合,杂交反应后可以直接观察结果。如酶直接标记的探针可通过直接显色检测;荧光素直接标记的核酸探针在杂交后,通过光照射发出荧光,与 X 线胶片在暗室曝光、显影检测。生物素、地高辛等其他非同位素标记物需先与检测系统偶联后才能显色进行检测,称为间接检测法。

1. 直接检测法 直接检测法包括酶促显色法和荧光法两类。通过酶促反应使酶的作用底物形成有色产物的检测方法称为酶促显色法。根据不同荧光素吸收和发射荧光的波长不同,采用不同波长的光照射,检测激发光的方法称为荧光法。荧光法检测主要用于原位杂交。下面主要介绍酶促显色法。

(1) 碱性磷酸酶显色体系 碱性磷酸酶(alkaline phosphatase, ALP)可作用于底物 5-溴-4-氯-3-吲哚磷酸盐(5-bromo-4-chloro-3-indolyl phosphate, BCIP),使其脱磷并聚合,在此过程中释放出 H^+ 使硝基蓝四氮唑(nitroblue tetrazolium, NBT)还原形成不溶性紫色化合物二甲䐶,从而使与标记探针杂交的靶位点显色而得到检测。

(2) 辣根过氧化物酶显色体系 辣根过氧化物酶(horseradish peroxidase, HRP)利用过氧化氢(H_2O_2)作用于芳香胺类的显色底物,如 3,3'-二氨基联苯胺(3,3'-diaminobenzidine, DAB)和 3,3',5,5'-四甲基联苯胺(3,3',5,5'-tetramethylbenzidine, TMB)等。DAB 经 HRP 催化反应后在杂交部位形成红棕色沉淀物;TMB 无致癌性,其反应产物为蓝色(图 8-5),易于观察,故 TMB 应用更为广泛。

为了保证酶的活性,直接检测法进行杂交和洗脱的条件必须温和,故不能用于反应条件(杂交和洗脱条件)苛刻的某些杂交反应,而主要用于杂交反应温度较低的寡核苷酸探针杂交。

2. 间接检测法 对地高辛、生物素,或荧光素标记的探针进行检测时,需要增加一个将酶连接到杂化核酸分子上的步骤。杂化核酸分子中的生物素可通过链霉素与酶结合,最简单的一种方法是同时加入链

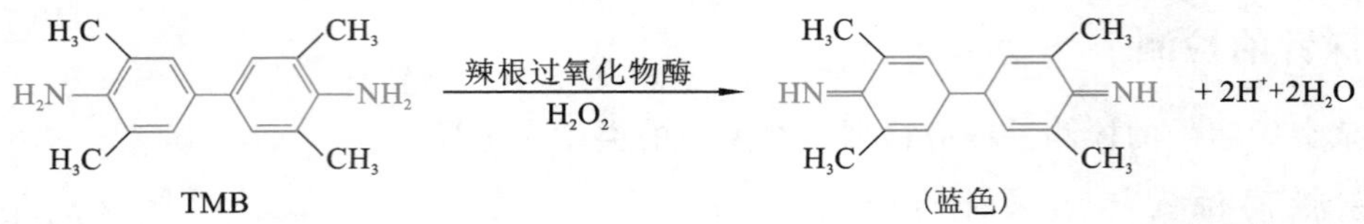

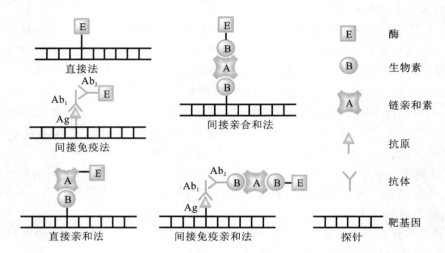

图 8-5　辣根过氧化物酶显色反应

霉素与 HRP,以便于在生物素化的杂化核酸分子与酶之间形成一个连接,然后再加入适当的底物。间接法检测的过程包括偶联反应和显色反应两个过程。

(1)偶联反应　大多数非同位素标记物是半抗原,通过抗原-抗体免疫系统与检测体系相偶联,如生物素-链亲和素-显色体系偶联检测。根据偶联反应不同,检测方法也不同,可分为直接法、间接免疫法、间接亲和法、直接亲和法及间接免疫亲和法等(图 8-6)。

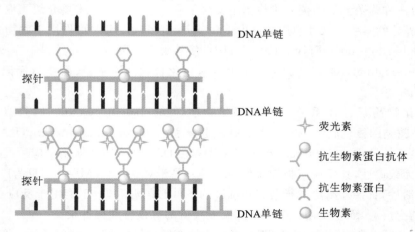

图 8-6　非核素探针检测法示意图

(2)显色反应　通过连接在抗体或抗生物素蛋白(或链亲和素)上的显色物质(酶、荧光素)对杂交信号进行检测。①酶促显色法:常用的方法包括 ALP 和 HRP 显色体系,作用原理与直接检测法相同。ALP 显色体系的显示结果为紫色,HRP 显色体系的显示结果根据底物不同有棕色和蓝色两种。②荧光法:常用的方法有异硫氰酸荧光素(FITC)、四乙基罗达明(RB200)等,不同的荧光素在激光照射下发出不同颜色的荧光,用荧光显微镜或荧光检测系统可以直接检测荧光信号(图 8-7)。③化学发光法:根据在化学反应过程伴随有发光的现象,从而实现对结果进行检测的方法称为化学发光法。目前应用最广泛的是 HRP 催化鲁米诺(luminol)伴随的发光反应,其原理是 HRP 在过氧化氢(H_2O_2)存在下催化鲁米诺氧化,产生高反应的内生过氧化物,在分解至基态时发射 425 nm 的光(图 8-8)。

图 8-7　间接荧光法检测生物素标记的核酸探针示意图

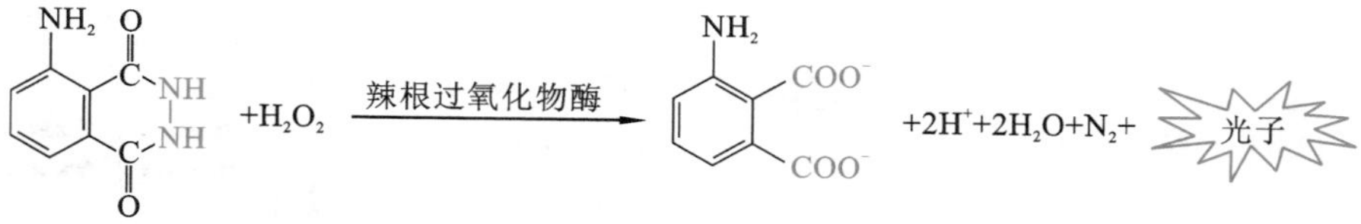

图 8-8 HRP 催化鲁米诺的化学发光反应

间接检测法适用于杂交和洗脱条件比较苛刻的杂交反应,故其应用比直接检测法更为广泛。

第三节 核酸分子杂交技术

各种核酸分子杂交技术的基本原理和操作流程基本相同,包括靶核酸分子的制备及探针分子的制备和标记、预杂交及杂交、漂洗、杂交信号的检测及分析等。常用的核酸分子杂交技术有 Southern 印迹杂交技术、Northern 印迹杂交技术、原位杂交技术等。

一、Southern 印迹杂交技术

1975 年由英国爱丁堡大学的 E. M. Southern 首先创建的 DNA 分子杂交技术,即以其命名的 Southern 印迹杂交(Southern blotting)技术。它是将电泳分离的待测 DNA 片段固定在固相载体上,与标记的核酸探针进行杂交,在与探针有同源序列的位置上显示杂交信号的一种核酸杂交方法。

Southern 印迹杂交技术的基本原理是:具有一定同源性的两条核酸单链在一定的条件下,可按碱基互补的原则形成双链,此杂交过程是高度特异的。由于核酸分子的高度特异性及检测方法的灵敏性,综合凝胶电泳和限制性核酸内切酶分析的结果,便可绘制出 DNA 分子的限制图谱。

Southern 印迹杂交技术包括两个主要过程:一是将待测核酸分子通过一定的方法转移并结合到一定的固相支持物(硝酸纤维素膜或尼龙膜)上,即印迹(blotting);二是固定于膜上的核酸同位素标记的探针在一定的温度和离子强度下退火,即分子杂交过程。早期的 Southern 印迹是将凝胶中的 DNA 变性后,经毛细管的虹吸作用,转移到硝酸纤维素膜上。印迹方法如电转法、真空转移法;滤膜包括硝酸纤维素膜、尼龙膜、化学活化膜(如 APT、ABM 纤维素膜)等。

Southern 印迹杂交技术的基本操作流程是:①将 DNA 样品用限制性核酸内切酶消化后,经琼脂糖凝胶电泳分离各酶解片段;②酶解后的 DNA 片段经碱(NaOH)变性断裂为较短的单链 DNA,中性缓冲溶液如 Tris 缓冲溶液中和凝胶中的缓冲溶液;③在高盐条件下,将固相支持物置于胶上,通过毛细管虹吸作用或电转移将 DNA 从凝胶中转印至一定的固相支持物上;④加入探针使之与固相支持物上的 DNA 进行杂交;⑤冲洗掉游离的探针或非特异结合的 DNA,检测杂交信号(图 8-9)。

Southern 印迹杂交技术检测的目标是 DNA,DNA 不易被降解且制备过程简单,易于在普通实验室操作,故其是分子生物学领域中最常用的核酸分子杂交方法之一。早在 1978 年,简悦威等医学家就采用 Southern 印迹杂交技术进行镰状细胞贫血的基因诊断,取得了基因诊断的首例突破。目前 Southern 印迹杂交技术在单基因遗传病的基因诊断、DNA 图谱分析及 PCR 产物分析等方面有重要价值。

二、Northern 印迹杂交技术

1977 年,Alwine 将 Southern 印迹杂交应用于 RNA 的研究,称为 Northern 印迹杂交(Northern blotting)技术,故基本原理和基本过程与 Southern 印迹杂交技术类似,是将 RNA 从琼脂糖凝胶中转印到固相支持物(硝酸纤维素膜)上的一种核酸分子杂交方法。

Northern 印迹杂交的 RNA 与 Southern 印迹杂交的 DNA 吸印方法类似,只是所使用的变性剂不同。Northern 印迹杂交上样前用甲基氢氧化银、乙二醛或甲醛使 RNA 变性(NaOH 会水解 RNA 的 $2'$-OH)。RNA 变性后有利于在转印过程中与硝酸纤维素膜结合,同样可在高盐中进行转印。在电泳的琼脂糖凝胶中不能加 EB,因为它会影响 RNA 与硝酸纤维素膜的结合。为测定片段大小,可在同一块胶上加分子

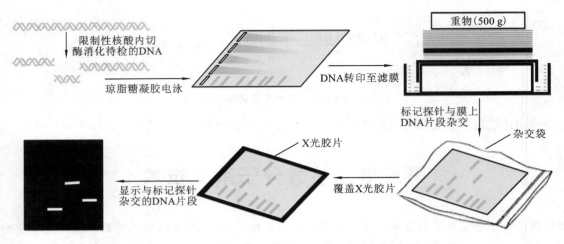

图 8-9 Southern 印迹杂交技术操作流程

量标记物一同电泳,之后将标记物切下、上色、照相,样品胶则进行 Northern 转印。标记物胶上色的方法是在暗室中将其含 5 μg/mL EB 的 0.1 mol/L 醋酸铵中浸泡 10 min,在水中脱色即可,在紫外光下用一次成像相机拍照时,上色的 RNA 胶要尽可能少接触紫外光,若接触太多或在白炽灯下暴露过久,会使 RNA 信号降低。

Northern 印迹杂交技术检测的目标是 RNA,RNA 的制备需要严格的条件及更规范的操作,所有操作均应避免 RNase 的污染,否则 RNA 易于丢失或被降解。RNA 是基因开放或关闭的标志物,因此在蛋白质组学的研究中,机体不同发育阶段、同一组织正常与疾病的不同状态下基因表达的结果有差异,故 Northern 印迹杂交技术被认为是判断基因表达的"金标准"。目前 Northern 印迹杂交技术常用于 RNA 病毒的检测、基因表达的检测、肿瘤的早期诊断等。

三、原位杂交技术

原位杂交(in situ hybridization,ISH)是将标记的核酸探针与细胞或组织中的核酸按碱基配对原则进行特异结合形成杂交体,然后应用组织化学或免疫组织化学方法在显微镜下或电子显微镜下对待测核酸进行细胞内精确定位的一种检测技术。此技术不经历核酸提取过程,而是直接对细胞或组织中的基因进行定位或表达的检测。

原位杂交的基本操作步骤是:①杂交前准备,包括固定、取材、玻片和组织的处理等,保持细胞形态结构,最大限度地保存细胞内 DNA 或 RNA 水平,增加细胞膜的通透性和探针的穿透性,降低背景染色;②杂交,使已标记探针与细胞内的靶序列核酸进行特异结合;③洗脱,利用一系列不同浓度、不同温度的盐溶液进行漂洗,降低背景色;④信号检测,根据核酸探针标记物的种类选择相应的检测方法进行杂交信号的检测(图 8-10)。

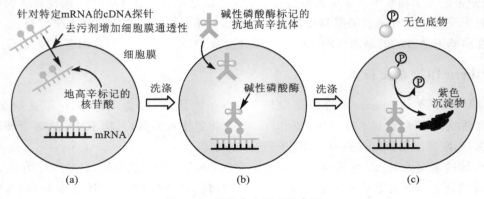

图 8-10 原位杂交原理示意图

原位杂交技术目前主要应用于正常或异常染色体上特异基因及其表达的精确定位、转录水平的分析、病毒和病原体感染的检测等。其中常用的是 RNA 原位核酸杂交(又称 RNA 原位杂交组织化学或 RNA 原位杂交),可在基因分析和诊断方面作定性、定位和定量分析,已成为最有效的分子病理学技术,同时在分析低丰度和罕见的 mRNA 表达方面已展示了分子生物学的一个重要方向。荧光原位杂交(fluorescence in situ hybridization,FISH)技术已成功地将骨髓癌抑制基因 hTTFG 定位于染色体 5q31 位置上。

║ 知识链接 ║

分子诊断的创始人——简悦威

简悦威(Yuet Wai Kan),美籍华裔科学家,分子诊断的创始人。他首先测定 α-地中海贫血患者的珠蛋白链杂交程度以确定 α-地中海贫血患者的 α-基因缺失情况,发现镰状细胞贫血限制性内切酶长度多态性,并将此应用于基因诊断与产前诊断。他是细胞特异性基因转移的创始人,首先实现了红系细胞特异性基因转移,采用红细胞生成素多肽与反转录病毒载体外壳蛋白组成嵌合蛋白,从而实现特异性基因转移,受到国际基因治疗领域的广泛关注。

实验 8-1　Southern 印迹转移

【实验目的】

(1) 掌握 Southern 印迹杂交技术的基本原理。

(2) 熟悉 Southern 印迹杂交技术的操作过程。

(3) 了解 Southern 印迹杂交技术的临床应用。

【实验原理】

根据具有一定同源性的两条核酸单链在一定条件下,可按碱基互补的原则特异性地杂交形成双链的特性,利用琼脂糖凝胶电泳分离经限制性内切酶消化的 DNA 片段,将胶上的 DNA 经碱变性并在原位将单链 DNA 片段转移至固相支持物上,经干烤或紫外照射固定,再与相对应结构的标记探针进行杂交,利用放射性自显影或酶反应显色,从而检测特定 DNA 分子的大小。

【试剂与材料】

(1) 变性液　0.5 mol/L NaOH,1.5 mol/L NaCl。

(2) 中和液　0.5 mol/L Tris-HCl(pH7.0),1.5 mol/L NaCl。

(3) 20×SSC(pH7.0) 称取 NaCl 175.3 g,二水合柠檬酸三钠 88.2 g,加双蒸水约 800 mL 溶解,用浓 HCl 调 pH 值至 7.0,加双蒸水定容至 1000 mL,高压灭菌,室温保存。

(4) 硝酸纤维素膜。

(5) 22 cm×15 cm 瓷盘。

【操作步骤】

1. 电泳分离 DNA 片段　将部分酶切产物进行琼脂糖凝胶电泳,在紫外灯下观察结果,如出现预期大小的片段,说明酶切成功。

将剩余的酶切产物也进行琼脂糖凝胶电泳,取出凝胶,切去边缘多余部分,并切去凝胶的左上角以标记凝胶的方向。

2. DNA 变性　将备好的凝胶置于足量的变性液(以覆盖凝胶为宜)中,并在室温下轻轻振摇漂洗 20 min 以上。更换一次变性液继续漂洗 20 min。用灭菌 dd H$_2$O 清洗凝胶,沥去凝胶上的液体。

3. 中和　加入足量的中和液覆盖凝胶,在室温下振摇漂洗 20 min 以上。更换中和液,重复一次。用灭菌 dd H$_2$O 清洗凝胶,沥去凝胶上的液体。

4. 转移

（1）剪一张硝酸纤维素膜，其长度与宽度大于凝胶 1 mm，并在角上做记号，确定滤膜方位。

（2）将硝酸纤维素膜在灭菌蒸馏水中湿润 2～3 min，用滤纸吸走膜上的水分后用 20×SSC 溶液浸泡。

（3）取一长方形大平皿，并在平皿中加入 20×SSC 溶液，在平皿中放入凸型平台。

（4）剪两张宽度与平台一致，长度可跨越平台延伸到平皿中溶液里的滤纸，用 20×SSC 溶液浸润这两张滤纸后平放到平台上，用移液管在滤纸上滚动以除去滤纸和平台之间的气泡，并确保两张滤纸的终端均浸入平皿中的 20×SSC 溶液中。

（5）将凝胶底面朝上（加样孔朝下）置于滤纸桥上，除去凝胶与滤纸之间的气泡，周围用 Parafilm 膜盖住。

（6）将经上述处理后的硝酸纤维素薄膜置于凝胶表面，除去之间的气泡。

（7）膜上放 2～4 层与膜等大的滤纸（20×SSC 溶液中浸润），除去之间的气泡。

（8）其上再放置一叠 5～10 cm 厚的吸水纸，在吸水纸上放置一块玻璃板和约 500 g 的重物，放置过夜（图 8-11）。

5. 干燥

（1）转移结束后，移去吸水纸和滤纸，同时翻转取出凝胶和硝酸纤维素膜，在凝胶的点样与硝酸纤维素膜相对应位置做好标记。

（2）把已转移了 DNA 的硝酸纤维素膜放在 6×SSC 溶液中振摇浸泡约 5 min，然后置于滤纸上将水分吸干，再夹在两层滤纸之间，80 ℃真空干燥 2 h。

【注意事项】

（1）对凝胶进行中和时，一定要测溶液的 pH 值，防止凝胶的碱性破坏硝酸纤维素膜。

（2）转移装置中，各层滤纸与膜之间均不能有气泡。一旦开始转膜后，要防止滤膜和凝胶错位，防止吸水纸倒塌和完全湿透，要及时更换吸水纸。

（3）在凝胶碱变性时，制备转印迹装置。

（4）操作过程中需戴一次性 PE 手套，要用钝头镊子取硝酸纤维素膜。

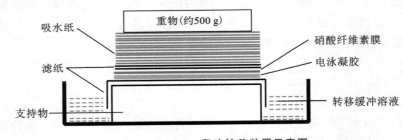

图 8-11　Southern 印迹转移装置示意图

实验 8-2　反向斑点杂交法对 β-地中海贫血（β-地贫）的检测

【实验目的】

（1）掌握反向斑点杂交法检测 β-地中海贫血的基本原理。

（2）熟悉反向斑点杂交法检测 β-地中海贫血的操作过程。

（3）了解 β-地中海贫血在临床上常用的其他检测方法及临床应用。

【实验原理】

反向斑点杂交(reverse dot blot,RDB)是利用生物素等标记的探针和特异性扩增 PCR 产物进行杂交而达到检测目的。先将一系列针对 β-地贫已知突变背景的等位基因特异性寡核苷酸(ASO)探针(包括一条正常探针和一条突变探针)经过末端转移酶的作用形成多聚 T(dT)尾巴后固定在同一硝酸纤维素膜或尼龙膜上,再将待测 DNA 样本(一般是经过 PCR 特异扩增的产物,通过在 PCR 引物 5′端预先进行生物素标记而使扩增产物标记上相应生物素)与之杂交,经过洗涤去除未结合的 DNA 样本,再经相应的显色反应即显出杂交信号。

【试剂与器材】

(一)试剂

1. β-地贫基因诊断试剂盒

(1)PCR 扩增试剂　PCR 反应液。

(2)β-地贫基因杂交及显色试剂(膜条、POD 母液、TMB、30％H₂O₂)。

2. 其他(自备)试剂

(1)全血基因组提取试剂　购买商品化全血 DNA 快速提取试剂盒。

(2)20×SSC(pH7.0)　同实验 8-1。

(3)10％SDS(pH7.0)　称取 SDS 20 g,加双蒸水约 180 mL,加热至 68 ℃溶解,用浓 HCl 调 pH 值至 7.0,加双蒸水定容至 200 mL,室温保存。

(4)1 mol/L 柠檬酸钠(pH5.0)　取二水合柠檬酸三钠 147.05 g,加双蒸水约 350 mL 溶解,用浓 HCl 调 pH 值至 5.0,加双蒸水定容至 500 mL,4 ℃冰箱保存。

(5)A 液(2×SSC,0.1％SDS)　20×SSC 100 mL,10％SDS 10 mL,加双蒸水定容至 1000 mL。

(6)B 液(0.5×SSC,0.1％SDS)　20×SSC 25 mL,10 ％ SDS 10 mL,加双蒸水定容至 1000 mL。

(7)C 液(0.1 mol/L 柠檬酸钠)　1 mol/L 柠檬酸钠 100 mL,加双蒸水定容至 1000 mL。

(8)孵育液　用 A 液和 POD 溶液按照 1:2000 的比例配制。

(9)显色液　C 液 19 mL,TMB 1 mL,30％H₂O₂ 2 μL,混匀即可。

(二)器材

PCR 热循环仪、台式离心机、标本裂解仪或电炉、真空旋转干燥仪、微量移液器及吸头、Eppendorf 管(1.5 mL)、分子杂交仪、塑料加盖离心管或杂交管(15 mL 和 50 mL)、刻度吸管、眼科镊等。

【操作步骤】

(一)样品 DNA 提取

(1)采集被检者静脉血 1 mL,EDTA 抗凝。

(2)按照商品化全血 DNA 快速提取试剂盒的说明书进行基因组 DNA 提取。

(二)PCR 扩增 β-珠蛋白基因

(1)取 PCR 反应液管(23 μL)于 6000 r/min 短暂离心,加入已提取的待测样品 DNA 2 μL,反应总体系为 25 μL。

(2)另取一管 PCR 反应液,以 2 μL ddH₂O₂ 为模板作空白对照。

(3)PCR 反应程序如下。

①50 ℃,15 min。

②95 ℃,10 min(预变性)。

③94 ℃,60 s(变性)。

④55 ℃,30 s(退火)。

⑤72 ℃,30 s(延伸),重复③至⑤35 个循环。

⑥72 ℃,5 min。

(三)核酸分子杂交及检测

1. 杂交　取 15 mL 塑料离心管或杂交管,放入标有样品编号的膜条,加入 A 液 6~8 mL 及所有

PCR 产物(25 μL),将离心管放入沸水浴中加热 10 min,取出拧紧盖子,放入杂交箱 42 ℃杂交 1.5~4 h。另取 50 mL 塑料离心管,加入 40 mL B 液于杂交箱或水浴箱中预热至 42 ℃。

2. 洗膜 取出膜条,移至装有预热 B 液的 50 mL 塑料离心管中,于 42 ℃轻摇洗涤 15 min。

3. 显色 将膜条转移至孵育液中室温轻摇浸泡 30 min,弃去孵育液。用 A 液室温轻摇洗涤膜条 2次,每次 5 min。用 C 液室温轻摇洗膜 1~2 min,同时配制显色液。将膜条浸泡于显色液中避光显色 5~20 min 即可观察结果。

（四）结果讨论

1. 膜条上的探针排列顺序 见表 8-1。

表 8-1 膜条上的探针排列

41-42N	654N	−28N	71-72N	17N	βEN	31N	27/28M	
41-42M	654M	−28M	71-72M	17M	βEM	31M	IVS-Ⅰ-1M	编号
43M	−32M	−29M	−30M	14-15M	CAPM	IntM	IVS-Ⅰ-5M	

2. 结果

（1）判定依据

①空白对照的膜条结果应为所有位点都不显色;待检样品的膜条上各探针位点是否有肉眼可见的边缘清晰的圆形蓝色斑点,有显色信号表示反应体系正常。

②该膜条上涵盖中国人常见的 17 种 β-珠蛋白基因突变位点:41-42M、654M、−28M、71-72M、17M、βEM、IVS-Ⅰ-1M、27/28M、43M、−29M、31M、−32M、−30M、14-15M、CAPM、IntM、IVS-Ⅰ-5M。

（2）判定结果

①所有 7 个内对照位点均有显色信号而其他突变位点无显色信号,表示待检样品的 β-地贫 17 个位点未发现突变。

②所有 7 个内对照位点和某 1 个突变位点有显色信号,表示待检样品为 β-地贫杂合子突变。

③所有 7 个内对照位点和某 2 个突变位点有显色信号,表示待检样品为 β-地贫双重杂合子突变。

④某 1 个突变位点有显色信号而其对应的内对照位点(除此点外,其他正常位点均显色)无显色信号,表示待检样品为 β-地贫纯合子突变。

⑤14-15M、27/28M、CAPM、IntM、IVS-Ⅰ-1M、IVS-Ⅰ-5M 为少见突变类型,本实验为设置正常对照,检测结果仅报告点突变,欲了解纯合突变或杂合突变需做进一步分析。

【注意事项】

（1）做好样品、塑料离心管和膜条标号,并仔细核对 PCR 扩增管、塑料离心管与膜条的标记,使之相符,操作中避免用手直接接触膜条,需用眼科镊夹取膜条边角(有编号标志处)操作。

（2）分子杂交全过程须保持膜条的探针面与反应液充分接触,避免此面贴于容器表面或膜面间相贴。

（3）洗膜时每管 40 mL B 溶液,最多可同时洗涤 4 条膜。

（4）配制孵育液时,两张膜需用 4 μL POD 液配制成 8 mL,4 张膜可用 6 μL POD 液配制成 12 mL,以此类推。

（5）显色液需新鲜配制。显色时振荡的目的是让膜条充分分散开,不同型号的仪器频率略有不同,通常为 50~100 次/分。显色时间可视实际情况延长,以提高显色效果。

（6）若整张膜条都无蓝色斑点,提示实验失败,应重新进行实验。

（7）若一张膜条上有三个或三个以上的突变位点有信号,则提示该膜条有可能发生污染或有非特异杂交,应排查具体原因后重新进行实验。

（8）室温低于 20 ℃时,A、B 液中可能会有结晶析出,使用前应先温浴使之溶解再使用。

小结

核酸分子杂交技术是分子生物学和基因诊断领域最为常用的基本技术之一。其基本原理是利用核酸变性和复性的特点,使具有一定同源性的两条核酸单链在一定条件下按照碱基互补配对原则形成异质双链。此杂交过程可以发生在同源或异源的 DNA 链和 DNA 链之间,也可在 RNA 链和 DNA 链之间形成。

核酸分子杂交的常见影响因素有探针的选择、探针的标记方法、探针的浓度、杂交温度、溶液离子强度、靶核酸分子浓度和非特异性杂交反应等。

依照探针的来源和性质,核酸探针可分为基因组 DNA 探针、cDNA 探针、RNA 探针和寡核苷酸探针四类,它们具有各自的特点和使用范围,使用时要加以选择。探针的标记物有放射性同位素和非放射性同位素标记两种。探针标记方法分为酶促法和化学法。放射性同位素标记的探针一般用放射自显影和液体闪烁计数法检测,非放射性同位素标记的探针多采用酶促显色法或化学发光法来检测。

核酸分子杂交可分为固相杂交和液相杂交两大类。常用的为固相杂交,类型包括 Southern 印迹杂交、Northern 印迹杂交、原位杂交、斑点杂交等。Southern 印迹杂交和 Northern 印迹杂交分别可以检测 DNA 或 RNA 分子。斑点杂交可以检测 DNA 或 RNA 分子,并且无需电泳分离样本 DNA 或 RNA 分子,缺点是不能鉴定靶基因的大小(分子量)。原位杂交则检测组织或细胞中的 DNA 或 RNA 分子。液相杂交应用不如固相杂交普遍,包括的方法有吸附杂交、发光液相杂交、液相夹心杂交等。

能力检测

一、单项选择题

1. 核酸分子杂交不能用于(　　)。
A. 单链 DNA 与单链 DNA 之间的杂交　　　　B. 单链 DNA 与 RNA 之间的杂交
C. 基因组 DNA 与 PCR 产物之间的杂交　　　D. RNA 与 RNA 之间的杂交
E. 以上均不可以

2. 用作探针的 DNA 分子必须(　　)。
A. 长于 30 bp　　　　　　B. 短于 30 bp　　　　　　C. 是双链分子
D. 在杂交前变性　　　　　E. 在杂交前复性

3. 下列属于放射性同位素标记物的是(　　)。
A. 生物素　　　　　　　　B. 地高辛　　　　　　　　C. 荧光素
D. ^{35}S　　　　　　　　　E. 碱性磷酸酶

4. 常用的荧光素不包括(　　)。
A. FITC　　　　　　　　　B. RB200　　　　　　　　C. cy3
D. SYBR Green Ⅰ　　　　　E. ^{3}H

5. 下列对^{32}P的描述中不正确的是(　　)。
A. 放射性强　　　　　　　B. 穿透力强　　　　　　　C. 灵敏度高
D. 稳定性高　　　　　　　E. 分辨率不高

6. Northern 印迹技术检测的目标是(　　)。
A. DNA　　　　　　　　　B. RNA　　　　　　　　　C. 蛋白质
D. 抗原　　　　　　　　　E. 抗体

7. DNA/DNA 杂交,最适杂交温度低于 T_m(　　)。
A. 1~5 ℃　　　　　　　　B. 5~10 ℃　　　　　　　C. 10~15 ℃
D. 20~25 ℃　　　　　　　E. 25~30 ℃

二、填空题

1. 核酸分子杂交根据其作用环境可分为_____和_____两种类型。

2. 影响核酸分子杂交的因素有_____、_____、离子强度、靶核酸分子、_____、非特异性杂交反应等。

3. 根据标记物不同,可将核酸探针分为_____和_____。根据化学本质不同,可将核酸探针分为_____和_____。

4．非放射性同位素的间接检测法过程包括_____和_____两个过程。

5．常用的核酸分子杂交技术有_____、_____、原位杂交技术等。

三、名词解释

1．核酸分子杂交

2．固相杂交

3．核酸探针

4．原位杂交

四、问答题

1．简述核酸分子杂交的基本原理。

2．简述理想的核酸探针标记物应具备的特性。

3．简述 Southern 印迹杂交技术的基本操作步骤。

（蔡群芳）

第九章 蛋白质分析技术

第一节 蛋白质的分离与纯化

蛋白质是生命活动的物质基础。蛋白质的复杂性不仅表现在自身的结构上，而且也由于蛋白质在细胞内与核酸、多糖、脂质及其他的小分子以混合物的形式存在。利用各种方法将蛋白质与其他分子的混合物或者不同种类蛋白质的混合物分成单一蛋白质成分的过程称为蛋白质分离；而进一步通过分离技术获得目的蛋白质的单一成分纯品的过程称为蛋白质的纯化。要纯化必须先分离，不过有些定性或定量分析不要求回收目的蛋白，仅需充分分离即可。

根据蛋白质的种类、性质、所处体系以及蛋白质分离纯化的目的不同，蛋白质的分离与纯化的程序不尽相同。但各种不同蛋白质的分离纯化程序有着一定的规律，多数分离纯化工作都有相类似的步骤与手段（图 9-1）。

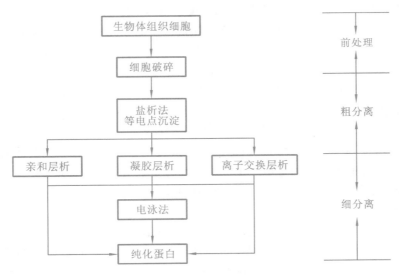

图 9-1　蛋白质分离纯化的一般程序

一、细胞破碎

除了提取体液、细胞外某些多肽激素、蛋白质、酶不需要破碎细胞,对于细胞内及多细胞生物组织中各种蛋白质的分离纯化都需事先将细胞和组织破碎,使蛋白质充分释放出来。

二、蛋白质的分离与纯化

蛋白质分离纯化的设计应遵循分级分离、先粗后细的原则。先利用目的蛋白的一种特性,采用最简单的方法去除最主要的杂质,使其达到一定纯度,然后再利用其他特性进行细致的分离纯化。

天然原料中的蛋白质含量低,应首先使用粗分离的方法,即非特异性和低分辨率的操作,如中性盐沉淀法、等电点沉淀法、超滤法等,中期主要采用多选择性的亲和层析、离子交换层析等,后期采用分离速度慢、分离规模小的凝胶过滤层析法。在分级分离的前提下,应尽量减少纯化步骤,缩短操作时间,以保证蛋白质的活性。纯化条件也应尽可能温和,避免蛋白质的变性。常用的蛋白质分离纯化方法见表9-1。

表 9-1 常用的蛋白质分离纯化方法

利用的性质	方 法
溶解度的差异	盐析、等电点沉淀、有机溶剂沉淀分配层析、吸附层析、疏水层析
分子形状和大小差异	凝胶过滤及凝胶电泳、超滤、速度区带离心
电离性质差异	电泳、离子交换层析
生物学功能的差异	亲和层析

(一)利用溶解度差异的分离方法

1. 盐析法 盐析法是最经典的方法,常用盐析法进行粗分离。加入一定浓度的中性盐,根据不同蛋白质在一定浓度的盐溶液中溶解度降低的程度不同而达到彼此分离的方法,称为蛋白质的盐析(salting-out)。这一现象是由于蛋白质分子内及分子间带电的极性基团有着静电引力,形成蛋白质分子表面的水化膜和电荷层,保持蛋白质溶液的稳定。但盐浓度增加到一定程度时,蛋白质表面的电荷大量被中和,水化膜被破坏,于是蛋白质分子相互聚集而被沉淀析出。

蛋白质盐析常用中性盐,主要有硫酸铵、硫酸镁、硫酸钠、氯化钠等,其中应用最广的是硫酸铵。在具体应用中,一般采用分段盐析方法:加入不同的盐量,使溶液处于不同的饱和度,从而使不同性质的蛋白质析出。

2. 有机溶剂沉淀法 有机溶剂能降低溶液的介电常数,从而增加蛋白质分子之间不同电荷的引力,导致溶解度的降低;另外有机溶剂与水的作用,能破坏蛋白质的水化膜,使蛋白质在一定浓度的有机溶剂中沉淀析出。利用不同蛋白质在不同浓度的有机溶剂中的溶解度差异而分离的方法,称为有机溶剂分段沉淀法。常用的有机溶剂为乙醇、丙酮。高浓度的有机溶剂易引起蛋白质的变性失活,操作必须在低温下进行,并在加入有机溶剂时注意搅拌均匀以避免局部浓度过大。有机溶剂沉淀蛋白质的分辨率比盐析法好,溶剂易于除去,缺点是易使活性蛋白或酶失活。

3. 等电点沉淀法 当蛋白质处于等电点时,蛋白质的净电荷为零,由于相邻蛋白质分子之间没有静电斥力而趋于聚集和沉淀,它的溶解度达到最低。利用蛋白质在等电点的溶解度低而各种蛋白质具有不同等电点的特点进行分离的方法称为等电点沉淀法。在等电点时,各蛋白质仍有一定的溶解度而使沉淀不完全,同时许多蛋白质的等电点十分接近,故单独使用此法效果不理想,实际工作中常把等电点沉淀法和盐析法、有机溶剂沉淀法联合使用。

大多数蛋白质在低温下比较稳定,因此蛋白质的分离纯化一般都在 0 ℃左右进行。

控制影响蛋白质溶解度的上述基本因素使蛋白质混合物得以分离的最典型例子是血浆蛋白质的分离。分离血浆蛋白质常用而有效的方法就是调节 pH 值,使溶液从中性逐渐变成酸性,同时控制乙醇浓度和离子强度以扩大各种蛋白质溶解度的差异,使血浆中不同蛋白质成分先后沉淀出来(图 9-2)。

(二)根据分子量不同的分离方法

1. 透析和超滤法 透析(dialysis)和超滤(ultrafiltration)是利用蛋白质分子不能通过半透膜的性质,

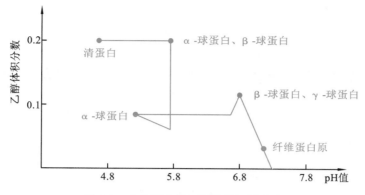

图 9-2 血浆蛋白质乙醇分段沉淀分离

使蛋白质和其他小分子物质如无机盐、单糖等分离。透析是将待提纯的溶液装入透析袋内,透析袋置于蒸馏水中,更换透析外液,直到透析袋内的无机盐等小分子物质降到最少为止。超滤是利用压力或离心力,迫使水和其他小分子溶质分子通过半透膜而使蛋白质保留下来。可以选择不同截留分子量的超滤膜,将分子量不同的蛋白质分离开来。

2. 平衡离心法 根据蛋白质分子大小、形状不同进行分离的技术称为平衡离心法。平衡离心法主要包括差速离心法和密度梯度离心法。

(1)差速离心法 逐渐增加离心速度,可以使样品中沉降速度不同的颗粒逐步分离开来。该方法主要适用于分子量或沉降系数相差较大的颗粒,一般用做粗分离,如从组织匀浆液中分离细胞器及分离病毒。

(2)密度梯度离心法 又称为区带离心法,可以同时使样品中几个或全部组分分离,具有良好的分辨率。离心时先将样品溶液置于一个由梯度材料形成的密度梯度液体柱中,离心后被分离组分以区带层分布于梯度柱中。介质梯度应预先形成,其最大密度要小于所有样品颗粒的密度。常用的有蔗糖、甘油等,采用梯度混合器,形成由管口到管底逐步升高的密度梯度。

3. 凝胶过滤层析法 凝胶过滤层析(gel filtration chromatography)又称分子筛层析,这是根据分子大小分离蛋白质混合物的有效方法之一。在凝胶过滤中,柱中的填充料是高度水化的惰性多聚物,最常用的是葡聚糖凝胶(sephadex gel)和琼脂糖凝胶(agarose gel)。凝胶颗粒是具有不同交联度的网状结构物,不同型号凝胶的网眼大小不同,可用来分离纯化不同分子大小的物质。在层析过程中,不同分子大小的蛋白质借助重力通过层析柱内的凝胶颗粒,比"网眼"大的蛋白质分子不能进入网格内,被排阻在凝胶颗粒之外,随着洗脱剂的流动首先流出;比"网眼"小的分子则进入凝胶颗粒内部,这样蛋白质由于不同大小的分子所经路径距离不同而得到分离(图 9-3)。

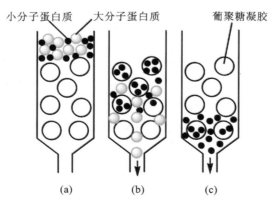

图 9-3 凝胶过滤分离蛋白质

注:(a)大球是葡聚糖凝胶颗粒;(b)小分子进入凝胶颗粒微孔,大分子不能进入,大分子先洗脱下来;

(c)小分子后洗脱出来。

（三）根据电荷不同的分离方法

1. 电泳法　在外界电场的作用下，带电粒子在电场中向与其自身所带电荷相反方向移动的现象称为电泳（electrophoresis）。移动的速度取决于蛋白质分子所带的净电荷性质及多少，也与分子的大小与形状有关。电泳技术的类型多种多样，下面介绍几种目前临床蛋白检测常用的电泳方法。

（1）醋酸纤维素薄膜电泳　醋酸纤维素薄膜电泳（cellulose acetate film electrophoresis）是以醋酸纤维素作为支持物的一种电泳技术，纤维素的羟基经乙酰化而得的醋酸酯即醋酸纤维素，醋酸纤维素薄膜电泳操作简单、快速、价廉、便于自动化，广泛用于血浆蛋白、血红蛋白、甲胎蛋白、同工酶等生物大分子的检测。

（2）琼脂糖凝胶电泳　琼脂糖凝胶电泳（agarose gel electrophoresis，AGE）是以琼脂糖为支持介质的一种电泳技术，它兼有"分子筛"和"电泳"的双重作用。琼脂糖凝胶具有网络结构，物质通过时会受到阻力，大分子物质在泳动时受到的阻力大，因此在凝胶电泳中，带电颗粒的分离不仅取决于净电荷的性质和数量，而且还取决于分子大小，这就大大提高了分辨能力。但由于其孔径相当大，对大多数蛋白质来说其分子筛效应微不足道，现广泛应用于核酸的研究中。

（3）等电聚焦电泳　等电聚焦（isoelectric focusing，IEF）电泳是利用一种特殊的缓冲溶液（两性电解质）在凝胶（常用聚丙烯酰胺凝胶）内形成一个由正极到负极依次增加的 pH 值梯度，电泳时各蛋白质组分将分别聚焦在各自等电点相应的 pH 值位置上，形成一个很窄的蛋白质区带。等电聚焦电泳具有很高的分辨率，尤其是固相 pH 值梯度等电聚焦，其分辨率可达 0.001pH，尤其适合分子量相同，而等电点不同的蛋白质的分离，是目前分辨率最高的电泳方法之一。

（4）毛细管电泳　毛细管电泳（capillary electrophoresis，CE）是一类以毛细管为分离通道、以高压电场为驱动力的新型液相分离技术。毛细管中既可进行自由电泳，也可使用传统的凝胶介质。毛细管电泳的特点是柱效高、分析时间短、所用样品量及试剂消耗少、操作模式多、可以进行在线检测和自动化。由于电泳时毛细管柱中填充的介质不同可以形成不同的电泳类型。

2. 离子交换层析法　离子交换层析（ion exchange chromatography，IEC）是以离子交换剂为固定相，依据流动相中的组分离子与交换剂上的平衡离子进行可逆交换时的结合力大小的差别而进行分离的一种层析方法。离子交换剂是通过化学反应将带电基团引入到惰性支持物上形成的，如带电基团带有正电荷，则能结合阴离子，称为阴离子交换剂；而带有负电荷的称为阳离子交换剂。离子交换层析可用于蛋白质的分离纯化。由于蛋白质是两性电解质，蛋白质在不同的 pH 值条件下，其带电状况也不同。它们对交换剂的亲和力就有差异，因此经过离子的交换与洗脱过程，使不同的蛋白质依先后顺序被洗脱下来，从而达到分离目的。

三、蛋白质分离纯化的条件

蛋白质是一类具有空间构象的结构复杂的生物大分子，离开天然环境，蛋白质分子变得极不稳定，因此从正常生物材料中提取各种蛋白质均需要特定的条件。

1. 缓冲溶液　缓冲溶液可以抗衡蛋白质溶液中 pH 值的改变，选择合适的缓冲溶液对于维持一定 pH 值下蛋白质的稳定及保证实验的重复性十分重要。各种缓冲溶液原则上都可用于蛋白质的分离纯化，但具体选择何种缓冲溶液要视分离纯化的蛋白质及所采用的纯化技术而定。

2. 盐、金属离子和螯合剂　大多数蛋白质如球蛋白，在稀盐溶液中才能溶解，因此应采用含盐缓冲溶液。通常用 0.1～0.2 mol/L NaCl 或 KCl 来模拟生理状态下的离子强度。某些金属离子特别是二价金属如 Ca^{2+}、Mg^{2+} 等往往是酶的组成部分，失去金属离子其活性会大大下降。为减少金属离子的影响，可以在缓冲溶液中加入特异金属离子的螯合剂（chelant）除去这些金属离子，如 Zn^{2+} 的螯合剂为邻二氮杂菲；Ca^{2+} 的螯合剂为乙二醇双（2-氨基乙醚）四乙酸（EGTA）；重金属及其他金属离子的螯合剂为乙二胺四乙酸（EDTA）。

3. 还原剂　细胞内有许多种还原成分，一旦细胞破碎，由于和氧的接触以及稀释作用而使抗氧化成分减少，导致许多蛋白质被氧化而失去活性。一般应加入一些还原剂，如抗坏血酸、巯基乙醇（mercaptoethanol)、二硫苏糖醇(dithiothreitol,DTT)可以有效防止上述的氧化过程。

4. 去垢剂 当膜蛋白与去垢剂分子接触时,膜蛋白的疏水区被去垢剂分子覆盖,成簇的去垢剂分子将亲水性头部向外,使其能与水溶性缓冲溶液相溶。常用的去垢剂有离子型去垢剂、非离子型去垢剂、两性去垢剂(表9-2)。

为了使蛋白质更好地溶解和保持蛋白质的活性,需选择合适的去垢剂。如溶解膜蛋白可选择 Triton X-114;1%～3%浓度的 Triton X-100 能使许多蛋白质不变性;Tween-20 通常用在固相免疫细胞化学反应(如 ELISA、RIA、免疫印迹等)中来阻断非特异性蛋白之间的相互作用;SDS 等离子型去垢剂由于可使蛋白质以单体形式被分离,常用于蛋白质分子量的测定;3-(3-胆胺丙基)二甲氨基-1-丙磺酸(CHAPS)常用于离子交换层析和等电聚焦电泳,含有 CHAPS 的蛋白质溶液可以冰冻保存。如果所有的去垢剂均不能获得较好的结果,可以探索多种去垢剂混合使用。

表 9-2 常用去垢剂类型及特点

分 类	特 点	常用去垢剂
离子型去垢剂	具有带电荷的头部,带正电荷的为阳离子去垢剂,带负电荷的为阴离子去垢剂。对蛋白质有强的变性作用	十二烷基硫酸钠(SDS) 十二烷基硫酸锂(LDS) 胆酸钠、脱氧胆酸钠
非离子型去垢剂	具有非极性的疏水性头部,对蛋白质间的相互作用干扰较弱,变性作用也较弱	Triton X-100、Triton X-114、NP-40、Tween-20
两性去垢剂	同时带有正、负离子的头部,对蛋白质间的相互作用干扰弱,对蛋白质的变性作用弱	CHAPS、zwittergent 3-14

5. 蛋白酶抑制剂 破碎细胞提取蛋白质的同时,会释放出多种蛋白酶(protease),这些蛋白酶需要迅速被抑制才能保持蛋白质不被降解。由于大多数蛋白酶的最适 pH 值在 3～5 或更大,因此可以采用低 pH 值条件降低蛋白酶的活性,但最重要的是加入蛋白酶抑制剂(protease inhibitor)。常用的蛋白酶抑制剂见表 9-3。

表 9-3 常用的蛋白酶抑制剂

蛋白酶抑制剂	受抑制的蛋白酶
苯甲基磺酰氟(PMSF)	丝氨酸蛋白酶、胰凝乳蛋白酶、胰蛋白酶、凝血酶等
Benzamidine	丝氨酸蛋白酶
EDTA/EGTA	金属蛋白水解酶
胃蛋白酶抑制剂(pepstatin)	酸性蛋白酶:胃蛋白酶、组织蛋白酶 D、凝乳酶、血管紧张肽原酶
亮抑蛋白酶肽(leupeptin)	丝氨酸和巯基蛋白酶
胰蛋白酶抑制剂(aprotinin)	丝氨酸蛋白酶:血浆酶、血管舒缓素、胰蛋白酶、胰凝乳蛋白酶

6. 蛋白质的环境因素

(1)表面效应 蛋白质的稀溶液易使蛋白质失活,这可能是由于玻璃容器表面效应的结果。这一作用可以在溶液中加入高浓度的其他蛋白如牛血清白蛋白(BSA)来防止,通常在酶活性测定中至少加入 0.1 mg/mL BSA,而在蛋白质储存液中则加入 10 mg/mL 的 BSA。

(2)温度 蛋白质在温度超过 30～40 ℃时,变得极度不稳定,大多数会由于热变性而失去活性,蛋白质在低温度时其半衰期可延长。

(3)储存 蛋白质短期保存(1～7 天)时,可以溶液状态在 4 ℃保存。如需长期储存(超过 1 周),根据需要可以采取不同的方式,如在硫酸铵溶液中以沉淀悬浮的方式于 4 ℃保存;或者用硫酸铵沉淀蛋白,离心后在液氮中冷冻,然后低温保存;最好的方法是将蛋白质以冻干的粉末保存。以冰冻干燥的失水状态保存蛋白质对许多蛋白质是有利的,但冻干会使一些蛋白质部分失去活性。

第二节 Western 印迹技术

蛋白质有许多传统检测技术,如酶联免疫技术(ELISA)、双相电泳技术、激光捕获微切割(LCM)技术、Western blot 等。这些检测技术在蛋白质检测中均起到不同的作用,为基础研究和临床诊断等提供各种有用的资料。

免疫印迹法(immunoblotting test,IBT)因与 Southern 早先建立的检测核酸的印迹方法 Southern blot 相类似,亦被称为 Western blot。免疫印迹是 20 世纪 70 年代末至 80 年代初在蛋白质电泳分离和抗原抗体检测的基础上发展起来的一项检测蛋白质的技术。它将 SDS 聚丙烯酰胺凝胶电泳的高分辨率与抗原抗体反应的特异性相结合。典型的印迹实验包括三个步骤。

第一阶段为 SDS-聚丙烯酰胺凝胶电泳(SDS-PAGE)。抗原等蛋白样品经 SDS 处理后带负电荷,在聚丙烯酰胺凝胶中从阴极向阳极泳动,分子量越小,泳动速度就越快。

第二阶段为电转移。将在凝胶中已经分离的条带转移至硝酸纤维素膜上。

第三阶段为酶免疫定位。将印有蛋白质条带的硝酸纤维素膜(相当于包被了抗原的固相载体)依次与特异性抗体和酶标第二抗体作用后,加入能形成不溶性显色物的酶反应底物,使区带染色。常用的 HRP 底物为 3,3'-二氨基联苯胺(呈棕色)和 4-氯-1-萘酚(呈蓝紫色)。

一、SDS-聚丙烯酰胺凝胶电泳

聚丙烯酰胺凝胶电泳(polyacrylamide gel electrophoresis,PAGE)是目前对蛋白质进行分离、纯度鉴定及分子量测定的主要方法之一。十二烷基硫酸钠(SDS)是一种阴离子去垢剂,可与蛋白质结合,十二烷基硫酸根带负电荷使蛋白质变性并带上大量负电荷,消除蛋白质分子间本身的电荷差异与形状的差异,使得蛋白质在凝胶中的迁移速率只取决于分子量的大小。

通常采用不连续电泳系统,即用上层胶(浓缩胶)和下层胶(分离胶)两种不同浓度的凝胶灌制凝胶板(图 9-4),SDS-PAGE 通过其电荷效应、浓缩效应和分子筛效应,达到蛋白质高分辨率的分离效果。

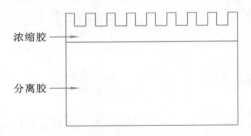

浓缩胶
分离胶

图 9-4 SDS-PAGE 凝胶分层示意图

待分离蛋白质样品在电泳中的泳动速度或相对迁移率(Mr)与蛋白质本身性质(如分子大小)、凝胶孔径和电泳条件(如电流、电压)等密切相关。

聚丙烯酰胺凝胶孔径对电泳速度及分离效果影响很大。总胶浓度(T)可在 3%～30% 范围内变动,适用于大多数蛋白质样品的分离。SDS-聚丙烯酰胺凝胶对蛋白质的有效分离范围见表 9-4。

表 9-4 SDS-聚丙烯酰胺凝胶对蛋白质的有效分离范围

适宜的凝胶浓度/(%)	蛋白质分子量范围/kD
15	12～43
10	16～68
7.5	36～94
5.0	57～212

知识链接

聚丙烯酰胺凝胶

丙烯酰胺单体和交联剂甲叉双丙烯酰胺按一定比例混合,在催化剂(过硫酸铵)作用下发生聚合反应,形成交叉的网状结构的凝胶,产生分子筛的效果。凝胶孔径的大小可通过交联剂的用量来控制,交联剂越多,孔径越小。

二、蛋白质的电转移

电泳后蛋白质样品转移的原理:将膜与胶放在中间,上下加滤纸数层,做成"三明治"样的转移单位,并且保证带负电的蛋白质向阳极转移,即膜侧连接阳极。

可用于免疫印迹的固相载体有多种,如硝酸纤维素膜、尼龙膜、PVDF(聚偏二氟乙烯)膜。硝酸纤维素膜最为常用,它与蛋白质靠疏水作用结合,具有结合能力强、膜不需要活化、背景浅、能进行多次免疫检测并可用常规染色方法、功能基团寿命长等优点,但极易破碎,不易操作。尼龙膜软且结实,较硝酸纤维素膜易操作,与蛋白质或蛋白质-去污剂混合物有很高的结合力,每平方厘米可结合 $400~\mu g$ 蛋白(而硝酸纤维素膜只能结合 $80~\mu g$),因此灵敏度高,背景也高,因其高电荷密度使得对其非结合区进行封闭较为困难。PVDF 膜在制备多肽供蛋白质化学分析中最为常用。在进行蛋白水解和序列分析时,通常是先将蛋白质结合在 PVDF 膜上。表 9-5 为蛋白质印迹技术常用固相载体性能。

表 9-5 蛋白质印迹技术常用固相载体性能

膜性能	硝酸纤维素膜	尼龙膜	PVDF 膜
灵敏度和分辨率	高	高	高
背景	低	较高	低
与蛋白结合能力	$80\sim110~\mu g/cm^2$	$>400~\mu g/cm^2$	$125\sim200~\mu g/cm^2$
材料质地	较脆	软而结实	机械强度高
溶剂耐受性	无	无	有
操作程序	缓冲溶液润湿	缓冲溶液润湿	100%甲醇润湿
检测方法	常规染色,核素和非核素检测	不能用阴离子染料	常规染色,考马斯亮蓝染色,ECL 检测,快速免疫检测
适用范围	$0.45~\mu m$,一般蛋白 $0.2~\mu m$,分子量<20 kD 蛋白 $0.1~\mu m$,分子量<7 kD 蛋白	低浓度小分子蛋白,酸性蛋白,糖蛋白和蛋白多糖(主要用于核酸检测中)	糖蛋白检测和蛋白质测序
价格	较便宜	便宜	较贵

将凝胶中的蛋白质转印至膜上的方法很多。目前常用方法是电洗脱或电印迹。其主要优点是转印迅速、完全。电洗脱有两种方法:一种是湿转印法,即将凝胶-膜夹层组合完全浸入转印缓冲溶液中;另一种是半干转印法(图 9-5),即将凝胶-膜夹层组合放在浸有转印缓冲溶液的吸水纸之间。前者是将夹层组合放入有铂丝电极的缓冲溶液槽中,而后者是将凝胶-膜夹层组合置于两个石墨平板电极之间。由于蛋白质带有负电荷,故凝胶在负极一侧,硝酸纤维素膜在正极一侧,接通电源后,蛋白质由负极向正极转移至膜上;转移结束后,可将凝胶用蛋白质染料如考马斯亮蓝等进行染色,检查转移是否完全。硝酸纤维素膜用丽春红染色以显示蛋白质转移情况,根据蛋白质分子量标准进行定位。

三、靶蛋白的免疫学检测

1. 封闭 免疫检测主要取决于抗原抗体的特异性,特别是能够识别膜上变性的和固定化抗原的抗体。因印迹膜上有非特异性吸附蛋白质的位点,因此需进行封闭以防免疫试剂的非特异性吸附。将印迹膜置于一定浓度的不参与特异性反应的蛋白质或去污剂溶液中孵育可实现封闭。表 9-6 总结了常用的封

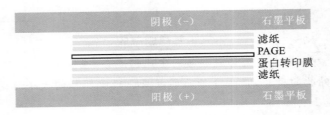

图 9-5　半干转印法转移"三明治"叠加情况示意图

闭液及其优缺点。几乎适合于所有检测系统的两种封闭缓冲溶液是脱脂奶粉和牛血清白蛋白。若蛋白质封闭液造成本底过高或干扰检测,则可试用吐温 20 封闭液。

表 9-6　常用的封闭液及其优缺点

封闭缓冲溶液	组　成	优　点	缺　点
5％脱脂奶粉	5％脱脂奶粉溶于 PBS 中	便宜、背景清晰	易变质、可掩饰某些抗原
5％脱脂奶粉/吐温	5％脱脂奶粉溶于 0.2％吐温 20/ PBS 中	便宜、背景清晰	易变质、可掩饰某些抗原
吐温	0.2％吐温 20 溶于 PBS 中	可以在抗原检测后进行染色,信号强	可能有一些残留的本底
BSA	3％BSA	信号强	相对较贵

2. 第一抗体与靶蛋白的结合　第一抗体,简称一抗,是针对待检测蛋白的特异性抗体,可选择单克隆抗体或多克隆抗体。单克隆抗体特异性好,但敏感性差;多克隆抗体反之。如果目标蛋白含量少或经过变性处理(如 SDS-PAGE 中 SDS 对蛋白的变性作用),则往往倾向于选择多克隆抗体。特异性一抗在封闭液中先与已转有靶蛋白的膜一同温育,形成抗原-抗体复合物。

3. 第二抗体与一抗的结合　第二抗体,简称二抗。可用酶(辣根过氧化物酶或碱性磷酸酶)、生物素、放射性核素等标记,经与膜一起温育后,形成抗原-第一抗体-第二抗体复合物。于是,经标记的二抗就被固定在固相膜上被检测蛋白所在的位置,再根据标记物的不同,选择不同的检测方法,即可显示出靶蛋白在膜上所处的位置。常用的标记方法有酶联法,一般是用碱性磷酸酶(alkaline phosphatase,ALP)或辣根过氧化物酶(horseradish peroxidase,HRP)进行标记。

近年来,化学发光法已成为常用的方法之一。化学发光(chemiluminescence,CL)是指某些物质在化学反应时,吸收了反应过程中化学能后发生能级跃迁,产生高能级的电子激发态,当电子从激发态返回基态时,以发射光子的形式释放出能量,这一现象称为化学发光。发出的光可使标准 X 光片感光,产生较易识别的图像(图 9-6)。化学发光法比过去使用的显色或放射活性检测法更加灵敏。

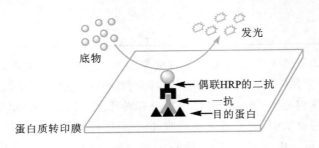

图 9-6　化学发光法检测原理

┃ 知识链接 ┃

鲁米诺发光原理

鲁米诺(luminol),一种化学发光试剂,在碱性溶液中易氧化,并以可见光的形式释放能量,该反应在多种介质中均可发生,如质子溶剂、水、惰性质子溶剂、DMSO 或 DMF 等。其氧化机制与溶剂本身有关,且反应条件稍有差异。在惰性质子溶剂中,仅仅分子氧和强碱就可引发化学发光(λ_{max}

＝485 nm）；而在水溶液体系中，强碱、分子氧（或者过氧化氢）和另一种辅助氧化剂（如次氯酸盐或者过硼酸盐）对化学发光反应是必需的（λ_{max}＝425 nm）。最终生成化学发光的是鲁米诺的激发态产物3-氨基邻苯二甲酸（3-aminophthalate，3-AP）。

 ## 实验 9-1　蛋白质的 Western 印迹分析

【实验目的】

（1）掌握蛋白质 Western 印迹分析的原理。

（2）熟悉蛋白质 Western 印迹分析的基本操作过程。

【实验原理】

Western 印迹是将获得的蛋白质样品通过 SDS-聚丙烯酰胺凝胶电泳，对不同相对分子质量的蛋白质进行分离，并通过转移电泳将凝胶上分离到的蛋白质转印至固相支持物（硝酸纤维素膜或 PVDF 膜）上，用抗靶蛋白的非标记抗体（一抗）与转印后膜上的靶蛋白进行特异性结合，再与经辣根过氧化物酶标记（偶联）的二抗结合，最后用 ECL 超敏发光液试剂检测。如果转印膜上含有靶蛋白，经 X 光片曝光、显影后，则会在 X 光片上出现特异性蛋白条带。

Western 印迹实验分为三个部分：样品蛋白质的制备及含量测定；SDS-聚丙烯酰胺凝胶电泳；凝胶转膜及其检测。

实验流程：提取细胞总蛋白、测定含量→制备 SDS-PAGE 胶→蛋白样品变性、电泳→电泳转膜→封闭→一抗→TBST 洗涤→HRP 标记的二抗→TBST 洗涤→ECL 试剂作用→X 光片曝光、显影→结果分析。

一、蛋白质样本制备

【试剂与器材】

（1）细胞裂解液　50 mmol/L Tris-HCl(pH7.4)、1 mmol/L EDTA、150 mmol/L NaCl、0.1％SDS、1％Triton X-100、1％脱氧胆酸钠、1 mmol/L 苯甲基磺酰氟(PMSF)（用前加）。

（2）2×SDS 凝胶加样缓冲溶液　100 mmol/L Tris-HCl(pH6.8)、200 mmol/L 二硫苏糖醇（DTT）、4％SDS（电泳级）、0.2％溴酚蓝、20％甘油。

（3）考马斯亮蓝 G-250 溶液　称取考马斯亮蓝 G-250 100 mg 溶于 50 mL 95％乙醇，加入 100 mL 85％浓磷酸（g/mL），加蒸馏水至 1000 mL，过滤，4 ℃保存。

（4）5 mg/mL BSA 标准蛋白液　10 μL/管，−20 ℃保存。临用前，加入 90 μL PBS，配制成 0.5 mg/mL。

（5）玻璃匀浆器、离心机、酶标仪。

（6）96 孔板、加样器和吸头等。

【操作步骤】

1. 组织或细胞的处理

（1）贴壁细胞　取 10^7 个细胞（100 mm 培养皿中细胞密度培养至 80％左右），用预冷的灭菌生理盐水洗涤 3 次，加细胞裂解液 0.5 mL，用细胞刮刀刮取细胞，将细胞悬液吸至 Ep 管中，置 4 ℃裂解 1 h，于 4 ℃12000 r/min 离心 10 min（提前开离心机预冷），吸取上清液至另一 Ep 管中，−20 ℃保存。

（2）组织样品　取 50 mg 组织用剪刀剪碎，用预冷的灭菌生理盐水洗涤 3 次，加细胞裂解液 0.5 mL，置 1 mL 玻璃匀浆器中进行匀浆，然后置冰上，几分钟后再碾 1 次，重复 3 次，用移液器将匀浆液吸至 Ep 管中，置 4 ℃裂解 1 h，于 4 ℃12000 r/min 离心 10 min（提前开离心机预冷），吸取上清液至另一 Ep 管中，−20 ℃保存。

2. 蛋白质含量测定

(1) 将标准品按 0,1,2,4,8,12,16,20 μL 加到 96 孔板的标准品孔中,加 PBS 补足到 20 μL。

(2) 加适当体积样品到 96 孔板的样品孔中,加 PBS 稀释到 20 μL。

(3) 各孔加入 200 μL G250 染色液,室温放置 3～5 min。

(4) 用酶标仪测定 595 nm 波长的吸光度,根据标准曲线计算出样品中的蛋白浓度。

【注意事项】

PMSF 严重损害呼吸道黏膜、眼睛及皮肤,吸入、吞进或通过皮肤吸收后有致命危险。一旦眼睛或皮肤接触了 PMSF,应立即用大量清水冲洗。PMSF 在水溶液中不稳定,应在临用前从储存液中现加于裂解缓冲溶液中。PMSF 通常配成 10 mmol/L 或 100 mmoL/L 浓度的贮存液(1.74 mg/mL 或 17.4 mg/mL 溶于异丙醇中)保存于－20 ℃。

二、蛋白质凝胶电泳

【试剂与器材】

(1) Acr/Bis 贮存液　29.2 g Acr(丙烯酰胺),0.8 g Bis(甲叉双丙烯酰胺),加 60 mL 双蒸水充分溶解后,再加双蒸水至 100 mL。过滤后,于 4 ℃避光保存。

(2) 分离胶缓冲溶液　1.5 mol/L Tris-HCl,pH8.8(18.15 g Tris,溶于 60 mL 双蒸水中,用 1 mol/L HCl 调 pH 值至 8.8,加双蒸水至 100 mL,于 4 ℃保存)。

(3) 浓缩胶缓冲溶液　0.5 mol/L Tris-HCl,pH6.8(6.0 g Tris,溶于 60 mL 双蒸水中,用 1 mol/L HCl 调 pH 值至 6.8,加双蒸水至 100 mL,于 4 ℃保存)。

(4) 10％AP　1.0 g AP 加 10 mL 双蒸水溶解,－20 ℃分装冻存,或新鲜配制(催化剂)。

(5) TEMED　原液(催化 AP 产生自由基,从而加速聚丙烯酰胺凝胶的聚合,加速剂)。

(6) 10％SDS　10 g SDS 溶于 80 mL 双蒸水中,加热搅拌至完全溶解,定容至 100 mL,室温保存。

(7) 样品缓冲溶液(6×)　浓缩胶缓冲溶液 1.0 mL,50％甘油 0.8 mL,10％SDS 1.6 mL,β-巯基乙醇 0.4 mL,0.05％溴酚蓝 0.2 mL,双蒸水 4.0 mL。混合均匀后,分装冻存。

(8) 电极缓冲溶液(1×)　3.03 g Tris,14.4 g 甘氨酸,1.0 g SDS,加双蒸水至 1000 mL(pH8.3)。

(9) 预染蛋白质分子量标准品　高分子量和低分子量均有商品供应。

(10) 电泳仪与垂直板电泳装置(图 9-7)。

(11) 微量进样器或移液器配细而长的吸头。

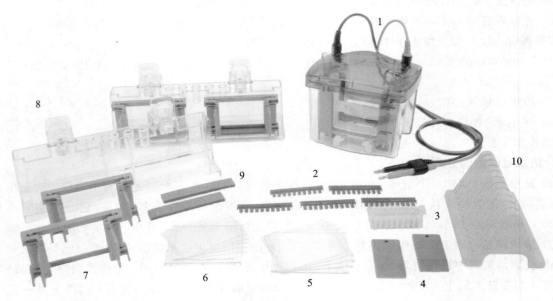

图 9-7　垂直板电泳装置

注:1.电泳槽;2.电泳梳;3.上样托架;4.剥胶铲;5.厚玻板;6.薄玻板;7.夹胶框;8.制胶架;9.密封垫;10.玻板架。

【操作步骤】

（1）将两块玻璃板组成的灌胶模具（其中一块上口带有凹槽，另一块内面两侧粘有凝胶板隔离胶条，胶条厚度为 0.5 mm、0.75 mm、1.0 mm，按所需凝胶厚度选择）洗净、晾干，按图 9-8 安装好。

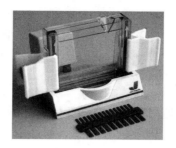

图 9-8 灌胶模具安装示意图

（2）选择合适的凝胶浓度，按表 9-7 配制所需分离胶与浓缩胶溶液。

表 9-7 分离胶与浓缩胶溶液配方

试 剂	分 离 胶						浓缩胶	
凝胶浓度	10%	12%	15%	10%	12%	15%	5%	5%
H_2O/mL	4.0	3.3	2.3	5.9	4.9	3.4	4	2
30%丙烯酰胺 T:30%,C:3%/mL	3.3	4.0	5.0	5.0	6.0	7.5	1	0.5
1.5 mol/L Tris-HCl pH8.8/mL	2.5	2.5	2.5	3.8	3.8	3.8	—	—
1.0 mol/L Tris-HCl pH6.8/mL	—	—	—	—	—	—	1	0.5
10%SDS/μL	100	100	100	150	150	150	80	40
10%AP/μL	100	100	100	150	150	150	60	30
TEMED/μL	4	4	4	6	6	6	8	4
总体积/mL	10	10	10	15	15	15	6	3

（3）将分离胶液混合后缓慢倒入玻璃板之间，并即刻在胶表面用滴管沿凝胶板内壁滴加 2～3 mm 高的水饱和正丁醇（异丙醇亦可），以防止空气中的氧扩散进入胶液，影响聚合。

（4）待分离胶聚合后（30～40 min），倾去表面液体，用少量分离胶缓冲溶液洗 2～3 次，多余的液体用滤纸条吸干。

（5）将浓缩胶液混合后，缓慢加到分离胶表面，至凹口玻璃板上缘。小心插入梳子（梳子应在步骤 1 安装完毕后，预先试一下是否合适），注意排除气泡。

（6）30 min 至 1 h 后，小心拔出梳子，将凝胶板与上、下电泳槽连接好。

（7）上层电泳槽中加电极缓冲溶液没过加样孔，并用电极缓冲溶液冲洗加样孔。如个别孔发生扭曲，可将玻璃微量进样器针头插入孔中，把孔间的短胶柱推正。

（8）待测蛋白质样品按 5∶1 比例加样品缓冲溶液（根据样品中蛋白质含量确定上样量），沸水浴中煮 3～5 min 后上样（图 9-9）。

（9）恒压电泳。样品在浓缩胶中泳动时，电压为 100 V，进入分离胶后，电压增至 120 V。

（10）当样品缓冲溶液中的溴酚蓝指示剂移至凝胶底部时，终止电泳（2～2.5 h）。取出凝胶板，小心将两板之间的胶移至较大的表面皿中。此凝胶可直接进行染色观

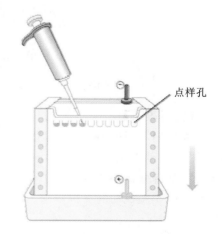

点样孔

图 9-9 蛋白质样品的上样

察;亦可进一步通过免疫印迹技术,对待测蛋白质进行检测。

【注意事项】

配制胶液时,最后加 AP 和 TEMED,加入后即刻使胶液充分混合,但要防止剧烈摇晃而产生气泡。Acr、Bis 具有神经毒性。若电泳出现波浪线,则说明上样量过多,应减少上样量。

三、电转移

【试剂与器材】

1. 试剂 ①转移缓冲溶液(pH8.1~8.4):3.03 g Tris、14.4 g 甘氨酸、200 mL 甲醇充分溶解后,加双蒸水定容至 1000 mL。②TBS 缓冲溶液:1.21 g Tris,8.77 g NaCl,加 HCl 调 pH 值至 7.4,加水定容至 1000 mL。③TBST 缓冲溶液:在 TBS 中加入吐温-20,浓度为 0.1%。④封闭液:1.5 g 脱脂奶粉溶于 50 mL TBST 中,现用现配(用 1%~3% 的 BSA,或 10% 胎牛血清亦可)。⑤特异单克隆抗体:用 TBST 适当稀释。⑥酶标第二抗体:用 TBST 适当稀释。⑦蛋白质转印膜:NC(硝酸纤维素)膜、PVDF 膜、尼龙膜等均可。⑧ECL 超敏发光底物液。

2. 器材 ①恒温振荡器;②半干式电泳凝胶转移仪;③X 光片和 X 光片曝光盒;④Whatman 3M 滤纸;⑤孵育及显色用塑料盒;⑥杂交袋;⑦电热封口机。

【操作步骤】(半干式转移)

1. 转移 ①电泳后的凝胶先切除浓缩胶及非目的蛋白部分(根据蛋白质分子量标准品确定),并将胶剪一小角作为定位标记,然后放在转移缓冲溶液中平衡 10 min 左右;②将 1 张转印膜及 6 张 Whatman 滤纸剪成与胶同样大小,转印膜用前需在转移缓冲溶液中平衡 10~15 min,滤纸用前在转移缓冲溶液中浸湿即可;③由下至上将 3 层滤纸、膜、凝胶及 3 层滤纸依次放好,每放一层都应注意排除气泡,如有气泡,可用光滑的玻璃棒或试管在各表面缓慢滚动,予以排除;④将转移装置连接好,接通电源,恒流下转移,0.8 mA/cm²,转移 0.5~1 h(转移时间根据蛋白质分子大小而定);⑤关闭电源,取出膜,然后用双蒸水漂洗 1~2 min,放在滤纸中干燥备用。

2. 检测 ①将膜放在塑料盒中,加入适量封闭液,于 37 ℃恒温振荡器上放置 1 h,或 4 ℃过夜;②将膜转入杂交袋中,加入用 TBST 稀释的一抗,于室温摇床孵育 1 h;③剪开杂交袋,倾去第一抗体液体(回收,可反复用多次),用镊子将膜移至塑料盒中,加 TBST 洗 4 次,每次 15 min(用摇床);④将膜转入杂交袋中,加入用 TBST 稀释好的二抗,继续在室温摇床孵育 0.5~1 h;⑤洗膜,同步骤③;⑥显色,将膜用滤纸吸干,加底物显色液,此步骤一般要求避光进行;⑦曝光,将膜置 X 光片暗匣中,在暗室放入 X 光片曝光;⑧洗片,胶片经显影、定影和冲洗后,即可在胶片上看到清晰的目的蛋白条带(图 9-10)。

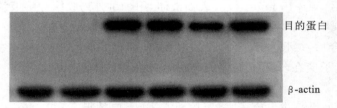

图 9-10　Western 印迹检测不同条件下巨噬细胞某目的蛋白和 β-actin 的表达情况

【注意事项】

如采用 PVDF 膜,使用前应在甲醇中浸泡一下,再移至转移缓冲溶液中平衡。另外,PVDF 膜在检测时,采用 TBST 缓冲溶液。电泳凝胶一般可重复转移 1 次,以获得两张相同的膜,第 2 次转移的时间可略延长。如待分析的蛋白质分子量大,转移时间也需延长。电泳转移操作时,保证滤纸、膜、凝胶之间无气泡存在是实验成功的关键步骤。

小 结

本章节描述了蛋白质分离纯化的基本方法与原理、蛋白质分析技术。蛋白质混合物的分离方法有多种,分别根据溶解度不同、分子量不同、电荷不同、酸碱性与极性不同来进行分类。其中最经典的方法是盐析法,临床经常使用的还有电泳法,其中40%的临床电泳检测使用醋酸纤维素薄膜电泳,但是在实际工作中,往往需要结合多种因素选取一种或者几种分离方法来达到最好的分离效果。蛋白质分离纯化还需要考虑到一些特定的条件,如缓冲溶液、盐、金属离子、还原剂、去垢剂、蛋白酶抑制剂等因素。

Western 印迹技术是在蛋白质电泳分离和抗原抗体检测的基础上发展起来的一项检测蛋白质的技术。本章节具体阐述了该技术的三个步骤:SDS-聚丙烯酰胺凝胶电泳、电转移、酶免疫定位。聚丙烯酰胺凝胶电泳是目前对蛋白质进行分离、纯度鉴定及分子量测定的主要方法之一。电转移目前常用方法是电洗脱或电印迹。其主要优点是转印迅速、完全。靶蛋白的免疫学检测分为三个步骤:封闭、第一抗体与靶蛋白的结合、第二抗体与第一抗体的结合。于是,经标记的第二抗体就被固定在固相膜上被检测蛋白所在的位置,再根据标记物的不同,选择不同的检测方法,即可显示出靶蛋白在膜上所处的位置。

能力检测

一、单项选择题

1. 分离纯化蛋白质主要依据的性质是(   )。

A. 分子大小及形状   B. 蛋白质所带电荷不同   C. 溶解度不同

D. 蛋白质分子量不同   E. 以上都是

2. 聚丙烯酰胺凝胶电泳比一般的电泳分辨率高,是因为其具有(   )。

A. 浓缩效应   B. 分子筛效应   C. 电荷效应

D. 黏度效应   E. A、B、C

3. 关于凝胶过滤技术的叙述正确的是(   )。

A. 分子量大的分子最先洗脱下来

B. 分子量小的分子最先洗脱下来

C. 可用于蛋白质分子量的测定

D. 主要根据蛋白质电荷的多少而达到分离的目的

E. 主要根据蛋白质的空间结构达到分离的目的

4. 分离纯化蛋白质可用离子交换层析法,其原理是(   )。

A. 蛋白质的溶解度不同

B. 组成蛋白质的氨基酸种类和数目不同

C. 蛋白质分子能与其对应的配基进行特异性结合

D. 蛋白质所带电荷不同

E. 蛋白质的空间结构不同

5. 下列方法中可用于测定蛋白质分子量的方法是(   )。

A. 密度梯度离心   B. 凝胶过滤   C. 亲和层析

D. SDS 聚丙烯酰胺凝胶电泳   E. 离子交换层析

6. 蛋白质在电场中的泳动方向取决于(   )。

A. 蛋白质的分子量   B. 蛋白质分子所带的净电荷

C. 蛋白质的空间结构   D. 蛋白质所在溶液的温度

E. 蛋白质所在溶液的 pH 值

二、填空题

1. 利用溶解度分离蛋白质混合物的方法有_____、_____、_____;其中最经典的是_____。

2. 目前对蛋白质进行分离、纯度鉴定及分子量测定的主要方法是_____。

3. 目前分辨率最高的电泳方法是_____。

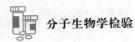

三、名词解释

1. 等电聚焦
2. Western 印迹
3. 化学发光（CL）

四、简答题

1. 简述 Western 印迹的流程。

（王海英）

第十章 生物芯片技术

学习目标

掌握:基因芯片、蛋白质芯片的概念、类型。
熟悉:基因芯片、蛋白质芯片的原理、应用。
了解:基因芯片、蛋白质芯片的制备。

生物芯片(biochip)是指通过微电子、微加工技术,根据生物分子间特异相互作用的原理,将生化分析过程集成于芯片表面,从而实现对 DNA、RNA、多肽、蛋白质以及其他生物成分的高效、准确、高通量检测。由于常用玻片/硅片作为固相支持物,且制备过程模拟计算机芯片的制备技术,所以称之为生物芯片技术。由于生物大分子在固相支持物上以点阵形式排布,生物芯片技术又称微阵列技术。它具有高通量、微型化、自动化等特点。

根据芯片上固定的探针不同,生物芯片包括基因芯片、蛋白质芯片、细胞芯片、组织芯片等。将大量的基因片段有序地、高密度地固定排列在载体上制成点阵,称之为基因芯片;将蛋白质、多肽固定在载体上构成微阵列,称之为蛋白质芯片;将成百上千个不同组织标本按预先设计的顺序排列固定在一张载玻片上所形成的组织微阵列,称之为组织芯片。生物芯片技术具有微型化、高通量、高效率、污染少等特点,在基础研究、疾病诊断、药物筛选、疗效监测等方面有广泛的应用价值。

第一节 DNA 芯片技术

DNA 芯片是指将大量的 DNA 片段有序地、高密度地固定于载体上,并与标记的待测样品杂交,通过自动化仪器检测杂交信号的强度来对样品中靶分子的数量和序列信息进行分析。既可得知样品中 mRNA 的表达量,也可进行基因突变体的检测和基因序列分析,为进一步了解基因间的相互关系及基因克隆提供有用的工具。在 DNA 芯片技术出现前,传统分子生物学技术通常只能同时对少数几个基因的表达情况进行研究,而基因芯片技术则能同时对成百上千的基因进行研究,是一种高通量基因检测技术。

基因芯片技术的核心特点是微型化、自动化、高通量。芯片每平方厘米固体表面上可固定十万个 DNA 片段、数万个基因。一次分析可得到数万个基因的表达信息。微型化的另一方面是样品用量与试剂用量的微量化,用纳克级的 mRNA、微升级的杂交液就能分析成千上万个基因的表达信息。芯片设计制作可实现自动化,杂交、洗片等过程也可实现自动化,这样工作效率大幅度提高。

基因芯片根据所用载体不同分为玻璃芯片、膜芯片、硅芯片和陶瓷芯片等;根据其应用不同可分为表达谱芯片、诊断芯片和检测芯片;根据其结构的不同又可分为寡核苷酸芯片、cDNA 芯片和基因组芯片;根据制作方法不同又可分为原位合成芯片、直接点样法芯片。

知识链接

DNA 芯片的发明

萨瑟恩(E. M. Southern),英国生物化学家,1962 年获格拉斯哥大学生物化学博士学位,他最早期的研究内容是分析豚鼠和小鼠中卫星 DNA 的碱基序列差异,开创了早期 DNA 的测序研究。1973 年,萨瑟恩发明了著名的 Southern 印迹杂交;1978 年,他发现了镰刀型贫血发生的基因基础;1987 年,他构思出了第二个重大的发明,即基因芯片技术;1988 年,萨瑟恩在特殊的玻璃表面通过有效的组合化学方法合成了特定的寡核苷酸序列,该方法最终发展成为 DNA 芯片。

一、基因芯片的原理

DNA 芯片的基本原理与 Southern 杂交技术相似,是将已知序列的寡核苷酸片段或 cDNA 基因片段作为探针有序地固定于支持物(尼龙膜、玻璃、塑料、硅片等)上,与样品中标记(生物素、荧光素、核素等)的核酸分子进行杂交,通过对杂交信号的检测进行定性或定量分析。一张 DNA 芯片,可固定成千上万个探针,具体数目则取决于芯片设计和制备方法。基因芯片技术包括以下四个主要的基本步骤:探针设计与芯片制备、样品处理及标记、芯片杂交、信号检测分析(图 10-1)。

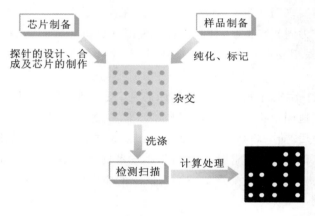

图 10-1　基因芯片技术示意图

二、基因芯片的制备

基因芯片制备主要包括两个方面,即探针的设计和探针在芯片上的布局。探针的设计是指根据应用目的不同,设计不同的固定于芯片上的探针;探针在芯片上的布局是指选择合适的方式将探针排布在芯片上。

(一)探针的设计

基因芯片主要用于基因表达和转录图谱的分析及靶序列中单核苷酸多态位点或突变点的检测。根据芯片的应用不同,基因探针的设计也不同,如表达型芯片探针、单核苷酸多态性(SNP)芯片探针和特定突变位点芯片探针。

1. 表达型芯片探针的设计　表达型芯片的目的是在杂交实验中对多个不同状态样品中数千基因的表达差异进行定量检测,探针设计时不需要知道待测样品中靶基因的精确细节,需要设计出针对基因中特定区域的多套寡核苷酸或采用 cDNA 作为探针,序列一般来自于已知基因的 cDNA 或表达序列标签(expressed sequence tag,EST)库,设计时序列的特异性应放在首要位置,从而保证与待测目的基因的特异结合。对于同一目的基因可设计多个序列不相重复的探针,使最终的数据更为可靠。

2. 单核苷酸多态性(SNP)芯片探针的设计　SNP 是基因组中散在的单个核苷酸的变异,最多的表现形式是单个碱基的替换(如 C→T 或 A→G)。SNP 的检测芯片一般采用等长移位设计法,即按靶序列从头到尾依次取一定长度(如 16~25 bp)的互补核苷酸序列形成一个探针组合,这组探针是与靶序列完全匹配的野生型探针,然后对于每一野生型探针,将其中间位置的某一碱基分别用其他 3 种碱基替换,形成 3 种不同的单碱基变化的核苷酸探针。样品中的靶序列与探针杂交,完全匹配的杂交点显示较强的荧光信号。这种设计可以对某一段核酸序列所有可能的 SNP 位点进行扫描。

3. 特定突变位点芯片探针的设计 对于 DNA 序列中特定位点突变的分析,要求检测出发生突变的位置及发生的序列变化。根据杂交的单碱基错配辨别能力,当错配出现在探针中心时,辨别能力强,而当错配出现在探针两端时,辨别能力弱。所以,在设计检测 DNA 序列突变的探针时,突变点应该位于探针的中心,以得到最大的分辨率。基因突变检测探针的设计可采用叠瓦式策略。具体如下:以突变区每个位点的碱基为中心,在该中心左右两侧各选取 15~25 bp 的靶序列,合成与其互补的寡核苷酸片段作为野生型探针,然后将中心位点的碱基分别用其他 3 种碱基替换,可得到 3 个突变型探针。这 4 个探针之间只有中心一个碱基不同,构成一组探针,可对中心位点碱基的所有突变进行检测,然后再以下一个位点为中心,设计另一组探针。每组探针之间像叠瓦片一样错开一个碱基。长度为 n 个碱基的突变区就需要 $4n$ 个探针(图 10-2)。

靶分子……GCAAACGAGTCAAAAGTCC……
TTTGCTCAGTTTTCA
TTTGCTCCGTTTTCA
TTTGCTCGGTTTTCA
TTTGCTCTGTTTTCA
TTGCTCACTTTTCAG
TTGCTCAATTTTCAG
TTGCTCATTTTTCAG
TTGCTCAGTTTTCAG

图 10-2 特定突变位点探针的设计示意图

(二)基因芯片的制作

常见的基因芯片制备方法可分为两大类:原位合成(也称在片合成)和直接点样(也称离片合成)。作为基因芯片的支持物,载体除了能有效地固定探针外,还必须允许探针在其表面与目标分子稳定地进行杂交反应。目前用于 DNA 芯片制作的载体主要分两类:实性材料和膜性材料。实性材料主要有玻片、硅片等,膜性材料有硝酸纤维素膜、尼龙膜及聚丙烯膜等。制作基因芯片的载体必须符合以下要求:①载体表面必须具有可以进行化学反应的活性基团;②载体应当有一定的惰性和稳定性;③载体具有良好的生物兼容性。载体本身不存在活性基团,不能在其上直接连接核苷酸片段,须按照不同的类型进行预处理即载体的活化。实性材料经化学反应处理,使其表面存在活性基团(如羟基或者氨基),从而达到能在其上直接合成探针或固定已经合成的寡核苷酸探针的目的。膜性材料通过涂布多聚赖氨酸或者包被氨基硅烷偶联试剂,使其表面带上正电荷,以吸附带负电的 DNA 分子,达到固定探针的目的。

1. 原位合成 原位合成是指直接在芯片上用 4 种核苷酸合成所需探针的基因芯片制备技术。适用于制备寡核苷酸芯片和制作大规模 DNA 探针芯片,可实现高密度芯片的标准化和规模化生产。主要包括光导原位合成法(light-directed in-situ synthesis)、原位喷印合成法和分子印章原位合成法。

(1)光导原位合成法 此法将照相平版印刷技术与传统的核酸固相合成技术相结合,载体表面经化学处理后,表面铺上一层连接分子,其羟基上加有光敏保护基团,可用光照除去,用特制的光刻掩膜(photolithographic mask)保护不需要合成的部位,而暴露合成部位,在光作用下去除羟基上的保护基团,游离羟基,利用化学反应加上第一个核苷酸,所加核苷酸种类及在芯片上的部位预先设定,所引入的核苷酸带有光敏保护基团,以便下一步合成。随着反应的重复,探针数目呈指数增长,形成所需的高密度寡核苷酸阵列(图 10-3)。该法的优点在于合成速度快、步骤较少,但也存在一些缺陷,如成本较高。

(2)原位喷印合成法 该方法应用的是一种喷墨打印技术,其核心组件为一个压电毛细管喷射器。制备方法类似于喷墨打印,不过墨盒中装的是四种碱基液体而不是碳粉。利用微喷头把寡核苷酸合成试剂按一定顺序依次逐层地喷印在基片表面的不同位置上。喷头在方阵上移动,并将带有某种碱基的试剂滴到基片表面,然后固定,经过洗脱和去保护后,就可以连上新的核苷酸使核苷酸链延伸。如此循环,合成所需长度的探针。此方法效率较高,但是耗时长,不适用于大规模 DNA 芯片的批量生产。

(3)分子印章原位合成法 分子印章原位合成是在一玻片表面涂布一层光刻胶,根据所需微阵列,通

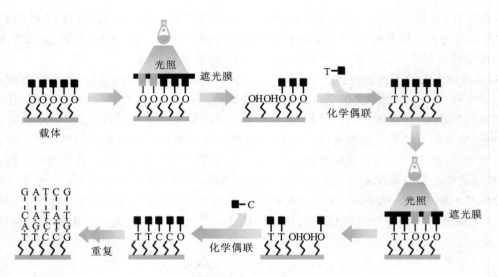

图 10-3　光导原位合成法示意图

过光刻技术制备一套有凹凸的微结构,再将硅橡胶注入微结构表面,固化后,形成分辨率很高的硅橡胶分子印章。在氩气保护下将 DNA 合成试剂(含单核苷酸)或固相脱保护试剂涂布在分子印章表面,按照设计的顺序将不同的微印章逐个准确压印在同一基片上,使印章凸出表面的核苷酸与片基表面活性基团发生反应,从而将 DNA 合成试剂中四种不同碱基按设定的顺序依次压印到相应位点,即得到高密度基因芯片(图 10-4)。该方法制备的芯片产率大,DNA 探针的正确率高,分辨率高。

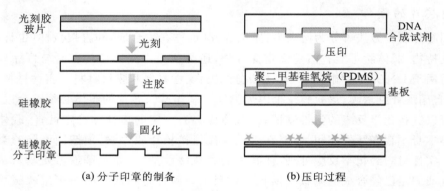

(a) 分子印章的制备　　　　　　(b)压印过程

图 10-4　分子印章原位合成法示意图

2. 针式打印法　针式打印法又称点样法、点接触法等,是指用特定的高速点样机将预先制备好的探针溶液放置于 96 孔或 384 孔板上,打印针浸入探针溶液并吸取一定量的液体,移至支持物上方之后,打印针垂直运动并接触到支持物表面后留下滴液,随后清洗打印机,干燥后进行下一位点的打印(图 10-5)。

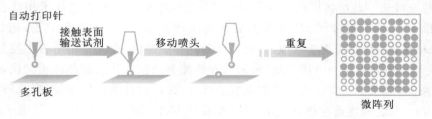

图 10-5　针式打印法示意图

三、基因芯片的应用

　　基因芯片技术充分利用生物科学、信息学等前沿学科的先进成果,以其快速、自动化程度高的特点而广泛应用于医学科研的各个领域,为后基因组时代的生命科学研究提供了一种强有力的工具,在疾病诊断、治疗、预防和机制研究领域发挥着不可替代的作用。

知识链接

基因芯片应用案例

2014年10月15日,郑州市某医院接诊了一个罕见病例,一名46天婴儿的血液呈现异于常人的粉红色,放置几分钟后,其中3/4变成了乳白色。除甘油三酯和胆固醇高于正常水平数十倍外,其他生化指标均无法检出,医生初步判断这是一种罕见的先天性遗传代谢病。通过基因芯片高通量测序,对患儿及其父母均做了单基因血脂异常基因Panel共43个基因的检测。确定婴儿患上的是家族性乳糜微粒血症,这是一种罕见的脂蛋白代谢异常遗传病,致病基因为LPL,呈常染色体隐性遗传的遗传特性,发病率约为百万分之一。

(一)基因表达分析

基因芯片中基因表达谱芯片的应用最为广泛。它从整体上分析细胞基因表达状况,可对不同来源、不同发育阶段、不同分化阶段、不同细胞周期、不同组织、不同个体、不同病变和不同刺激下细胞内mRNA或cDNA的情况进行检测,为分析基因表达时空特征和检测基因差异表达提供有力工具。这种芯片可以检测整个基因组内成千上万个基因在mRNA表达水平的变化,对芯片点阵的密度要求较高,目前,基因表达谱芯片的点阵数可高达400000个点。表达谱芯片可以分析两种或两种以上不同细胞或组织来源的mRNA转录丰度的差异,计算杂交信号的比值和进行统计学分析,以获得差异表达基因的信息,同时还可以用聚类分析算法研究在功能或表达调控上具有相关性的基因,最终为研究基因功能和基因遗传网络提供有力手段。例如:斯坦福大学的Brown用制备的酵母cDNA芯片,获得酵母在不同细胞周期状态以及在热休克、冷休克处理后其2473个基因的表达图谱,较直观地反映了不同条件和状态下基因转录调控水平,从而为寻找基因调控的机制提供了一条有效的途径。

(二)基因型、基因突变和多态性分析

在同一物种不同种群和个体之间,存在着多种不同的基因型,这种不同个体的不同性状和多种遗传性疾病有着密切的关系。基因组多样性的研究对阐明不同人群和个体在疾病的易感性和抵抗性方面表现出的差异具有重要意义,一旦对基因组的编码序列进行系统筛查,就有可能找出与疾病易感性有关的大量基因变异。要分析这些基因的多态性、基因的突变点与生物功能和疾病的关系,需要对大量个体进行分析,利用基因芯片技术可以分析单核苷酸多态性,进行突变点定位,研究基因多态性、基因突变与疾病的关系,同时也可确定致病的机制和患者对治疗的反应等。应用基因芯片,还可对许多与人类疾病密切相关的致病微生物进行基因型和多态性分析,例如1998年,Livache等曾成功地利用基因芯片技术,对人血中的丙型肝炎病毒进行了基因型分析,这为指导临床制订合理的治疗方案提供了重要的依据。

(三)疾病诊断

与传统方法相比,基因芯片在疾病检测诊断方面具有独特的优势,它可以用一张芯片同时对多个患者进行多种疾病的检测。仅用极小量的样品,在极短时间内,即可为医务人员提供大量的疾病诊断信息。这些信息有助于医生在短时间内采取正确的治疗措施,如对肿瘤、糖尿病和传染性疾病等常见病和多发病的临床检验及健康人群筛查,均可以应用芯片技术。

1. 遗传性疾病的诊断及产前诊断 人体的遗传性状是由基因决定的,当基因有缺陷、突变而影响其正常功能时,就会引起遗传性疾病。许多遗传性疾病的致病基因被相继定位,如血友病、苯丙酮尿症、地中海贫血等,因此可用对应于突变热点区的寡核苷酸探针制备DNA芯片,通过一次杂交完成对待测样品多种突变可能性的筛查,实现对多种遗传性疾病的高效快速诊断。目前这一技术已被用于β-珠蛋白基因的突变检测,以诊断地中海贫血,其高准确性及高自动化特性有望成为诊断这一疾病的常规技术。除此之外,还可应用于产前遗传性疾病检查,抽取少许羊水甚至通过母体血液就可以检测出胎儿是否患有遗传性疾病,同时鉴别的疾病可以达到数十种甚至数百种,这是其他方法所无法替代的。

2. 感染性疾病的诊断 对病原微生物感染诊断,目前其他的实验室诊断技术所需的时间比较长,检查也不全面,医生往往只能根据临床经验做出诊断,降低了诊断的准确率。如果在检查中应用基因芯片技术,就能在短时间内知道患者感染的是何种病原微生物,并且能测定病原体是否产生耐药性、对何种抗生素产生耐药性、对何种抗生素敏感等等,便于医生有的放矢地制订科学的治疗方案。

如将各种病毒的特异性序列制成探针,有序地点布到芯片上,再与处理后的样本进行杂交,这样一次就可检测出多种病毒并能鉴定出病毒的亚型。应用 DNA 芯片技术可以在艾滋病患者出现抗体反应之前检测到 HIV,对该病的早期诊断具有重大意义。对 HIV-1β 亚型中的反转录酶和蛋白酶基因的多态性分析揭示,该亚型的病毒基因序列存在极大差异,其中蛋白酶的基因片段差异最大,在编码的 99 个氨基酸序列中,有 47.5% 存在明显突变,直接导致了病毒抗药性的不同。国内已研制出了检测丙型肝炎病毒的基因芯片,敏感性高、分辨率好,准确性接近 100%。基因芯片技术对人巨细胞病毒、肝炎病毒、结核分枝杆菌的诊断及致病微生物的鉴别也发挥了重要作用。

3. 对肿瘤的诊断及治疗 正常组织和肿瘤组织在基因组 DNA 水平上是有差异的,通过比较基因组杂交或进行核型分析,人们可以找到这种差异。这种差异是几十万到几百万个碱基的 DNA 片段的突变,诸如易位、倒位、插入和缺失、扩增等。已知的这些种类的突变可以作为探针进行荧光原位杂交(FISH),对分析个体进行突变检测。由于肿瘤病理过程牵涉的基因表达数量多而复杂,因此常规的基因表达研究方法如原位杂交,Northern 杂交和定量 RT-PCR 由于其通量低而无法有效解决肿瘤研究的基因表达问题。如果希望筛选特定肿瘤发生、发展和转移等病理过程牵涉的所有差异表达的基因,基因表达谱芯片是目前最有效的工具。根据基因表达特点,人们可以了解正常组织和肿瘤组织基因表达的异同,了解同一肿瘤不同阶段基因表达的特点,了解同一组织不同类型肿瘤(如良性与恶性)基因表达的特点,了解不同组织肿瘤基因表达特点。根据基因表达的特点,人们可以对肿瘤进行分类,可以了解肿瘤的分子机制,可以找到治疗肿瘤的靶分子。能同时检测 250 种肿瘤相关基因的芯片已经问世,在癌症的早期诊断中将发挥重要作用。

利用基因芯片技术还可对包括白血病、淋巴瘤及乳腺癌等多种肿瘤的细胞亚群进行区分,对治疗方案进行评估和对新药药效进行评价以及为肿瘤的发生、发展和转移的预测提供分子依据。利用基因芯片技术可以观察药物对肿瘤细胞基因表达谱的影响,评估药物对肿瘤治疗的可行性,从中筛选出抗肿瘤候选药物,为抗肿瘤药物的研究和开发提供资料。

(四)药物筛选和新药开发

对开发新药来讲,筛选是必不可少的手段和途径,选择合适的靶标是药物筛选及定向合成的关键因素之一。基因芯片技术所具有的高集成与组合化学相结合的特点,为新药研究的初筛提供了超高通量的筛选。这可通过比较药物处理前后细胞基因表达的差异来推测筛选药物的作用靶标,从而找到导向药物。此外,还可以用芯片技术对中药的真伪和有效成分进行快速鉴定和分析。DNA 芯片技术可通过对基因表达的分析快速确定药物分子的有效性、毒性及最佳剂量。生命演化过程中基因的趋异化和遗传多态性为药物的临床应用增加了复杂性,可以说没有一种药物可以适用于所有的患者。药物基因组学利用 DNA 芯片技术就可确认某种药物对群体中哪些人治疗有效,而对哪些人会带来毒副作用,从而达到个性化治疗的目的。根据基因型为特定药物选择合适的患者将是药物治疗上的一次质的飞跃。毒理学用生物芯片研究某种化学物质作用于细胞后基因表达的变化,如果发现一些重要的功能基因表达有明显的改变,则揭示此化合物在研究剂量下有一定毒性。DNA 芯片技术可以使临床实验中药物可能出现的毒性反应尽早检测出来,以加快新药开发,并减少新药开发的风险。

(五)个体化用药的指导

临床上,同样药物的剂量对患者甲有效可能对患者乙不起作用,而对患者丙则可能有副作用。在药物疗效与副作用方面,患者的反应差异很大。这主要是由于患者遗传学上存在差异,如药物应答基因不同导致对药物产生不同的反应。例如细胞色素 P450 酶与大约 25% 的广泛使用的药物的代谢有关,如果患者该酶的基因发生突变就会对降压药异喹胍产生明显的副作用,5%~10% 的高加索人缺乏该酶基因的活性。现已明确此基因存在广泛变异,这些变异除对药物产生不同反应外,还与易犯各种疾病如肿瘤、自身免疫病和帕金森病等有关。当传统检测方法难以追踪药物本身或者药物的临床效果显现的间期较长时,通过基因芯片检测特定被诱导的基因(药品代谢相关的基因),可以为预知药效及药物临床使用剂量提供一种简便的途径。例如乙型肝炎有较多亚型,HBV基因的多个位点如S、P及C基因区易发生变异。若用乙型肝炎病毒基因多态性检测芯片每隔一段时间对患者进行一次检测,这对指导用药及防止乙型肝炎病毒耐药性很有意义。

基因芯片技术的出现不过短短几年时间,其发展势头非常迅猛,在生命科学的各个领域得到普遍的应用,但其存在的缺陷也显而易见。首先是资本的问题,由于芯片制作的工艺庞大,信号检测也需专门的仪器配置,普通实验室难以负担其高昂的费用;其次在芯片实验技术上尚有多个问题需要解决,如在探针合成等方面。虽然芯片技术还存在这样或那样的问题,但其在基因表达谱分析、基因诊断、药物筛选及序列分析等诸多领域已表现出广阔的应用前景,随着研究的不断深入和技术的日臻完善,基因芯片必定会在生命科学研究领域发挥越来越重要的作用。

第二节 蛋白质芯片技术

蛋白质芯片(protein chip),又称蛋白质微阵列(protein microarray),是指以蛋白质或多肽作为配基,将其有序地固定在固相载体的表面形成微阵列,用标记了荧光的蛋白质或其他分子与之作用,洗去未结合的成分,经荧光扫描等检测方式测定芯片上各点的荧光强度,以分析蛋白质之间或蛋白质与其他分子之间的相互作用关系。

蛋白质芯片技术的出现是继基因芯片之后发展起来的生物检验技术,它高度并行性、高通量、微型化和自动化的特点使其成为研究蛋白质组学的有力工具。它的出现对于生物学、临床检验医学、遗传学、药理学等很多学科的进步具有重大的意义。

一、蛋白质芯片的原理及分类

(一)蛋白质芯片的原理

蛋白质芯片技术的基本原理是通过机械点样或共价结合等方法将各种蛋白质、酶、多肽、抗原或抗体有序地固定于滴定板、滤膜和载玻片等各种载体上成为检测用的芯片,然后用标记了特定荧光抗生素体的蛋白质或其他成分与芯片作用,经漂洗将未能与芯片上的蛋白质互补结合的成分洗去,再利用荧光扫描仪或激光共聚焦扫描技术,测定芯片上各点的荧光强度,通过荧光强度分析蛋白质与蛋白质之间相互作用的关系,由此达到测定各种蛋白质功能的目的。它为获得重要生命信息(如未知蛋白组分、序列、体内表达水平、生物学功能、与其他分子的相互调控关系、药物筛选、药物靶位的选择等)提供了有力的技术支持。

(二)蛋白质芯片的分类

根据制作方法和应用,可将蛋白质芯片分为两种:蛋白质功能芯片和蛋白质检测芯片。

1. 蛋白质功能芯片 将研究的天然蛋白点加在基片上,每一种蛋白质占据芯片上一个确定的点,称之为蛋白质功能芯片,其作用主要是高度平行检测天然蛋白质活性。

2. 蛋白质检测芯片 无需将天然蛋白本身点布在芯片上,而是将具有高度亲和特异性的探针分子固定在基片上,用于识别复杂生物溶液(如细胞提取液)中的靶多肽。这种芯片能够高度并行地检测生物样品中的蛋白质的数量和水平。

二、蛋白质芯片的制备

蛋白质芯片的制备,常规的方法是先在固相载体上按预先设计的方式固定大量蛋白质(抗原或抗体),形成蛋白质阵列(即蛋白质芯片)。实验时,往芯片上加入带有特殊标记的蛋白质分子(抗体或抗原),两者结合后,通过对标志物的检测来实现对抗原或抗体的互检。常规的蛋白质芯片制作与检测流程如图10-6所示。

1. 固体芯片的构建 常用的材质有玻片、硅、云母及各种膜片等。片基呈薄片状,外形可做成矩形、圆形或椭圆形等各种不同的形状,经特定处理后承载吸附有关的生物分子。

2. 探针的制备 低密度蛋白质芯片的探针包括特定的抗原、抗体、酶、吸水或疏水物质、结合某些阳离子或阴离子的化学基团、受体和免疫复合物等具有生物活性的蛋白质。制备时常常采用直接点样法,以避免蛋白质的空间结构改变,保持它和样品的特异性结合能力。

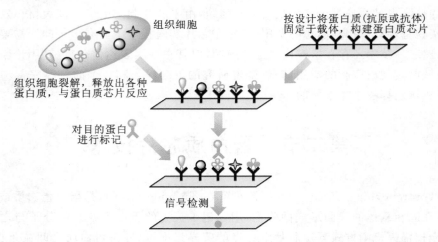

图 10-6 蛋白质芯片制作与检测流程示意图

三、蛋白质芯片的应用

蛋白质芯片为生命科学的研究提供了一种高通量的蛋白质分析检测技术,能够进行受体-配体检测、多种感染因素蛋白质水平筛查和肿瘤标志物诊断、了解待检蛋白质同包括药物在内的小分子相互作用的关系、从蛋白水平上寻找靶目标和靶药物。因此,蛋白质芯片在整个蛋白质组学研究和分析以及在多个蛋白质表达异常的遗传病诊断、治疗和新的药物发现和开发等多项研究方面具有广阔的应用前景。

1. 基因表达的筛选 与原位滤膜相比,蛋白质芯片技术在同样面积上可容纳更多的克隆,灵敏度更高。

2. 特异性抗原抗体的检测 研究发现,蛋白质芯片上的抗原抗体反应体现出很好的特异性,在一块蛋白质芯片上 10800 个点中,根据抗原抗体的特异性结合检测到唯一的 1 个阳性位点。这种特异性的抗原抗体反应一旦确立,就可以利用这项技术来度量整个细胞或组织中的蛋白质的丰富程度和修饰程度。其次,利用蛋白质芯片技术,根据与某一蛋白质的多种组分亲和的特征,筛选某一抗原的未知抗体,将常规的免疫分析微缩到芯片上进行,使免疫检测更加方便快捷。

3. 临床疾病的诊断 蛋白质芯片能够同时检测生物样品中与某种疾病或者环境因素损伤可能相关的全部蛋白质的含量情况,即表型指纹(phenomic fingerprint)。表型指纹对监测疾病的进程和预后、判断治疗的效果也具有重要意义,例如应用表型指纹技术,在前列腺癌患者的尿液中发现有 9 个蛋白质含量与正常人及前列腺增生患者不同。应用蛋白质芯片在临床上还发现乳腺癌患者血清中的 28.3 kD 的特异相关蛋白质,存在于结肠癌及其癌前病变患者血清中的 13.8 kD 的特异相关蛋白质,这些对疾病的诊断都起到了积极的作用。

4. 生化反应的检测 对酶活性的测定一直是临床生化检验中不可缺少的部分。由于酶的化学本质为一类特殊的蛋白质,就可以利用蛋白质芯片来研究酶的底物、激活剂和抑制剂等。如研究人员用常规的光蚀刻技术制备芯片,酶及底物加到芯片上的小室,在电渗作用中使酶及底物经通道接触,发生酶促反应。通过电泳分离,可得到荧光标记的多肽底物及产物的变化,以此来定量酶促反应结果。

5. 药物筛选及新药开发 新药研制一般是根据疾病的发病机制确定药物作用的靶点,建立相应的新药筛选模型,筛选不同来源的化合物,发现先导化合物,然后将其开发成新药。筛选模型建立的关键是寻找、确定和获得药物作用靶。分子生物学研究发现了很多与疾病相关的药物作用靶,它们大多数属于蛋白质类靶,如酶、受体、离子通道等,利用这些蛋白质靶已经成功地开发了一大批药物,如 HMG-CoA 还原酶抑制剂洛伐他定类、H_2 受体拮抗剂西咪替丁等。

综上所述,蛋白质芯片技术的建立将为蛋白质功能及其相关的研究提供快速、高信息量和更为直接的研究方法,与其他的分子生物学分析方法相比,蛋白质芯片技术具有快速、平行的优越性。该方法的建立和应用将有助于人类揭示疾病发生的分子机制及寻找更为合理有效的治疗手段和途径。但迄今为止,这一崭新的技术还处在起步阶段,在芯片的制备、具体应用过程以及结果的检测方面还有很多的不足,有待进一步完善和发展。

▌知识链接▐

生物芯片发展趋势

目前生物芯片的制备发展主要方向:①芯片制作材料多样化。由最初的玻璃、硅片向聚合材料发展,如聚二甲基硅氧烷(PDMS)、聚甲基异丁烯酸甲酯(PMMA)、聚碳酸酯(PC),为一次性使用提供了基础。②高密度化。具体表现为芯片密度的增加,目前原位合成的芯片密度已经达到了每平方厘米上千万个探针,一张芯片上足以分析一个物种的基因组信息。③微量化。目前芯片检测下限已经能达到纳克级总 RNA 水平,这为干细胞研究特别是 IPS 干细胞对单个细胞的表达谱研究提供了可能;另一方面,微量化也体现芯片矩阵面积的微量化,即在同一个芯片载体上平行地进行多个矩阵的杂交,大大减少了系统和批次可能带来的差异,同时削减了实验费用。

小结

生物芯片是根据生物分子间特异相互作用的原理,将生化分析过程集成于芯片表面,从而实现对 DNA、RNA、多肽、蛋白质以及其他生物成分的高通量快速检测。生物芯片技术又称微阵列技术。它具有高通量、微型化、自动化等特点。

根据芯片上固定的探针不同,生物芯片包括基因芯片、蛋白质芯片、细胞芯片、组织芯片。生物芯片技术主要包括探针的设计与芯片制备、样品制备、芯片杂交和信号检测及结果分析四个主要步骤。

基因芯片按其应用不同可分为表达谱芯片、诊断芯片和检测芯片。按其结构的不同又可分为寡核苷酸芯片、cDNA 芯片和基因组芯片。常见的基因芯片制备方法可分为两大类:原位合成(也称在片合成,如光导原位合成法、原位喷印合成法和分子印章原位合成法)和直接点样(也称离片合成,如针式打印法和喷印法)。基因芯片技术广泛用于基因表达分析、基因型分析、基因突变和多态性分析、疾病诊断(遗传性疾病的诊断及产前诊断、感染性疾病的诊断、肿瘤的诊断等)、药物筛选和新药开发、个体化用药的指导等。

蛋白质芯片根据制作方法和应用的不同分为蛋白质功能芯片和蛋白质检测芯片。蛋白质芯片为生命科学的研究提供了一种高通量的蛋白质分析检测技术,能够进行受体-配体检测、多种感染因素蛋白质水平筛查和肿瘤标志物诊断、了解待检蛋白质同包括药物在内的小分子相互作用的关系、从蛋白水平上寻找靶目标和靶药物。

能力检测

一、单项选择题

1. 根据芯片上固定的探针的不同,生物芯片是指( )。

A. 基因芯片 B. 细胞芯片 C. 蛋白质芯片

D. 组织芯片 E. 以上都是

2. 基因芯片的应用领域包括( )。

A. 疾病诊断 B. 环境监测 C. 食品卫生

D. 药物筛选 E. 以上都是

3. 基因表达谱分析的关键是( )。

A. 芯片制备　　　　　　　　B. 探针的设计　　　　　　　C. 样品制备

D. 分子杂交　　　　　　　　E. 检测分析

4. 在设计检测 DNA 序列突变的探针时,突变点应该位于探针的(　　)。

A. 两端　　　　　　　　　　B. 中心　　　　　　　　　　C. 5′端

D. 3′端　　　　　　　　　　E. 任何区域

5. 用于 DNA 芯片制作的膜性材料主要是涂布多聚赖氨酸,使其表面带上(　　)。

A. 活性基团　　　　　　　　B. 负电荷　　　　　　　　　C. 正电荷

D. 等量正负电荷　　　　　　E. 以上都是

6. 下列哪项是蛋白质芯片技术所不能研究的?(　　)

A. 蛋白质与蛋白质间的相互作用　　　　　B. 蛋白质与核酸间的相互作用

C. 核酸与酯类间的相互作用　　　　　　　D. 多肽与核酸间的相互作用

E. 寡核苷酸与多肽间的相互作用

二、填空题

1. 由于生物大分子在固相支持物上以点阵形式排布,生物芯片技术又称_____。

2. 基因芯片技术的核心特点是_____。

3. 基因芯片技术包括:探针设计与芯片制备、_____、_____和_____。

4. 根据制作方法和应用,可将蛋白质芯片分为 _____ 和_____。

三、名词解释

1. 生物芯片

2. DNA 芯片

四、简答题

简述基因芯片的原理。

(鲁晓娟)

第十一章 分子生物学检验技术的临床应用

分子生物学检验技术在临床的应用主要指对人类疾病的研究和诊断，包括：感染人类的各种病原生物的分离、鉴定和检测；通过家系连锁分析对未知致病基因进行定位；对已知致病基因进行遗传缺陷的分析，了解被检基因的结构是否变化或表达是否异常，以确定受检者有无基因水平的变化，并以此作为确诊疾病的依据或诊断疾病的参考依据。用分子生物学检验技术对疾病基因进行分析，不仅能在疾病早期对患者做出确切的诊断，还能判断致病基因的携带者，确定个体对疾病的易感程度并对疾病的分期、分型、疗效监测和疾病预后做出判断。分子生物学检验技术广泛应用于病原生物核酸的检测和疾病基因的分析，已成为当前临床医学研究和诊断的重要手段。

第一节 感染性疾病的分子生物学检验

感染性疾病是由病原生物感染机体所致，通常包括病毒、细菌、真菌、原虫等病原体感染，它是人类最常见和重要的一大类疾病。近 10 多年来，既往已被控制的感染性疾病又重新流行，新发感染性疾病也不断出现，尤其是严重急性呼吸系统综合征（severe acute respiratory syndrome，SARS）疫情的暴发和人感染禽流感、猪链球菌的流行，给临床医学提出了严峻挑战。虽然传统的培养鉴定技术、免疫学诊断方法用于临床已有一定程度的改进和提高，如使用改良哥伦比亚巧克力培养基提高了流感嗜血杆菌检出率，结核分枝杆菌的罗氏增菌培养液缩短了一定的检出时间，但尚存在诸多缺陷。分子生物学检验技术在未知病原微生物感染、有潜在生物安全危害和难以培养的微生物诊断等方面已逐渐取代传统方法，有的甚至被推荐作为确诊实验或金标准。

一、病毒的基因检测

研究表明，70%的人类感染性疾病由病毒引起，有 400 种以上的病毒可感染人类，常见的有乙型肝炎病毒、人类免疫缺陷病毒、人类乳头瘤病毒、人流感病毒等。随着世界的"全球化"，病毒感染的地域性界限越来越模糊，其传播的范围越来越广，危害也越来越大。相较于其他类型的疾病而言，病毒性疾病的快速早期诊断显得尤为迫切和必要，而分子诊断技术因其快速、简便、特异、敏感，对病毒的检测较其他传统方法有显著的优势，在临床中得到广泛的应用。

（一）乙型肝炎病毒

病毒性肝炎是由多种肝炎病毒引起的，以肝损害为主的一组传染性疾病。肝炎病毒包括甲、乙、丙、丁、戊五型，是病毒性肝炎的致病因子。其中，乙型肝炎病毒（hepatitis B virus，HBV）是引起病毒性肝炎的主要病原体之一。HBV 感染后可引起急性、慢性病毒性肝炎,并与肝硬化和肝癌的发生、发展密切相关。乙型病毒性肝炎是一种世界性传染性疾病,而我国是 HBV 感染的高发区,50%～70%的人群受过 HBV 的感染,且有 8%～10%的人群为乙型肝炎病毒表面抗原(hepatitis B surface antigen,HBsAg)携带者,其中 60%为慢性乙型病毒性肝炎。因此,对 HBV 高效、准确的检测在预防和治疗等方面都具有重要意义。

1. 乙型肝炎病毒基因组结构特征　　HBV 是一种 DNA 病毒,其 DNA 呈双股环形,是 HBV 的基因物质,也是乙型肝炎的直接诊断证据。HBV 完整的病毒体,称 Dane 颗粒,HBV 基因组全长为 3.2 kb,两条链长短不一,长链称为负链,用"L(－)"表示,长度恒定,为 3200 个核苷酸,它携带有病毒全部的编码信息;短链称为正链,用"S(＋)"表示,长度可变,为长链的 50%～100%。长链和短链 DNA 的 5′端位置是固定的,但短链的 3′端位置是可变的,两链的 5′端有 250 个核苷酸相互配对,称为黏性末端,是 DNA 保持环状的基础。HBV 基因组含有 6 个开放阅读框(ORF),其中 S、C、P 和 X 是早已公认的 4 个 ORF;而前-前-S 和前-X 是近年发现的两个新的编码基因,其编码产物功能还有待研究。

(1) S 基因区　　全长 1167 bp,由 S 基因、前 S1 基因及前 S2 基因组成。S 基因区编码产物均属于 HBV 外膜蛋白(即 HBsAg)的范畴。HBV 复制时 HBsAg 可出现于受感染肝细胞浆、肝细胞膜和血循环中。由于 HBsAg 与 Dane 颗粒常同时存在,故被认为是感染性标志之一。

(2) C 基因区　　全长 636 bp,由前 C 基因和 C 基因组成。前 C 基因由 87 个核苷酸组成,编码一段 29 个氨基酸残基组成的多肽,称为功能性信号肽。C 基因由 549 个核苷酸组成,编码产物为 183 个氨基酸残基组成的多肽,称为 C 蛋白,又称乙型肝炎病毒核心抗原(HBcAg)。如果整个 C 基因区连续编码,则产生乙型肝炎病毒 e 抗原(HBeAg)前体蛋白。功能性信号肽将 HBeAg 前体蛋白引导至肝细胞内质网,其氨基端和羧基端被部分切除,即形成 HBeAg。HBeAg 阳性表示 HBV 复制活跃,是感染性强的标志。

(3) P 基因区　　全长 2496 bp,是 HBV 基因组中最大的一个 ORF,与其他基因均有重叠,编码的产物为 HBV-DNA 多聚酶,即 HBV-DNA 复制酶。P 基因区中某些核苷酸可发生点突变,使 HBV-DNA 多聚酶的表达水平减少或完全阻断,因此通过研究 P 基因的结构与功能,可探索抗 HBV 治疗的新方法。

(4) X 基因区　　全长 462 bp,是 HBV 基因组中最小的一个 ORF,编码的多肽称为乙型肝炎病毒 X 抗原(HBxAg),HBV 复制时 HBxAg 在肝细胞的分布与 HBcAg 相似,血清 HBxAg 也是 HBV 复制和感染性标志。有报道认为 HBXAg 有反式激活功能,可激活肝细胞基因组内的原癌基因,促使肝细胞癌变,故与原发性肝癌的发生有关。

2. HBV 的分子生物学检验　　长期以来对于 HBV 感染主要采用免疫学方法检测乙型肝炎病毒抗原和抗体,但是这些检测有一定的限制性:①HBV 感染后,机体的免疫应答产生抗体需要一定的时间,即有"检测窗口期",在检测窗口期外无法确定是否有 HBV 感染;②免疫系统受抑制或免疫无应答者会出现假阴性结果;③HBV 是极易突变的病毒,常规的免疫学检测无法检测出突变株及其抗体。用分子生物学检验技术检测 HBV-DNA 可以克服免疫学检测的缺点和不足,对于确定病毒感染有重要的临床价值。

(1) 荧光定量 PCR 技术　　普通 PCR 技术是目前测定 HBV 载量的常用技术。由于 HBV 不同区段出现突变的频率和突变类型不同,因此主要扩增的是 S、C、P 和 X 基因中的高度保守序列。但普通 PCR 存在不能进行准确定量、重复性差、扩增产物之间的污染所致的假阳性多等问题,使其应用受到很大限制。

荧光定量 PCR(FQ-PCR)技术是目前临床上 HBV 载量测定的首选技术,可以在进行 HBV-DNA 检测的同时进行病毒载量测定,这对乙型肝炎患者体内 HBV 的复制及传染性有更直接的了解,能准确地反映出 HBV-DNA 的复制水平、病程变化和治疗恢复情况等。FQ-PCR 灵敏度可达 0.01 fg,检测范围为 2. $5×10^2$～$2.5×10^9$ copies/mL。

(2) 支链 DNA 技术　　支链 DNA(branched DNA,bDNA)技术是一种核酸探针杂交标记信号放大技术。与 PCR 相比其最大特点是不经过呈指数增长的扩增过程,放大倍数比较确定,因而稳定性和重复性都比较好,结果准确。相对于 PCR 技术,bDNA 技术操作简单。只需将待测病毒裂解释放出核酸,并将其变性为单链,即可进行检测。

bDNA 技术由于放大倍数少,故敏感性较低、检测范围窄,不适用于低水平病毒的检测。目前 bDNA

技术的检测下限为 2×10^5 copies/mL。

（3）杂交捕获系统　该系统采用特异的 RNA 探针与靶分子 HBV-DNA 杂交形成 RNA-DNA 杂交分子，多个 RNA-DNA 杂交分子被通用抗体捕获于微孔中，然后用偶联有碱性磷酸酶的多克隆抗体检测杂交分子，此过程产生的信号可放大 3000 倍，检测下限可达 4.7×10^3 copies/mL。

（4）基因芯片技术　根据 HBV 高度保守的特异性基因序列设计寡核苷酸探针制备基因芯片，将待测样本进行 PCR 扩增，同时对扩增产物进行荧光标记，然后将标记产物与基因芯片杂交，杂交结构经扫描系统分析，从而确定待测样本是否存在有病毒感染。

3. HBV 分子生物学检验的临床意义　采用免疫学技术检测 HBsAg、HBeAg、抗 HBs、抗 HBe、抗 HBc（即乙肝两对半）等免疫学指标的方法已被广泛应用，为 HBV 的检测提供了一种简便快捷的手段。但 HBV 分子生物学检验技术在早期诊断、病毒载量监测、病毒基因分型、基因耐药突变等方面都显示出巨大的优势。

（1）病毒载量检测　定量检测 HBV-DNA，即对病毒载量进行测定，可确定被感染者病毒感染的程度，HBV-DNA 拷贝数越高，病毒复制越厉害，传染性越强，肝脏病理损害程度和肝组织炎症反应可能越重。病毒载量的检测还可用于临床疗效监测和病情判断。一般认为，HBV-DNA 达 10^7 copies/mL 以上时，提示病毒复制活跃；而 HBV-DNA$<10^3$ copies/mL、HBeAg 转为阴性、丙氨酸氨基转移酶（ALT）正常的患者预后相对较好。

（2）病毒分型检测　不同 HBV 基因型的患者的肝细胞损伤程度、对治疗的应答、疾病转归等均有不同，这对临床治疗和预后评估有指导意义。如干扰素治疗对 B 基因型效果较好，其完全应答率为 41%，而 C 基因型仅为 15%。C 基因型患者较 B 基因型肝功异常更为常见，临床表现及组织学损伤也更为严重。C 基因型在高年龄段的肝细胞性肝癌（hepatocellular carcinoma，HCC）患者中比例较高，而 B 基因型在低年龄段，尤其在 35 岁以下 HCC 患者中比例较高。

（3）耐药突变检测　HBV 耐药性的检测在临床上主要是针对 HBV-DNA 聚合酶 P 基因的检测，即鉴别野生型（YMDD）还是耐药突变型（YVDD 或 YIDD），检测结果可为抗病毒药物治疗中 HBV 耐药性的产生提供依据。如拉米夫定耐药突变主要集中在 552 位甲硫氨酸的 YMDD→缬氨酸 YVDD/异亮氨酸 YIDD，其中 M552V 是拉米夫定耐药突变的主要形式，可导致病毒复制反弹，HBV-DNA 及 ALT 水平升高。YMDD 检测技术主要有核酸序列分析、荧光定量 PCR、基因芯片技术等。

（二）人乳头瘤病毒

人乳头瘤病毒（human papilloma virus，HPV）是一种嗜上皮性病毒，是引起男、女生殖系统感染的常见病原体。HPV 通过性行为进行传播，在我国正常妇女 HPV 感染率为 20%～46% 不等。低危险性的 HPV 感染可引起尖锐湿疣；高危险性的 HPV 感染可导致男性阴茎癌和女性宫颈癌。

1. 人乳头瘤病毒基因结构特征　HPV 病毒颗粒直径为 52～55 nm，呈二十面体对称，有 72 个子粒，为无包膜病毒，由 DNA 核心和衣壳组成。HPV 为双链环状 DNA 病毒，长约 8 kb。HPV 基因组可分为三个区段：早期编码区（E）、晚期编码区（L）和上游调节区（URR）或称长控制区（LCR）。E 区长约 4 kb，分为 E_1～E_8 开放阅读框（ORF），其中 E_3 和 E_8 不是所有的病毒基因组都存在，尚未发现它们为病毒蛋白编码。L 区长约 3 kb，有 L_1 和 L_2 两个 ORF，与 E 区转录方向一致。URR 位于 E 区和 L 区之间，长约 1 kb。不同 HPV 亚型的 L 区 DNA 序列变异很大，是不同亚型分型的重要依据之一。

（1）E 基因区　主要编码与病毒复制、转录、调控和细胞转化有关的蛋白。E_1、E_2、E_5、E_6 和 E_7 在上皮分化的早期阶段表达。其中 E_6 和 E_7 是潜在的致癌基因，在持续性 HPV 感染中高水平表达，分别编码含 158 个氨基酸残基和 98 个氨基酸残基的病毒原癌蛋白，两者能与抑癌基因产物 P_{53} 和 RB 蛋白结合，导致细胞周期失控、细胞增殖和凋亡失调，增加特异性致癌作用。E_2 负性调节 E_6 和 E_7，保持细胞的分化和成熟。

（2）L 基因区　L_1 和 L_2 分别编码主要衣壳蛋白和次要衣壳蛋白，在上皮分化的终末阶段表达，组装形成病毒衣壳，从细胞中释放完整的病毒颗粒。

（3）LCR 区　含有很多病毒 DNA 复制和转录调节所必需的顺式作用元件，负责转录和复制的调控。

2. HPV 的分子生物学检验　HPV 很难在体外培养成功,因此难以用传统病毒培养和血清学技术进行检测,其检测主要基于 HPV-DNA 的分子诊断方法。分子检测不仅可以直接检出病毒 DNA 的存在并进行分型,而且还可以对病原体的危险度进行分级。目前临床上 HPV-DNA 检测及基因分型多采用核酸分子杂交技术、PCR 技术、基因芯片技术、飞行时间质谱技术等。核酸杂交主要包括 DNA 印迹(Southern blot)、原位杂交(in situ hybridization,ISH)和第二代杂交捕获(hybrid capture Ⅱ,HC-Ⅱ)。

(1) HC-Ⅱ检测系统　HC-Ⅱ检测系统是一种非放射性的分子杂交化学发光信号放大系统,也是目前唯一获得美国 FDA 许可的 HPV 检测方法,可快速准确地检测出 18 种 HPV(包括 13 种高危型 HPV 和 5 种低危型 HPV)。该方法的基本原理是样品 HPV-DNA 经变性分解为单链 DNA,特异的 RNA 探针与目标 HPV-DNA 杂交,DNA-RNA 杂合体被微孔板包被的特异性抗体捕获,再与偶联有碱性磷酸酶的第二抗体结合,碱性磷酸酶使酶底物产生化学发光信号。探针之间存在交叉反应,敏感度低于 PCR 方法。尽管如此,它无需基因扩增,降低了实验污染的可能性,较之 PCR 方法,其假阳性率、假阴性率均较低。

(2) PCR 技术　HPV-DNA 的 PCR 检测具有特异、敏感、产率高、快速、重复性好、易自动化等突出优点,从而提高了 HPV 感染的检出率。基于 PCR 衍生出多种用于 HPV 检测和分型的方法。目前常用的有荧光定量 PCR、竞争性 PCR、杂交 PCR 等。PCR 所用引物均设计在 HPV-DNA 的高度保守区,若结合探针杂交可保证检测结果的特异性,便可设计特异性引物对 HPV 进行分型。

(3) 基因芯片技术　基因芯片可对 HPV 进行分型和多重感染诊断。利用通用引物扩增待检样本,再与固定在芯片上的亚型特异性探针进行杂交,显色并判断结果。该方法特异性与敏感度高、操作简便、检测迅速,具备大规模、高效、自动化检测的特点,适合高通量 HPV 筛查。目前市场上已有不少用于 HPV 分型检测的商业化基因芯片。

(4) 飞行时间质谱技术　首先采用多重 PCR 的方法,对 HPV-DNA 进行扩增,然后使用特异性的探针引物与 PCR 产物结合,每个探针特异性延伸一个碱基,最后通过飞行时间质谱技术,根据离子的质量电荷比(m/z)与离子的飞行时间成正比的原理,检测探针引物及延伸产物,根据延伸产物的有无,判断 HPV 各型是否存在。该技术的特点是:可进行感染 HPV 精确分型;检测准确性高,准确率可达 99%;检测特异性高,特异性可达 99%;检测灵敏度高,能检测到的病原体最小拷贝数为 10;高通量检测,日检测量可达 5000 份样本。可作为妇科普查和大规模体检的检测平台。

3. HPV 分子生物学检验的临床意义　HPV 根据其生物学特征、致癌潜能可分为高危型和低危型。HPV16、18、31、33、35、39、45、51、52、56、58、59、66、68 属于高危型,与宫颈癌的发生密切相关;HPV6、11、42、43、44 属于低危型,主要引起疣的发生。因此,HPV 感染的检测、病毒定量、基因分型对防治具有重要意义。

(1) 宫颈疾病风险预测　①HPV-DNA 检测发现高度病变的敏感度为 97.7%~100%,比细胞学检查高出 20% 以上,是宫颈癌筛查的优选方法;②根据感染的 HPV 类型预测宫颈癌发生概率,当细胞学和 HPV 检测均为阴性时,阴性预测值可达 99%~100%,表明其发病风险低,筛查间隔可延长至 5 年,如细胞学阴性而高危型 HPV 阳性,则宫颈癌发病风险高,应定期随访;③对诊断意义不明确的的不典型鳞状细胞/腺细胞病变,HPV-DNA 检测是一种有效的再分类方法;④连续两次 HPV 分型检测同一类型的高危亚型的感染,预示宫颈癌发生的可能性增加。

(2) 疗效评估及术后跟踪　在 HPV 感染治疗前后,出现病毒量或感染病毒类型变化,可作为治疗效果的评估指标或恢复评价。如果在术后或治疗后的 6 个月进行 HPV 分型检测结果为阴性,说明手术或治疗成功;如果 HPV 分型结果为阳性,且病毒类型与前感染相同,说明有残留病灶并有复发的可能;如病毒类型为不同亚型,说明患者出现新的感染。

(3) 预防控制及疫苗研发　HPV 分型检测可以分析不同地区 HPV 感染的流行状况,有利于各地 HPV 感染的预防控制和针对性地开发 HPV 疫苗。目前,美国已经通过食品药品监督管理局(FDA)认证的 HPV 预防性疫苗,只能针对 HPV16、18、6、11 类型的感染进行预防。疫苗使用只针对没有感染过 HPV16、18、6、11 类型的人群,因此疫苗注射前进行 HPV 分型检测尤为重要。

(三) 人类免疫缺陷病毒

人类免疫缺陷病毒(human immunodeficiency virus,HIV)是引起人类免疫缺陷综合征(AIDS)的病原体。迄今为止,全球流行的 HIV 根据血清学反应和病毒核酸序列分为 HIV-1 型和 HIV-2 型,其中毒性较强的是 HIV-1 型。HIV-1 型包括三群:主群(M 群)、局外群(O 群)和新群(N 群),M 群又分为 11 个亚型(A~K),加上 O、N 两型 HIV-1 共有 13 个亚型。HIV-2 含 6 个亚型(A~F),我国主要流行的是 B 和 C 亚型。艾滋病的传染源是 HIV 无症状携带者和艾滋病患者,主要通过性接触、血液和母婴途径传播。

1. 人类免疫缺陷病毒基因结构特征 HIV 为逆转录 RNA 病毒,HIV-1 病毒基因组是两条相同的正义 RNA,每条 RNA 长 9.2~9.8 kb,两端为长末端重复序列(long terminal repeat,LTR),LTR 含顺式调控序列,包括启动子、增强子和负调控区,控制前病毒的表达。LTR 之间为编码区,含 *gag*、*pol*、*env* 3 个结构基因和 *tat*、*tev*、*rev*、*nef*、*vif*、*vpr*、*vpu/vpx* 6 个调控基因。在复制过程中,由于其逆转录酶没有校读活力,导致 HIV-1 的基因多样性。

(1)*gag* 基因 长约 1536 bp,编码合成约 55 kD 的多聚合蛋白前体(P55),随后被 *pol* 基因编码的蛋白水解酶水解,加工形成基质蛋白 P17,衣壳蛋白 P24 及核衣壳蛋白 P7,其中 P24 是核心的主要结构蛋白,具有高度特异性。

(2)*pol* 基因 长约 3045 bp,编码合成 160 kD 的聚合酶前体蛋白,从 N 端至 C 端经切割形成蛋白酶、逆转录酶、核糖核酸酶 H 及整合酶。作用是参与病毒复制、多种蛋白的水解,促进病毒整合于宿主细胞基因。*pol* 基因是逆转录病毒中最保守的基因。

(3)*env* 基因 长约 2589 bp,主要编码包膜前体蛋白并糖基化成 gp160,经剪切形成外膜糖蛋白 gp120 和跨膜糖蛋白 gp41。gp120 含有中和抗原决定簇,已证明 HIV 中和抗原表位在 gp120 V3 环上,V3 环区是囊膜蛋白的重要功能区,在病毒与细胞融合中起重要作用。gp120 与跨膜蛋白 gp41 以非共价键相连。gp41 与靶细胞融合,促使病毒进入细胞内。实验表明 gp41 亦有较强抗原性,能诱导产生抗体反应。

调控基因编码产物通过对 HIV 表达的正调节和负调节,维持 HIV 在细胞中复制的平衡,控制 HIV 的潜伏或大量复制。其中 *tat* 基因编码一种反式激活转录因子,与 LTR 结合启动和促进病毒基因 mRNA 的转录;*rev* 基因编码产物可促进 mRNA 从细胞核向胞质转运,增加结构蛋白的合成;*nef* 基因编码负调节蛋白,对病毒结构蛋白和调节蛋白的表达起下调作用。

2. HIV 的分子生物学检验 用于 HIV 抗体筛查的方法很多,如酶联免疫吸附法、凝集法和免疫层析法,可对血液、唾液和尿液标本进行检测。但是免疫学方法在敏感性和特异性方面常不能满足临床的实际需要,随着科学技术的发展,分子生物学检验已成为 HIV 检测的常用方法。

(1)原位杂交 HIV 感染者的组织和细胞中含带有 HIV 的 RNA 或整合的前病毒 DNA,用放射性核素标记克隆的 HIV cDNA 片段,与患者血细胞或组织切片进行核酸杂交,经放射自显影,即可显示出病毒感染的原始部位。该方法阳性率低,随着核酸扩增技术的出现,原位杂交技术也逐渐失去了其临床应用价值。

(2)PCR 技术 用 RT-PCR 技术可以检出血浆中 HIV 基因组的存在,当血清学方法检测结果无法确认是否有 HIV 感染时,RT-PCR 的检测结果对 HIV 的诊断有重要意义。

HIV 感染后会自我逆转录成 cDNA,并整合到宿主细胞基因组中复制,故可用感染细胞中的 DNA 作为模板进行 PCR 扩增。不同病毒株存在遗传变异性,进行 PCR 扩增时需选择病毒基因组中的高度保守序列设计引物,一般使用 *gag*、*pol*、*env*、*tat* 和 LTR 等区段中的保守序列引物,必要时可采用巢式 PCR 提高检测的灵敏度。

(3)NASBA 技术 核酸序列扩增(nucleic acid sequence-based amplification,NASBA)技术是一种扩增 RNA 的新技术,该技术是由一对特异性引物介导的、三种酶(反转录酶、RNase H 和 T₇ RNA 聚合酶)催化的以单链 RNA 为模板的恒温扩增技术。目前已有许多检测试剂盒被开发应用,如采用 NASBA 技术可以 *gag* 基因保守序列作为扩增的靶序列,模拟反转录病毒核酸扩增过程,可得到大量的单链 RNA 扩增产物。具有操作简单、特异性强、灵敏度高、不易被污染等优点,已广泛应用于 HIV、HCV 和禽流感病毒等 RNA 病毒的检测。

(4)bDNA 技术 分支 DNA(branched DNA,bDNA)是人工合成的带有侧链的 DNA 片段。bDNA

的分支可结合多个酶标记物,从而将病毒的信号放大,以便进行检测。待检样本中病毒 RNA 被固相包被的特异性探针捕获结合,经洗涤去除未结合的核酸,加入 bDNA 与病毒核酸结合,通过洗涤和加入激发物,最后通过发光信号进行检测,发光强弱与核酸的量成正比。

(5) 荧光定量 RT-PCR 技术　荧光定量 RT-PCR 技术是常用的定量检测 H1V 的主要技术之一。NASBA、bDNA 和荧光定量 RT-PCR 技术能对 HIV 进行定量分析,也即测定感染者体内游离病毒 RNA 的含量,常用于检测慢性 HIV 感染者病情发展和评价抗 HIV 药物治疗效果。

3. HIV 分子生物学检验的临床意义　目前 HIV 的分子诊断在临床上应用已经非常广泛,对于 HIV 的感染诊断、减少 HIV 的传播、制定适当的治疗方案及疗效的监测等都有重要意义。

(1) 早期诊断　在 HIV 感染的窗口期无法使用抗体检测进行诊断,但在感染早期,在抗原峰出现前后通常有一个病毒载量的高峰,因此 HIV-RNA 检测可用于 HIV 感染的早期诊断。

(2) 病程监控　在 HIV 感染中,血浆 HIV-RNA 水平(病毒载量)测定可以为临床医生揭示患者病毒感染水平、评估 HIV 感染者的病程进展和抗病毒治疗效果。对于 HIV 感染者,每 3~4 个月检测一次病毒载量,可作为疾病进程预测的可靠指标,并能独立预测患者临床过程和生存期。

(3) 疗效测定　HIV-RNA 定量检测多用于检测 HIV 感染者的病程进展和抗病毒治疗效果。成功的抗病毒治疗血浆中 HIV-RNA 的水平 4 周内应下降 1 个对数单位以上,4~6 个月内病毒应降至检测不到的水平(HIV-RNA<50 copies/mL);如果经抗病毒治疗 8 周后,血浆中病毒载量比原水平降低没有超过 1 个对数单位,或经治疗 6 个月后,血浆中病毒载量没有降至"测不出"的水平(HIV-RNA<50 copies/mL),或血浆中病毒载量经治疗已达到"测不出"的水平后又出现上升,或血浆病毒载量从最低点上升 3 倍或更高,均提示出现了耐药,应及时调整用药。

(4) 耐药检测　病毒变异和耐药检测方法包括基因型 HIV 耐药测试和表型 HIV 耐药测试。表型 HIV 耐药测试能直接测出 HIV-1 对药物的敏感度,揭示事先存在或交叉的耐药情况,有利于指导 HIV-1 感染者有效用药,但测试耗时、价格昂贵、技术要求高。病毒耐药基因型的检测有助于预测某些药物的疗效。在确定病毒变异位点后,与既往耐药或交叉耐药进行比较,间接地估计耐药情况,方法简单快速、费用低。但不能确定耐药程度,尤其是在对复杂突变点组合的判断、突变点之间的相互作用等方面,很难提供可靠的耐药信息。

二、病原菌的基因检测

传统上对于细菌感染的病原菌测定主要采用免疫学、微生物学和血液学等相关技术,但由于这些技术灵敏度和特异性的限制,不易达到早期诊断。如结核分枝杆菌感染机体后,抗酸菌涂片镜检、结核分枝杆菌分离培养和药物敏感试验等常规方法仍然是确诊结核病、制订治疗方案、考核疗效的主要方法。但该方法检测时间长,不够快速、准确,不能满足临床对结核病的诊断要求。随着人们对各种细菌病原体基因结构的进一步了解,利用分子生物学技术检测病原体自身遗传物质(DNA 或 RNA),可达到早期、快速、敏感、特异的检测目的。

(一)结核分枝杆菌

结核分枝杆菌俗称结核杆菌(tubercle bacillus,TB),是结核病的致病菌。TB 可侵犯全身各器官,但以肺结核最多见,对人类健康与生命均构成严重威胁。20 世纪 50—80 年代我国结核病的流行趋势曾有所下降,但近 10 多年来,结核病的发病率有逐年上升的趋势。

导致人类结核病的分枝杆菌包括人 TB、牛 TB、非洲 TB 和田鼠 TB,其中前三者对人类致病,人 TB 感染的发病率最高。TB 生长缓慢,增殖一代需 15~20 h,生长成可见菌落一般需 4~6 周。TB 不产生内、外毒素,其致病性主要是在组织细胞内大量繁殖引起炎症、菌体成分和代谢物质的毒性以及菌体成分诱发机体免疫损伤。

1. 结核分枝杆菌基因结构特征　TB 基因组为环状双链 DNA,基因组全长 4.4 kb,包含 4000 个蛋白质编码基因和 50 个 RNA 编码基因,G＋C 碱基含量丰富,在 65％ 左右。与其特有的丰富脂质一样,TB 基因组有相当大部分的编码序列参与了脂肪酸合成和分解代谢。TB 基因组序列具有很好的遗传稳定性,其变异往往是由重复序列在基因组中的移动而非点突变所致,一定程度上提示了 TB 在进化上还处在较为原始的阶段。

（1）重复序列 指染色体上多次重复出现的某一序列。如 TB 基因组中含有多个拷贝的 IS 6110 重复插入序列,具有复合群特异性。由于在染色体上出现的拷贝数和位置不尽相同,并且具有很好的遗传稳定性,因此可以鉴定复合群中的株,也常作为靶序列用于临床流行病学调查。

（2）蛋白质编码基因 存在于 TB 染色体上的单拷贝基因,如 65 kD 抗原是 TB 主要的免疫球蛋白,除含有 TB 种属特异性抗原决定簇外,还含有 TB 共同抗原决定簇。人 TB 的 65 kD 抗原基因与牛 TB 有 90％的同源性,与麻风分枝杆菌有 20％～30％的同源性。还有人 TB 特有的分泌蛋白 MTP 40,人、牛 TB 特有的 38 kD 抗原蛋白基因,可用于菌种鉴定研究。

（3）rRNA 基因 其编码基因为 rDNA,存在于所有细菌中,16S 及 23S rDNA 中存在种属不同程度特异性序列。16S 及 23S rDNA 转录单位之间的序列具有更大的可变性,这个区域中可以找到特异的序列作为检测的靶序列和制备核苷酸探针。每个细胞含有 $10^3 \sim 10^4$ 个 rDNA,它既含有 TB 高度保守的序列,又含有分枝杆菌特异性的序列。

2. TB 的分子生物学检验 运用分子生物学检验技术进行 TB 检测时,主要采用的有蛋白基因序列、重复序列以及 rRNA 基因序列分析。

（1）PCR 技术 临床上常用的扩增编码序列为编码 65 kD 蛋白的基因以及编码 MPB64 蛋白基因序列,其扩增片段具有结核杆菌种属特异性,编码基因的检测主要适用于结核病高发区人群中的普查及筛选。但常规 PCR 易发生产物的交叉污染、非特异性扩增等,使检测结果出现假阳性。

（2）PCR-限制性片段长度多态性分析 PCR-限制性片段长度多态性(PCR-RFLP)分析技术是 PCR 技术、RFLP 分析与电泳技术的联合应用,首先将待测的靶 DNA 片段进行扩增,然后利用 DNA 限制性核酸内切酶对扩增产物进行酶切,最后经电泳分析靶 DNA 片段是否被切割而分型。

如应用限制性内切酶 Mbo Ⅱ 分析 TB rps L43 位密码子,当 43 位密码子发生 A→G 突变时,酶切位点消失;应用 Msp Ⅰ 分析 kat G315 位密码子,当其发生 AGC→ACC 突变时,产生了 Msp Ⅰ 酶切位点而被该酶消化。

（3）扩增 TB 直接试验 以 TB 的 16S rRNA 为扩增模板,采用转录介导的扩增技术对靶核酸进行扩增,采用化学发光物吖啶酯标记的 cDNA 探针与扩增的靶基因进行杂交,探针与扩增物杂交后去除未杂交的标记探针,最后用化学发光仪检测化学发光信号。该方法具有高度的敏感性和特异性,对涂阳 TB 诊断的敏感性达到 92％～100％,对所有临床标本检测的特异性达 95％以上,因此具有极大的临床应用价值。

（4）基因芯片技术 主要用于分枝杆菌的菌种鉴定和耐药性检测等方面,具有检测效率高、靶分子种类多、可靠性高等优势;但也存在很多难以解决的问题:技术复杂、成本昂贵、灵敏度低、分析范围狭窄等,有待进一步完善。

TB 检测中常见临床标本为痰及胸腹水,为保证检测的可靠性,一定要对标本进行前处理。痰的前处理国内外常用方法是先用液化剂(二硫苏糖醇或 0.5％N-乙酰-L-半胱氨酸＋1.45％枸橼酸钠＋2％NaOH)除去黏蛋白,然后可用煮沸或蛋白酶、酚/氯仿等经典方法提取 DNA。如果标本前处理不当很难获得满意结果。

3. TB 分子生物学检验的临床意义 分子生物学检验为结核病的临床诊断提供了一种快速、准确的方法。

（1）早期诊断 在 TB 感染的早期,特别是在 TB 病灶通过血源性外传播及存在极少量的 TB 时,分子生物学检验方法能通过体外扩增来确诊感染。TB 感染的早期诊断在临床诊疗中具有重要的指导意义,可防止继发性 TB 病灶的形成。

（2）TB 菌种鉴定 应用 PCR 技术如多重 PCR、巢式 PCR、PCR 直接测序、PCR-DNA 探针等技术,用种属甚至菌株特异性序列作为引物,对扩增产生的特异性片段进行鉴定,如常测定的靶序列有 16S rDNA 或 65 kD 抗原基因,通过比较核苷酸的差异鉴定菌种。

（3）TB 耐药基因检测 TB 对一些药物耐药的分子机制已被证实,与耐药有关的基因突变和核苷酸序列已经逐步清楚。如耐利福平是由于其作用靶标 RNA 聚合酶 β-亚单位的编码基因(rpo B)突变所致；耐异烟肼与下列一个或多个基因突变有关：过氧化氢酶-过氧化物酶编码基因(kat G)、烯酰基还原酶编码基因(inh A)、烷基过氧化氢酶还原酶编码基因(ahp C)、β-酮酰基酰基运载蛋白合成酶编码基因(kas A)。因此，将耐药基因突变检测技术应用到药物敏感性试验中或直接检测未经培养的标本中的耐药基因，将极大缩短培养和鉴定的时间，使及时指导临床选药成为可能。

（二）幽门螺杆菌

幽门螺杆菌(helicobacter pylori，Hp)是一种定植于人胃黏膜的微需氧革兰阴性细菌。Hp 被认为是人类感染的最普遍的病原菌之一，在全球自然人群的感染率超过 50%，我国人群中 Hp 的感染率为 50%～60%，属于 Hp 相关疾病的高发区。Hp 是慢性胃炎的致病菌，目前，已经确认 Hp 与慢性胃炎、消化性溃疡、胃癌和胃黏膜淋巴样组织恶性淋巴瘤等疾病密切相关。世界卫生组织已将 Hp 列为胃癌的头号致癌因子。

1. 幽门螺杆菌基因结构特征　不同 Hp 菌株间基因组差异很大，用不同的核酸内切酶切割同一 Hp 菌株基因组 DNA，从得到的限制性片段长度多态性酶切图谱中，可以看到几乎每一菌株都有独特的酶切图谱，但同一菌株基因组 DNA 在培养过程中却相对稳定。以下以标准菌株 26695(Hp26695)来说明 Hp 基因组的结构特征。

Hp26695 菌株染色体为双链环状 DNA，全基因大小为 1667 kb，目前已确定了 1590 个编码蛋白质的开放阅读框，平均大小为 945 bp，编码区占全基因组的 91%。

（1）管家基因　目前从 Hp 至少克隆到 50 个基因，其中重要的管家基因包括 16S、23S 和 5S rRNA 基因、参与 DNA 复制的 gyr A 基因、与同源 DNA 重组有关的 rec A 基因和对于细胞存活有重要性的 fts H 基因。

（2）插入序列　基因组中存在两套严格的插入序列(IS)，IS 605(长 605 bp)和 IS 606(长 606 bp)元件，包括 5 个 IS 605 和 2 个 IS 606 全基因拷贝，8 个 IS 605 和 2 个 IS 606 部分拷贝。这两个元件分别由 tnp A 和 tnp B 基因组成，编码转座酶 Tnp A 和 Tnp B。

（3）脲酶基因　Hp 能表达高活性的脲酶，脲酶能水解尿素产生 NH_3 和 CO_2，改变局部 pH 值，从而保护细菌在高酸环境下生存；还能增强 H^+ 反流，刺激胃泌素产生，损伤胃黏膜；对体外培养的人胃黏膜上皮细胞有直接细胞毒作用；且 Hp 在体外对酸十分敏感。因此该酶对 Hp 定居于胃黏膜下层十分重要，同时它也是造成胃黏膜损伤、引起疾病发生的重要因素。

（4）细胞空泡毒素基因　细胞空泡毒素基因(vac A 基因)全长 3846 bP，是由信号区(s)和中间区(m)组成的嵌合体。其中 s 区有 s1a、s1b、s1c 和 s2 四种等位基因，m 区有 m1a、m1b 和 m2 三种等位基因。不同的 Hp 基因重组方式不同，其中 s1/m1 型菌株空泡毒素活性最强，s2/m2 型菌株检测不到空泡毒素活性，而 s1/m2 型菌株介于两者之间。所有的 Hp 菌株均含有 vac A 基因，但只有 50% 的 Hp 表达有空泡毒素活性的 Vac A 蛋白。vac A 基因编码分子量为 140 kD 的前体蛋白，经加工修饰形成 95 kD 的成熟毒素蛋白 Vac A。Vac A 可引起胃黏膜上皮细胞空泡样变，损伤胃黏膜，是胃炎、胃溃疡的重要致病因子，并与胃癌的发生密切相关。

2. Hp 的分子生物学检验　幽门螺杆菌感染的分子生物学检测方法主要有核酸杂交技术和 PCR 技术。

（1）核酸杂交技术　斑点膜杂交法是最早用于 Hp 检测的方法，其中 ^{32}P、生物素及磺基标记探针的灵敏度为 100 pg 靶 DNA，相当于 $5×10^4$ 个细菌，特异性为 100%。采用生物素 3′端加尾标记的 16S rRNA 寡核苷酸探针，可与已知的所有螺杆菌属细菌杂交，而与其他近缘菌无交叉反应，经链霉素亲合素-碱性磷酸酶染色，其灵敏度可达 10 pg 靶 DNA，在 Hp 感染的流行病学研究中具有重要的价值。

（2）PCR 技术　PCR 能检出粪便、胃液、唾液及胃黏膜活检标本中的 Hp。检测的基因主要是 Hp 的特异片段，如尿素酶基因、毒素相关蛋白基因、细胞空泡毒素基因、鞭毛素基因等。应用 PCR 可扩增仅一个靶拷贝的 Hp 质粒 DNA，与寡核苷酸探针相比，其灵敏度至少高出 100 倍。用巢式 PCR 可合成与扩增产物内部序列互补的寡核苷酸探针，让其与扩增产物进行杂交，可使灵敏度提高 10 倍，即使低至 1 个细菌的靶 DNA 也能检出。

3. Hp 分子生物学检验的临床意义 Hp 的常规实验室检查方法包括细胞培养、脲酶试验、组织学检查,但均需要活菌存在,当 Hp 变形、死亡或菌量很少时,便难以检出。通常所用的免疫学方法操作简便,但灵敏度和特异性较低,因此,促进了 Hp 分子生物学检验方法的发展。

由于 PCR 技术简单快速、敏感性高、特异性强,因此很适合于感染数量少、生长缓慢的 Hp 的分子检测,目前已逐渐在临床上推广,主要应用于:①临床 Hp 感染的诊断;②判断 Hp 感染为复发还是重新感染;③药物治疗的评价;④根据 Hp 基因型的分子鉴定结果预测胃癌发生风险;⑤流行病学研究。

第二节 遗传性疾病的分子生物学检验

遗传性疾病的分子生物学检验是指通过分析患者体内遗传物质结构或表达水平的变化,对人体健康状态和疾病做出辅助诊断的方法。评估基因的存在或缺陷通常以 DNA 为材料,而评估基因的表达量则以基因转录或翻译 RNA/蛋白质为对象,反映个体的生理和病理状态。

一、遗传性疾病分子生物学检验的策略

所有遗传性疾病都与某种或多种基因的突变有关。对遗传性疾病进行分子诊断有两种策略可供选择,即直接诊断策略与间接诊断策略。

1. 直接诊断策略 遗传性疾病分子诊断的直接策略就是通过各种分子生物学技术直接检测导致遗传性疾病的各种基因突变,如基因的缺失、插入、倍增或者是点突变等遗传缺陷。直接诊断由于是直接揭示遗传缺陷,因此比较可靠,但是,直接诊断的前提是被检测基因已经克隆,其正常序列和结构必须被阐明。直接诊断策略主要涉及以下两个方面:

(1)点突变的检测 点突变即 DNA 分子中一个碱基被另一个碱基所替换,其后果取决于替换的性质和位置。如果致病基因的某种突变型与疾病的发生发展有直接的因果关系,检测 DNA 分子中基因点突变来进行诊断是最理想的途径。

对基因背景清楚或部分清楚的点突变,可以采取直接检测基因点突变的方法,如等位基因特异性寡核苷酸(allele-specific oligonucleotide,ASO)杂交、PCR-ELISA、等位基因特异性扩增(allele-specific amplification,ASA)、PCR-RFLP、基因芯片技术等进行诊断,例如 β 地中海贫血,可以使用 ASO、PCR-RFLP 联合基因芯片技术进行诊断。

对于一些基因背景未知的点突变,可以采用单链构象多态性(single-strand conformation polymorphism,SSCP)分析、变性梯度凝胶电泳(denaturing gradient gel electrophoresis,DGGE)、异源双链分析(heteroduplex analysis,HA)、DNA 序列测定、蛋白截短测试(protein truncation test,PTT)等方法。

(2)片段性突变的检测 片段性突变是指 DNA 分子中较大范围的碱基发生突变,如碱基的缺失、插入、扩增和重组。对于少数核苷酸缺失或插入,可以采用检测点突变的方法,而对于大片段的突变,则使用 Southern 印记技术和多重 PCR 技术,也可用荧光原位杂交、比较基因组杂交等技术。

2. 间接诊断策略 当致病基因虽然已知,但其异常尚属未知时;或致病基因本身尚属未知;又或者由于基因过于庞大,突变种类多且突变分布广泛,突变检测非常困难时,可采用间接诊断策略。间接诊断是采用多态性连锁分析的方法,寻找具有基因缺陷的染色体、相关基因的等位基因型和单倍体型,并判定被检者是否有这条存在基因缺陷的染色体、相关基因的等位基因型和单倍体型。

间接诊断的实质是在家系中进行连锁分析和关联分析,它不仅有利于寻找与疾病相关的 DNA 遗传缺陷,而且有助于通过分析多态性遗传标记的分布频率来估计被检者患病的可能性。因此,遗传标记的选择是进行间接诊断的基础,所用标记越多,标记的杂合性越强,信息量就越丰富,找到疾病基因的可能性就越大,漏诊、误诊的概率也就越小。用于间接诊断的遗传标记主要有限制性片段长度多态性(RFLP)、可变数目串联重复(VNTR)、短串联重复(STR)和单核苷酸多态性(SNP)。尤其是 SNP 作为第

3代遗传标记,在人类基因组中的数目可达 300 万个,可以提供的信息量很大。它的一个突出优点是可用 DNA 芯片技术进行检测。

二、遗传性疾病的分子生物学检验

遗传性的基因缺陷导致的疾病约占人口总数 1%,是临床中不可忽视的一类疾病。按遗传方式及与遗传物质的关系,遗传病总共可分为单基因遗传病、多基因遗传病及染色体异常遗传病。遗传病是由基因在性细胞的突变引起的。

(一)血友病的分子生物学检验

血友病是遗传性凝血疾患中最为常见的一种,是由凝血因子的缺陷引起的。根据因子缺陷的类型不同,血友病主要有 A、B 两种类型。血友病 A 系由血浆中凝血因子Ⅷ(FⅧ)活性缺陷所致,约占全部遗传性凝血疾病的 75%。血友病 B 是因凝血因子Ⅸ(FⅨ)缺陷所致,血友病 A 与血友病 B 发病率比例约为 138:20。也有 FⅧ、FⅨ同时缺陷的,但不常见,称为混合型血友病。FⅧ和 FⅨ基因都在 X 染色体长臂上,他们的遗传方式均为 X 染色体隐性遗传,因此血友病患者大多为男性,而患者家中的女性多为致病基因的携带者。

1. 血友病 A 及凝血因子基因 血友病 A 是由于 FⅧ即抗血友病球蛋白(antihemophilic globulin, AHG)缺陷所导致的凝血机制异常的遗传性疾病。男性发病率约为 1/50000。

(1) 血友病 A 的分子机制 FⅧ基因位于 Xq28,基因全长约 186 kb,由 26 个外显子和 25 个内含子组成。FⅧ mRNA 约长 9 kb,产物由 2351 个氨基酸组成,N 端 19 个氨基酸为信号肽。成熟的 FⅧ含 2332 个氨基酸,相对分子质量为 264763。在 FⅧ基因第 22 号内含子中另外有两个基因,F8A 和 F8B,是基因内基因。F8A 基因存在 3 个拷贝,其功能不详,其中一个 F8A 基因位于 FⅧ基因的第 22 号内含子内 (A1),另外两个位于 X 染色体长臂远端(A2、A3)。A1 基因可以与两个同源基因之一发生同源重组,引起 FⅧ基因的 1~22 内含子倒位致 X 染色体长臂远端。这种倒位导致 FⅧ功能完全丧失而发生严重的血友病(图 11-1)。其中与 A2 发生的重组称近端重组,约占倒位的 15%;与 A3 发生的重组称远端重组,约占倒位的 85%。基因倒位引起的血友病大致占血友病 A 的 50%,除了第 22 号内含子倒位可引起血友病 A 以外,FⅧ基因突变,包括点突变、缺失突变和插入突变,都可以导致重型或轻型的血友病。

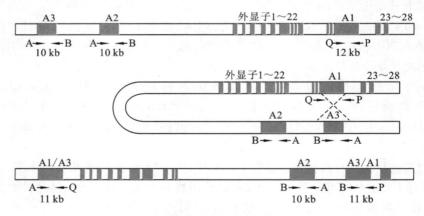

图 11-1 FⅧ基因模式图及血友病倒位机制

(2) 血友病 A 的分子生物学检验 由于引起血友病 A 的基因改变种类不同,因此在诊断中所使用的检验方法也不尽相同,主要的分子生物学检验方法有:①基因倒位检测:由于 50% 左右的血友病 A 是由于 FⅧ基因中 22 号内含子倒位引起的,所以检测该突变成为对患者进行基因诊断的首选方法。在检测基因倒位的方法中首选的是长距离 PCR(LD-PCR)技术。以基因组 DNA 为模板,用引物 Q、B 和 P 进行 PCR 扩增,如果 FⅧ基因 22 号内含子没有发生倒位,PCR 产物是以 Q、P 作为引物进行扩增,大小为 12 kb。如果 22 号内含子发生了倒位,PCR 产物是以 B、P 作为引物进行扩增,大小为 11 kb。②非基因倒位的检测:点突变是非基因倒位引起血友病 A 的主要原因,因此对该类患者的家系分析和携带者的基因检测主要是通过点突变的检测技术进行,包括 PCR-RFLP、VNTR、STR、PCR-SSCP 法。

2. 血友病 B 及凝血因子基因 血友病 B 又称血浆凝血活酶成分(plasma thromboplastin component,PTC)缺乏症,是 FⅨ缺陷所致的一种严重的遗传性出血性疾病。其发病率为 1/30000。

(1)血友病 B 的分子机制 FⅨ基因定位于 Xq27.1,基因全长 33.4 kb,由 8 个外显子和 7 个内含子组成,内含子占整个基因的 95%,外显子长度介于 25~1935 bp,mRNA 的长度为 2804 bp。FⅨ基因突变具有十分显著的异质性,几乎每一个家系都具有特异的突变类型。基因突变有 700 余种,包括缺失突变、重复突变和单碱基置换突变等。FⅨ基因的突变主要发生在启动子区、信号肽区、前肽区、催化区等区域。

(2)血友病 B 的分子生物学检验 由于 FⅨ基因的缺陷具有明显的异质性,几乎每一个家系都有其特异基因突变类型,因此给诊断带来很大困难,目前一般采用直接和间接方法进行检测。直接检测方法有直接测序法、基因芯片法和毛细管电泳;间接检测方法有 RFLP 法、SSCP 法、DGGE 法、双脱氧指纹图谱法、变性高效液相色谱法等。

用于血友病 B 家系连锁分析的遗传标志包括:①RFLP 标志有 XmnⅠ、$EcoR$Ⅰ、TaqⅠ等酶切位点;②VNTR 标志有 intl3 和 Stl4;③距 FⅨ 2 cm 内的 6 个基因外 STR 位点,即 DXS1192、DXS1211、DXS8094、DXS8013、DXS1227 和 DXS102。运用这些多态性位点可使 99.9%以上的血友病 B 家系得到诊断。

(二)血红蛋白病的分子生物学检验

血红蛋白病是常见的遗传性溶血性疾病,是由于编码血红蛋白的基因异常而发生的一类遗传性贫血。其主要分为两大类:一是异常血红蛋白病,是由于珠蛋白结构异常所致,如镰刀形红细胞贫血;另一类是珠蛋白合成障碍性贫血(又称地中海贫血),是由于珠蛋白多肽链合成不平衡所造成的一类常见的单基因遗传性、溶血性疾病。

血红蛋白是由珠蛋白和血红素辅基组成,每个血红蛋白由四个亚基组成,每个亚单位由一条肽链和一个血红素构成。珠蛋白肽链有 7 种,正常血红蛋白的四聚体均由一对 α 链(或 ζ)和一对非 α 链(β 或 δ、ε、Gγ、Aγ)组成。珠蛋白一条或几条珠蛋白肽链合成过少甚至不能合成,即导致珠蛋白合成障碍性贫血。其类型有 α 珠蛋白合成障碍性贫血、β 珠蛋白合成障碍性贫血、γ 珠蛋白合成障碍性贫血、δ 珠蛋白合成障碍性贫血,其中分布最广和最严重的是 α 和 β 珠蛋白合成障碍性贫血。

1. 珠蛋白合成障碍性贫血的发病机制

(1)α 珠蛋白合成障碍性贫血 正常成人红细胞中表达出等分子的 α 和 β 珠蛋白链,并按 1:1 的比例组成 $\alpha_2\beta_2$ 血红蛋白四聚体。α 珠蛋白合成障碍性贫血是由于 16 号染色体上串联的两个 α 珠蛋白基因(α_1 和 α_2)在细胞进行减数分裂时,发生不等位交换,从而使一条 16 号染色体只剩下一个 α 珠蛋白基因,而另一条染色体上出现了串联的 3 个 α 珠蛋白基因产生缺失突变,由此分化出的红细胞合成 α 珠蛋白的能力下降。此外 α 珠蛋白基因突变,如点突变、移码突变、无义突变、mRNA 加尾信号突变和终止密码子突变等非缺失突变也可导致 α 珠蛋白合成障碍性贫血。

根据 α 珠蛋白基因的异常,α 珠蛋白合成障碍性贫血在临床上分为 4 种类型:静止型 α 珠蛋白合成障碍性贫血、标准型(轻型)α 珠蛋白合成障碍性贫血、HbH 病和胎儿水肿综合征(表 11-1)。

表 11-1 各种类型的 α 珠蛋白合成障碍性贫血

名 称	基因型	基因异常	α 珠蛋白链合成量	临床症状
静止型 α 珠蛋白合成障碍性贫血	α^A/α^+	αα/α—	75%	基本无症状
标准型 α 珠蛋白合成障碍性贫血	α^+/α^+	α—/α—	50%	轻度贫血
HbH 病	α^+/α^0	α—/——	25%	代偿性溶血性贫血
胎儿水肿综合征	α^0/α^0	——/——	0	死胎、新生儿死亡

(2)β 珠蛋白合成障碍性贫血 β 珠蛋白合成障碍性贫血是珠蛋白合成障碍性贫血中发病率最高的类型。它是由于 β 珠蛋白基因功能下降或缺失所致的一类遗传性溶血性疾病,β 珠蛋白基因位于 11 号染色体上,与 α 珠蛋白基因不同,β 珠蛋白基因仅有一个,发生不等位交换的可能性较小,因此突变是 β 珠蛋白合成障碍性贫血的主要发病原因。β 珠蛋白基因的突变以点突变为主,即单核苷酸置换是 β 珠蛋白基因的主要突变类型,亦有碱基的插入和缺失引起的移码突变(图 11-2),目前已发现的有 100 余种,缺失型

突变则很少见。突变涉及基因内及侧翼序列,包括编码区突变、非编码区突变、启动子区突变、RNA 裂解信号突变、加帽位点单个碱基突变等。编码区突变造成 mRNA 稳定性降低或形成无功能 mRNA;非编码区突变影响 mRNA 剪切、加工过程;启动子区突变降低 mRNA 的转录效率;RNA 裂解信号突变导致不能准确裂解和加 poly A。

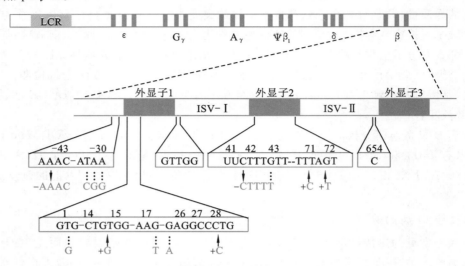

图 11-2　β 珠蛋白合成障碍性贫血常见突变位点

2. 珠蛋白合成障碍性贫血的分子生物学检验

(1)α 珠蛋白合成障碍性贫血的分子生物学检验　α 珠蛋白合成障碍性贫血主要由 α 珠蛋白基因缺失所致,可以用 Southern 印迹技术、PCR、ARMS 等加以检测。对于非缺失型突变可用 SSCP 法、等位基因特异性扩增技术加以检测。

(2)β 珠蛋白合成障碍性贫血的分子生物学检验　β 珠蛋白合成障碍性贫血的基因缺陷主要是点突变或移码突变,在已发现的 170 多种 β 珠蛋白基因突变中大多数是核苷酸的取代,因此 PCR 及点突变检测技术便成为诊断 β 珠蛋白合成障碍性贫血的主要手段,目前常用的检测方法有 PCR 反向点杂交(PCR-RDB)法、PCR-ASO 法、PCR-RFLP 法、基因芯片法等。

第三节　肿瘤的分子生物学检验

目前研究的结果已表明,肿瘤是一类多基因、多阶段、多因素参与的复杂疾病。一般表现为原癌基因激活,抑癌基因抑制,DNA 修复基因失活等。肿瘤的发生常常是多个原癌基因激活和抑癌基因失活的协同效应。细胞原癌基因和抑癌基因分别承担着细胞生长的正、负调控,维持正常内稳态,是正常细胞基因组的固有成分。只有当细胞癌基因和抑癌基因发生了量的变化和质的变化时,细胞原癌基因激活,抑癌基因失活,才会引起细胞生长失衡、增殖失控,当这种变化积累到一定程度时,最终导致肿瘤。

一、肿瘤发生的分子机制

(一)肿瘤是一种分子病

随着近代分子生物学理论和实验技术的发展,对肿瘤发生机制的研究已深入到分子水平,从而建立了分子肿瘤学。分子肿瘤学的研究表明恶性肿瘤的发生是以遗传为基础的多阶段发生过程,在这一过程中恶性肿瘤获得了 6 种生物学标志,即持续的增生信号、逃避生长抑制、抵抗细胞死亡、确保永久复制、诱导血管生成及激活浸润和转移。这些标志合理地解释了肿瘤发生的复杂性。近年来随着对肿瘤细胞的深入研究,学者们又提出两个新的潜在标志:能量代谢重编程和免疫逃避。此外,肿瘤的发生和转移与肿瘤细胞所处的内外环境有着密切关系。肿瘤细胞可通过自分泌和旁分泌,改变和维持自身生存和发展的条件,促进肿瘤的生长和发展。全身和局部组织亦可通过代谢、分泌、免疫、结构和功能的改变,限制和影响肿瘤的发生和发展。

(二)肿瘤发生的分子机制

1. 肿瘤相关染色体异常 绝大多数恶性肿瘤都存在染色体异常,包括数量的改变和(或)结构异常。在某些形式的恶性肿瘤中,染色体的不稳定性超过了核酸序列的不稳定性,许多研究提示染色体的脆性部位与肿瘤易感性相关,近年的一些研究表明有些脆性部位是致癌剂的敏感位点,肿瘤细胞染色体的缺失、重排亦发生在这些脆性部位上。如小细胞肺癌中常见的第 3 号染色体重排多发生在 p14.2、p21 和 p23 这 3 个脆性位点上。

2. 肿瘤相关基因异常 恶性肿瘤发生发展的过程,也是一系列基因突变累积的过程,包括原癌基因、抑癌基因、细胞周期调节基因、细胞凋亡相关基因及维持细胞基因组稳定基因,这些基因都与肿瘤的发生发展密切相关。

(1)原癌基因 原癌基因是细胞内与细胞增殖相关的基因,是维持机体正常生命活动所必需的、在进化上高度保守的基因。当原癌基因的结构或调控区发生变异,基因产物增多或活性增强时,使细胞过度增殖从而形成肿瘤。在正常细胞中有与之同源的正常基因,故称为原癌基因。

正常细胞中原癌基因的表达水平很低,并受生长调节,具有分化阶段特异性、细胞类型特异性和细胞周期特异性等特点。而肿瘤细胞中原癌基因的表达水平高或过度表达,并出现表达程度和次序的紊乱,且不再具有细胞周期特异性。

(2)抑癌基因 也称为抗癌基因,在被激活情况下它们具有抑制细胞增殖作用,当抑癌基因被抑制或丢失后可减弱甚至消除其抑癌作用。正常情况下它们对细胞的发育、生长和分化的调节起重要作用。

抑癌基因在细胞恶性转化过程中的作用与癌基因显性正调控正好相反,起着显性负调控的作用。即抑癌基因的存在抑制着恶性表型的出现,而抑癌基因中的一个等位点丢失并不会出现恶性表型,必须抑癌基因的两个等位点都丧失功能,细胞才会恶性转化。

(3)细胞周期调节基因 细胞周期是指细胞从上一次分裂结束到下一次分裂终末的过程,由 G_1 期、S 期、G_2 期或 M 期组成。这一过程受 3 类因子的精密调控,它们分别是周期素依赖性激酶、周期素和周期素依赖性激酶抑制因子,这些分子的编码基因称为细胞周期调节基因,其中周期素依赖性激酶处于调控中心地位,周期素起正调节作用,周期素依赖性激酶抑制因子发挥负调节作用。

(4)细胞凋亡相关基因 细胞凋亡是指细胞在一定的生理或病理条件下,遵循自身的程序,自己结束其生命的生理死亡过程,也称细胞程序死亡。细胞凋亡常常是细胞对环境信号反应的结果,不同情况下启动凋亡的机制不同。近年的研究认为肿瘤的发生是细胞凋亡通路受到抑制,导致本应凋亡的细胞"非法"存活。在正常情况下,细胞凋亡是在体内外复杂的信号条件下进行的,当这些体内外信号出现异常时,诱导细胞凋亡的抑癌基因 *p53* 失活或促凋亡基因 *Bax* 表达异常、促进细胞增殖的癌基因 *C-myc* 过度表达、抑制细胞凋亡的癌基因 *Bcl-2* 高度表达,则导致异常细胞增殖,该死亡的细胞不死亡,细胞凋亡机制被不恰当地终止,为细胞癌变提供了条件。

(5)肿瘤转移相关基因 肿瘤转移是恶性肿瘤治疗失败和患者死亡的主要原因,而肿瘤转移是一个涉及多基因变化的复杂过程,包括肿瘤细胞从原发病灶脱落,侵入血管或淋巴管,迁移、黏附于适宜部位诱导肿瘤血管形成,对抗宿主抗肿瘤免疫,最终在远处形成转移灶。近年来,通过对肿瘤转移基因与肿瘤转移抑制基因的调控因子和转移过程中作用机制的深入研究,有望在基因水平揭示肿瘤转移的本质,为改进肿瘤的诊断方法和治疗手段提供依据。

(6)肿瘤血管生成相关基因 血管生成是肿瘤生长浸润转移的关键步骤,是血管生成因子和抑制因子作用失衡的结果,很多肿瘤血管的新生是由基因改变诱导产生的,因此临床上对肿瘤血管生成相关基因的检测有助于预测肿瘤转移、复发,判断预后。

二、肿瘤基因诊断策略

肿瘤的发生发展是多因素相互协同的结果,而基因水平的异常是其中关键的原因。目前,肿瘤的分子诊断可以采取以下策略。

1. 检测与肿瘤活化及肿瘤抑制有关的基因 肿瘤的发生常与多种基因异常有关,如癌基因、抑癌基因、肿瘤转移基因、肿瘤转移抑制基因等基因的突变及表达异常。

2. 检测与肿瘤有关的病毒基因 如与成人 T 细胞性白血病、淋巴瘤有关的 HTLV1,与宫颈癌有关的 HPV,与肝癌有关的 HBV。

3. 检测作为肿瘤单克隆性增生的指标 可判定有无恶性增生、肿瘤数量及治疗效果,这种方法在造血系统肿瘤中应用尤其广泛。

4. 检测肿瘤标志物 肿瘤标志物的分子诊断包括肿瘤标志物基因的检测、mRNA 的检测和蛋白检测。

三、肿瘤的分子生物学检验技术

随着人类基因组计划的完成,越来越多的基因组和蛋白质组信息被用于临床诊断,尽管核酸分子杂交、PCR 和基因测序仍然是检测 DNA 和 RNA 的主流技术,Western 杂交、免疫分析和质谱分析仍是分析检测蛋白质的主要手段,但新的分子诊断技术正层出不穷地涌现出来。与此同时,在原有技术基础上衍生、组合或联合而形成的型分析方法也大大提高了分子诊断的特异性、敏感性和准确性。

1. 芯片技术 基因扩增反应在芯片上得以实现,SNPs 芯片、突变分析芯片、差异表达芯片、比较基因组杂交芯片等多种高密度微阵列芯片,正在被用来发现与肿瘤相关的生物标志物,并用于临床对肿瘤的诊断和治疗的指导。

2. 测序技术 测序技术在肿瘤基因诊断,尤其是在肿瘤分子分型、个体化治疗方案选择中发挥着日益重要的作用。随着测序技术的进步,在未来几年内,个体全基因组测序的目标将有望实现,测序将成为临床实验室分型肿瘤基因组变化的常规技术。

3. 分子病理学 分子病理学在肿瘤研究领域的重要作用日益突出和彰显,近年在临床得以普遍应用的有:乳腺癌 HER2 基因的扩增检测;肺癌、结直肠癌 EGFR 和 *K-rsa* 基因的突变检测等。随着肿瘤研究的拓展和深入,以基因诊断为主导的分子病理分型将成为指导临床个体化治疗的重要手段。

4. 分子显像技术 该技术的应用为肿瘤诊断提供了新方法,结合放射核素标记及小分子多肽示踪,在细胞、基因和分子水平上实现了生物体内部无创、实时、动态的在体成像,便于对机体内肿瘤的早期发现和精确定位。

四、常见肿瘤相关基因的检测

(一)癌基因的检测

癌基因是细胞内与细胞增殖有关的基因,是维持机体正常生命活动所必需的,同时有潜在的诱导细胞恶性转化的特性。当原癌基因的结构和功能发生变异并具有使细胞发生恶性转化的特性时,原癌基因被激活,成为癌基因。癌基因的产物可使细胞过度增殖。原癌基因活化致癌的主要机制包括点突变、基因扩增、基因易位或重排。

ras 基因家族与人类肿瘤相关的特征性基因有三种,即 *H-ras*、*K-ras* 和 *N-ras*,它们分别定位于 11、12、1 号染色体,前二者是大鼠肉瘤病毒的转化基因,后者由人神经母细胞瘤中分离得到。

ras 家族的基因所共有的特征为:①基因组中均含有 4 个编码的外显子和 1 个 5′端非编码外显子;②外显子所编码的蛋白分子量为 21 kD,即 p21 蛋白,此蛋白具有高度特异性和同源性,尤其在氨基酸序列的前 80 个氨基酸残基中,几乎无种属间差别,具有高度保守性。

ras 基因家族激活的主要方式:①点突变:在实体瘤中占 10%~15%,较公认的 *ras* 基因突变点位于三种 *ras* 基因的第 12、13、59 或 61 位氨基酸密码子。②插入激活:在 *ras* 基因附近插入一个强启动子或增强子可使 *ras* 基因表达增强。

ras 基因参与了多种肿瘤的发生发展,如膀胱癌、乳腺癌、结肠癌、肺癌等,其常见的改变是在 12、13 或 61 位密码子处发生突变而被活化。不过在不同肿瘤类型中,*ras* 基因的突变率相差明显,如胰腺癌高

达 90%,其次是甲状腺癌和结肠癌,分别达 53% 和 47%。另外,突变 ras 基因的种类也与某些肿瘤类型密切相关,即有优势激活现象。如胰腺癌、结肠癌、肺癌等以 K-ras 突变为主,泌尿系统肿瘤则以 H-ras 突变为主,造血系统肿瘤多发现 N-ras 的突变。因此,检测 ras 基因突变对了解肿瘤的发生发展,以及监测恶性肿瘤的治疗效果具有重大意义。

检测 ras 基因点突变的常用方法有:

(1) PCR/ASO 法 该检测方法快速、灵敏度高、检测量大,但也存在一些明显的缺点,即点突变的检出仅限于人工合成的突变探针的探测位点,而不能检出探针邻近部位的点突变。

(2) PCR-SSCP 法 该法可使肿瘤点突变的检测更方便。在扩增产物 DNA 的非变性凝胶电泳过程中,根据电泳迁移率的不同,所有的突变 ras 基因均可与相应的正常基因区分开。不仅如此,在同一位点不同核苷酸替换形成的点突变,或同一核苷酸在不同位点替换形成的点突变,均可显示不同的电泳迁移率。

(二) 抑癌基因的检测

抑癌基因又称抗癌基因,是指存在于正常细胞内的一大类可抑制细胞生长并具有潜在抑癌作用的基因。这类基因在控制细胞生长、增殖及分化过程中起着十分重要的负调节作用,并能潜在地抑制肿瘤生长,如果其功能失活或出现基因缺失、突变等异常,可导致细胞恶性转化而发生肿瘤。抑癌基因大多属于一类对细胞增殖产生负调节作用的基因及其产物,其促癌作用一般是在两个等位基因都丢失或失活后才显示出来,故发现和分离都比较困难。随着实验室技术的发展,抑癌基因的研究工作也获得了快速的发展,目前已被克隆的抑癌基因和未被克隆的候选抑癌基因已达 30 余种,而且新的抑癌基因还在不断出现。

p53 基因是 1979 年发现的抑癌基因,定位于人类 17 号染色体的短臂上,编码和表达 p53 蛋白。p53 基因是细胞生长周期中的调节因子,与细胞周期的调控、DNA 修复、细胞分化、细胞凋亡等重要的生物学功能相关联。

p53 基因分为野生型和突变型两种,其产物也有野生型和突变型。野生型 p53 蛋白可抑制带有 DNA 损伤和染色体畸变的细胞发生分裂,从而阻止畸变传递给子细胞,具有广谱的肿瘤抑制作用。相反 p53 基因的突变(缺失)则与肿瘤的发生、发展有密切关系。因此 p53 基因被誉为"基因卫士"。

现代研究证明癌症的发生是由细胞增殖与凋亡、分化和抑制、免疫与免疫逃避、血管生成与抑制、转移和转移抑制之间极为精细的平衡被打破造成的。这些平衡归根结底还是癌基因和抑癌基因之间的平衡问题。迄今已在许多恶性肿瘤细胞,如肝癌、乳腺癌、膀胱癌、胃癌、结肠癌、前列腺癌、软组织肉瘤、卵巢癌、食道癌、肺癌、成骨肉瘤等细胞中发现 p53 基因的突变,人类肿瘤中约有一半与 p53 基因突变有关。

人类 p53 基因编码 393 个氨基酸组成的 p53 蛋白。p53 蛋白通过监视 DNA 损伤保证细胞中遗传物质忠实复制,防止过度表达后发生肿瘤,在细胞内通过促进 p21 基因的表达而抑制细胞周期,p53 蛋白还可与癌蛋白结合有效抑制其过量表达。p53 基因突变主要在高度保守区内,以 175、248、249、273、282 位点突变最高,且不同类型的肿瘤其 p53 基因突变的点位各不相同。目前,临床上抑癌基因检测主要是针对 p53 基因各个点位突变而设计的,检测方法常用 PCR 法与其他技术结合进行:①PCR-SSCP 法可检测有无点突变;②PCR 产物测序分析可检测有无点突变及碱基的插入或缺失;③PCR-RFLP 法检测则基于突变的发生而形成的限制性内切酶酶切位点的消失或增加的原理。

实验 11-1　结核分枝杆菌基因检测

【实验目的】

(1) 掌握:使用 PCR 技术检测临床病原体标本。

(2) 熟悉:怎样避免假阳性和假阴性结果。

【实验原理】

设计一对与目的基因分子互补的寡聚核苷酸引物,该引物分别与目的基因分子的上游和下游部位特异结合,通过高温变性、低温退火和适温延伸三个步骤反复的热循环,每一次循环均使引物间的目的基因拷贝数扩增一倍,PCR 产物以 2^n 的指数形式迅速扩增,经过 25~30 个循环后,一般可使目的基因扩增 10^6~10^7 倍。引物设计选自结核分枝杆菌 IS986 插入序列,此序列为分枝杆菌中结核分枝杆菌的特异性重复序列。

【器材与试剂】

1. 器材 同实验 7-1。

2. 试剂

(1) PCR 反应体系、电泳缓冲溶液以及上样液见实验 7-1。

(2) 液化剂 1 mol/L NaOH;0.1 mol/L 枸橼酸钠等体积混合后再加入 N-乙酰-L-半胱氨酸,使其终浓度为 5 mg/mL,混匀后 24 h 内使用。

(3) 消化液 200 mmol/L Tris-HCl,pH 8.3;5% Tween-20;1 mg/mL 蛋白酶 K。

(4) 引物 上游 5′-CGTGAGGGCATCGAGGTGGC-3′
          下游 5′-GGGTAGGCGTCGGTGACAAA-3′

【操作步骤】

1. 标本处理

(1) 标本采集:无菌操作采集痰液标本。

(2) 取 0.5 mL 痰液标本,加 0.5 mL 液化剂,25 ℃ 水平振荡 20~25 min,12000 r/min 离心 5 min,用巴氏吸管轻轻吸去上层清液。

(3) 沉淀用 1 mL Tris-HCl 重悬,12000 r/min 离心 5 min,去上清,用 0.4 mL Tris-HCl 重悬沉淀。

(4) 取上述混悬液 90 μL,加入 10 μL 消化液,60 ℃ 温育 1~6 h,再于 100 ℃ 水浴 10 min,以溶解结核分枝杆菌 DNA 和灭活蛋白酶 K,12000 r/min 离心 30 s,取上清液做 PCR。

2. PCR 扩增 PCR 反应体系总共 50 μL,各成分的体积见下表,总反应物质混匀后加入 50 μL 液体石蜡,混匀离心数秒,置 PCR 扩增仪扩增。循环参数为:94 ℃ 预变性 5 min,94 ℃ 变性 30 s,65 ℃ 退火 30 s,72 ℃ 延伸 90 s。总共 35~40 个循环,扩增实验设置阴性对照组和阳性对照组。按表 11-2 在 0.2 mL PCR 微量离心管中配制 50 μL 反应体系。

表 11-2 PCR 反应体系配制

试　剂	试剂浓度	体积/μL
双蒸水		37
PCR 缓冲溶液	10×	5
dNTP	10 mmol/L	1.0
上游引物	10 μmol/L	2.0
下游引物	10 μmol/L	2.0
模板	100 ng/μL	2.0
Taq DNA 聚合酶	2 U/μL	1.0

涡旋混合数秒,然后用微型离心机离心 10 s,即可上机循环。

3. 扩增产物的检测 取 20 μL 扩增产物与 4 μL 6× 上样缓冲溶液混合,用移液器将样品依次加入已配制的凝胶样品槽内,在另一孔加入 DNA 相对分子质量参照物。以 2% 琼脂糖凝胶电泳检测,以电压 100 V 左右电泳 30~45 min。电泳结束后切断电源,取出凝胶,在凝胶成像分析系统或紫外灯下观察结果,以出现 245 bp 扩增带为阳性结果。

【注意事项】

(1) PCR 扩增对结核分枝杆菌具有高度特异性,不与其他分枝杆菌或人体正常菌群交叉。扩增灵敏度为 1 fg DNA,理论上可检出低达几个的结核分枝杆菌。

（2）由于扩增具有高度敏感性，因此在实验过程中应防止 PCR 污染，在实验中通过设置阴性对照来排除干扰。产生假阳性的原因主要是特异性核酸污染、引物特异性不高和电泳结果的误判。其中最主要的是核酸污染，解决的途径除设置阴性对照外，还需加强防范，遵循良好的操作规程，避免一切可能污染的机会。

（3）假阴性也是实验中经常发生的现象，造成假阴性的原因比较多，比如反应体系中存在抑制因子，这些抑制因子可以抑制 DNA 聚合酶作用。或者是标本处于溶血状态，血红蛋白对于 DNA 聚合酶也有较强的抑制作用。

【临床意义】

（1）结核分枝杆菌的 PCR 检测可用于结核病的早期诊断。在结核病感染早期，结核病灶通过血缘性传播时，在外周血中就存在少量的结核分枝杆菌。通过 PCR 扩增检测就能给予确诊。与痰涂片、血液结核分枝杆菌细菌培养相比，PCR 检测快速、方便，具有更高更特异的检出率。

（2）PCR 检测结核分枝杆菌，可以用于抗结核治疗方案的疗效评价。PCR 的检测原理是以结核分枝杆菌 DNA 为靶点进行检测，不受药物干扰，只与结核分枝杆菌的有无有关系。

🔬 实验 11-2　PCR-RFLP 检测 *N-ras* 基因突变

【实验目的】

（1）掌握 PCR-RFLP 检测基因突变的原理。

（2）熟悉 PCR-RFLP 技术的操作流程。

【实验原理】

PCR-RFLP 技术主要包括靶基因的 PCR 扩增和扩增产物的限制性酶切及酶切图谱（即长度多态性）分析。首先通过特异性 PCR 反应，对含有突变位点的目的基因片段进行扩增，然后进行限制性酶切反应。当目的基因片段中出现点突变或序列重排时，使某种酶切点增加、减少或消失，导致限制酶切片段长度发生改变，通过核酸电泳将长度不等的 DNA 片段分离，从而显示出其长度的多态性，最后通过限制性片段长度多态性分析来判断基因是否存在某种突变。

【器材与试剂】

1. 器材　同实验 7-1。

2. 试剂

（1）PCR 反应体系、电泳缓冲溶液以及上样缓冲溶液见实验 7-1。

（2）限制性内切酶 *Bst* N I。

（3）小分子量的 DNA marker。

（4）引物　上游 5′-AACTGGTGGTGGTTGGACCA-3′
　　　　　　下游 5′-CTCTATGGTGGGATCATATTC-3′

【操作步骤】

1. 基因组 DNA 的提取　以血液标本为实验材料，参照实验 4-1"基因组 DNA 的分离与纯化"中血液标本的实验方案，进行基因组 DNA 的酚快速提取，溶于 TE 缓冲溶液中，4 ℃分装保存备用。

2. 目的基因片段的 PCR 扩增　按表 11-3 在 0.2 mL PCR 微量离心管中配制 25 μL 反应体系。涡旋混合数秒，然后用微型离心机离心 10 s，置 PCR 扩增仪扩增。循环参数为：①94 ℃预变性 5 min；②94 ℃变性 15 s，60 ℃退火 15 s，72 ℃延伸 15 s，30～35 个循环；③72 ℃ 10 min。

表 11-3　PCR 反应体系配制

试　　剂	试剂浓度	体积/μL	终浓度
双蒸水		18.5	
PCR 缓冲溶液	10×	2.5	1×

试　剂	试剂浓度	体积/μL	终浓度
dNTP	10 mmol/L	0.5	0.2 mmol/L
上游引物	10 μmol/L	1.0	0.4 μmol/L
下游引物	10 μmol/L	1.0	0.4 μmol/L
模板	100 ng/μL	1.0	4 ng/μL
Taq DNA 聚合酶	2 U/μL	0.5	0.04 U/μL

3. 扩增产物的鉴定　取 10 μL 扩增产物与 2 μL 6×上样缓冲溶液混合,用移液器将样品依次加入已配制的凝胶样品槽内,在另一孔加入 DNA 分子量参照物。用 2%琼脂糖凝胶电泳检测,以电压 80 V 左右电泳 30~45 min。电泳结束后切断电源,取出凝胶,在凝胶成像分析系统或紫外灯下观察结果。

4. PCR 产物的限制性酶切反应　取经鉴定的 PCR 产物 5 μL,加入 5 U 的限制性内切酶 Bst N I 及相应缓冲溶液,37 ℃消化过夜。

5. 限制性酶切产物的鉴定　取限制性酶切产物进行 2%琼脂糖凝胶电泳,电压 80 V 左右电泳 30~45 min,用凝胶成像分析系统照相分析。

【结果讨论】

(1) 按实验设计的一对引物,其 PCR 扩增产物应为 98 bp。

(2) 由于 N-ras 基因 12 位的密码子周围无限制性内切酶识别位点,根据引物 3′端有误配碱基不影响 PCR 扩增的原理,本实验将正链引物 3′端第 11 位密码子 GCA 的 G 改为 C,这样就形成了能被 Bst N I 识别的 CC↓AGG 序列。

(3) PCR 产物经限制性内切酶 Bst N I 消化后,野生型被切割为 19 bp 与 79 bp 两个小片段,而 N-ras 基因 12 位的密码子突变型则不能被酶切,故仍为 98 bp。

(4) 经限制性内切酶 Bst N I 消化后仍为 98 bp 的 DNA 片段,在确认无假阴性之前并不能完全排除 12 位密码子突变的存在。

【注意事项】

(1) 本实验对用于 PCR 扩增的 DNA 模板长度要求不高,可采用各种方法进行 DNA 的快速提取。

(2) 由于实验设计的一对引物均在 N-ras 基因的外显子 1 上,因此也可用 RNA 的反转录产物作为模板,进行 PCR-RFLP 分析,其结果应一样。但 RNA 的量反映其转录水平,从而间接提供了 N-ras 基因的表达情况。

(3) N-ras 基因的突变常见于 12 位、13 位和 61 位密码子的点突变,其中 12 位、13 位密码子位于外显子 1 中,61 位密码子位于外显子 2 上,两个外显子之间的内含子有 2000 多个 bp。PCR-RFLP 除用于 12 位的突变检测外,经合理设计也可用于 13 位突变的检测。

(4) 不同厂家生产的限制性内切酶的最佳反应条件不尽相同,应严格按照试剂说明书进行操作。如果有条件,最后同时做阳性与阴性对照,以减少或避免假阳性与假阴性结果。

(5) 实验所用的限制性内切酶 Bst N I 有多种同裂酶,包括 Mva I、EcoR II 等,其中 Mva I 与 Bst N I 识别序列和切割方式均相同,均为 CC↓(A,T)GG,用 Mva I 替换 Bst N I,酶切结果一致。而同裂酶、EcoR II 与 Bst N I 虽识别序列相同,但切割 DNA 的方式不同,为 ↓CC(A,T)GG,酶切反应后,野生型的 N-ras 基因 PCR 产物被切成 17 bp 与 81 bp 两种大小的片段。

【临床意义】

(1) ras 基因突变见于多种肿瘤,不同的 ras 基因在不同的肿瘤中具有优势激活现象。胰腺癌、结肠癌、肺癌等以 K-ras 突变为主;急性淋巴细胞白血病(ALL)、急性与慢性粒细胞白血病(AML 与 CML)等血液系统肿瘤以 N-ras 突变为主;泌尿系统肿瘤则以 H-ras 突变为主。检测 ras 基因突变对判断这些肿瘤的发生以及了解肿瘤的治疗效果具有一定意义。

(2) PCR-RFLP 用于基因突变分析时,能从只有 1%的细胞发生突变的标本中检出突变的 ras 基因,具有较高的检出率。

小 结

　　将分子生物学技术应用到临床检验诊断学,使疾病诊断深入到基因水平,称为基因诊断。基因诊断技术主要包括核酸分子杂交技术、聚合酶链反应(PCR)技术、基因多态性分析技术、单链构象多态性(SSCP)分析技术、荧光原位杂交(FISH)染色体分析技术、光谱核型分析(SKY)技术、DNA 测序技术、基因芯片技术以及蛋白质组技术等。基因诊断在感染性疾病、遗传性疾病、肿瘤性疾病等的诊断和组织配型、亲子鉴定和法医鉴定中发挥越来越重要的作用。

　　分子生物学检验技术在临床主要用于:①人类疾病的研究和诊断,包括感染人类的各种病原生物的分离、鉴定和检测,指导临床正确用药和进行医院感染的分子流行病学调查;②对未知致病基因进行鉴定和对致病基因进行遗传缺陷分析,并以此作为确诊单基因遗传病的依据或诊断疾病的参考依据;③通过分析遗传标志的多态性寻找疾病相关基因,了解基因结构变化与多基因病发生的关系,确定个体对疾病的易感程度;④线粒体基因的分析能帮助了解线粒体遗传病的发病机制,对于诊断这类疾病有重要价值;⑤通过疾病特异性标志物如白血病融合基因的检测和分析,对白血病的分期、分型、疗效监测和疾病预后作出判断;⑥HLA 基因多态性分析用于了解器官移植前供受体之间 HLA 相容性,遗传标志的多态性分析用于个体识别。因此,分子生物学检验技术已经越来越广泛地用于临床,成为当前临床医学研究和诊断的重要手段。

能力检测

一、单项选择题

1. 下列哪项检测需应用分子生物学检验技术?( )
   A. 肝功能检测　　　　　　　　B. 乙肝两对半检测　　　　　　C. 乙肝病毒 DNA 检测
   D. 肿瘤细胞培养　　　　　　　E. 病原微生物培养

2. 下列哪个是抑癌基因?( )
   A. 生长因子　　　　　　　　　B. 蛋白激酶　　　　　　　　　C. $p53$
   D. ras　　　　　　　　　　　E. 以上都不是

3. 细胞癌基因活化的机制是( )。
   A. 点突变　　　　　　　　　　　　　　　　B. DNA 重排
   C. 基因扩增或病毒基因启动子及增强子插入　　D. 染色体易位
   E. 以上都是

4. 编码乙型肝炎病毒核心抗原(HBcAg)的是( )。
   A. S 基因　　　　　　　　　　B. C 基因　　　　　　　　　　C. 前 C 基因
   D. P 基因　　　　　　　　　　E. X 基因

5. 下列哪组属于高危型 HPV?( )
   A. HPV11 和 HPV 18　　　　　B. HPV11 和 HPV 16　　　　　C. HPV16 和 HPV 18
   D. HPV42 和 HPV43　　　　　E. HPV11 和 HPV 42

6. HbH 病的基因型是( )。
   A. α^A/α^A　　　　　　　　　　B. α^A/α^+　　　　　　　　　　C. α^+/α^+
   D. α^+/α^0　　　　　　　　　　E. α^0/α^0

二、填空题

1. HBV 整个 C 基因区连续编码,则产生_____前体蛋白;S 基因区编码产物为_____范畴。

2. 运用分子生物学技术进行 TB 检测时,主要采用的有_____、_____以及_____基因序列分析。

3. 血友病 A 是由于血浆中_____缺陷所致,而血友病 B 是因_____缺陷所致。

4. *ras* 基因家族与人类肿瘤相关的特征性基因有_____、_____和_____三种,它们分别定位于_____、_____和_____号染色体。

三、名词解释

1. 基因诊断
2. 细胞癌基因

四、问答题

1. 简述 HBV 分子生物学检验的临床意义。
2. 简述结核分枝杆菌基因结构特征。

（杨惠聪　周太梅）

第十二章　分子生物学检验实验室的质量管理及标准化

学习目标

掌握：质量管理体系的组成。

熟悉：质量管理体系的概念，标准品、质控物的概念及分类。

了解：分子生物学检验方法的标准化以及标准化程序。

分子生物学检验实验室管理包括了组织体制管理、人力资源管理、质量控制管理、信息和资料管理、仪器设备和试剂管理、经济和制度管理、教学科研管理等。而实验室工作的重点应放在质量管理上，建立和不断完善分子生物学检验实验室的质量管理体系应该是实验室建设的核心目标；做好其他方面的管理，如实验室的组织管理、人力资源管理与信息管理，会对质量管理有较大的促进作用。

第一节　分子生物学检验实验室质量管理

一、质量管理体系的概念

分子生物学检验实验室可根据自身的实际情况和发展需求，依据相应的国家标准、国际标准或国家和地方政府有关的法律法规建立实验室质量管理体系。

国际标准对质量管理体系的定义是：在质量方面指挥和控制组织的管理体系，包括指挥和控制组织、建立质量方针和质量目标、实现质量目标的相互关联或相互作用。

分子生物学检验实验室的主要工作是为临床诊断和治疗提供实验数据，最终成果主要体现在检验报告上，因此，建立并实现质量目标，向临床提供准确、可靠、及时的高质量检验报告，得到患者和临床的信赖与认可，满足患者和临床医护部门的要求，始终是临床实验室质量管理体系的核心问题。

二、质量管理体系的构成

按照《检测和校准实验室能力的通用要求》（GB/T15481-2000）对质量管理体系的定义，质量管理体系由组织结构、程序、过程和资源四要素组成。

（一）组织结构

组织结构是指一个组织为行使其职能，按某种方式建立的职责、权限及其相互关系。组织结构就是组织机构加职能，其本质是实验室职工的分工协作关系，目的是实现质量方针和质量目标，内涵是实验室职工在职、责、权方面的结构体系。

实验室负责人要精心规划好专业组，妥善配备资源，规定人员职责，协调各专业组关系，对整个机构的运行、管理负全部责任。实验室还应理顺与对实验室质量、业绩或运行有利益关系的个人或团体之间的关系（领导管理关系、技术支持关系以及后勤保障关系），要让组织的成员知道自己由谁管、自己管谁或负责什么工作、自己部门跟其他部门的关系，甚至自己的上级受谁监管。

（二）程序

为进行某项活动所规定的途径称之为程序。实验室为了保证组织结构能按预定要求正常进行,除了要进行纵向、横向的协调设计外,程序或管理标准的设计也非常必要。程序一般通过文件的形式体现,即通常所说的程序文件。

程序文件是实验室人员工作的行为规范和准则。明确规定从事与某程序文件对应的工作应由哪个部门去做、由谁去做、怎样做、使用何种没备、需要在何种环境条件下去做等。程序有管理性的和技术性的两种,一般称的程序性文件都是指管理性的,即质量体系文件(实验室多为各项规章制度、各级人员职责、岗位责任制等)。技术性程序一般指操作指导书(或称操作卡)。凡是形成文件的程序,称之为"书面程序"或"文件化程序"。编制一份书面的或文件化的程序,其内容通常包括目的,范围,职责,工作流程,引用文件和所使用的记录、表格等。建立程序文件时,应实事求是,不要照搬其他实验室的文件,必须能客观反映本实验室的现实和整体素质。

（三）过程

实验室的所有工作都是由许多过程组成的,ISO9000 标准将过程定义为:一组将输入转化为输出的相互关联或相互作用的活动。过程的定义可以理解为,任何一个过程都有输入和输出,输入是实施过程的依据或基础,输出是完成过程的结果,完成过程必须投入适当的资源和活动。例如在分子生物学检验实验室所进行的每一项标本的检查或分析的过程就是一组相互关联的与实施检测有关的资源、活动和影响量。资源包括检测人员、仪器(包括试剂)、程序(包括各项规章制度、操作手册)、检测方法等。影响量是指由环境引起的、对测量结果有影响的各种因素。检测过程的输入是被测样品,在一个测量过程中,通常由检测人员根据选定的方法、校准的仪器,经过溯源的标准进行分析,检测过程的输出为测量结果,即向临床发出的检验报告。

在分子生物学检验实验室的工作中,每一项检验报告都要经历医生申请检查项目、标本采集与运送、标本编号、检测、记录、发出报告、实验数据准确地运用于临床多个过程,这些过程的集合形成全过程。上一过程的质量控制完成后即作为下一过程的输入,下一过程得到上一过程的输入结果,经过质量控制再将结果输入给它的下一过程。如此传递,从而形成完成检验报告的全过程。在医学检验中,经常将这一过程分为 3 个阶段,即分析前质量控制、分析中质量控制和分析后质量控制。

1. 分析前质量控制 主要包括两个过程。第一是医生能否根据患者的临床表现和体征、为了明确诊断和治疗,从循证医学的角度选择最直接、最合理、最有效、最经济的项目或项目组织申请检测。第二是标本在采集过程、保存与运送方向的质量控制措施。

为了确保标本采集与处理符合要求,实验室应对各类标本的采集制订明确的规定,包括:①检验项目名称;②采集何种标本;③患者需做何种准备;④标本采集最佳时间;⑤标本采集量;⑥用何种标本采集管;⑦保存方法、送达时间及运送要求;⑧其他注意事项。

2. 分析中质量控制 也称分析过程的质量控制,包括分析测定(方法选择、仪器和试剂等)、室内质量控制和室间质量评价等。

（1）方法选择 一般根据方法学评价指标和本实验室的具体条件进行选择。方法学评价指标包括精密度,准确度,检出下限,灵敏度,特异性,分析范围等。

（2）室内质量控制(internal quality control,IQC) 室内质量控制是各实验室为了监测和评价本室工作质量,以决定常规检验报告能否发出所采取的一系列检查、控制手段,包括实验室工作的全过程,旨在检测和控制本室常规工作的精密度,并检测其准确度的改变,提高本室常规工作中标本检测的一致性。

（3）室间质量评价(external quality assessment,EQA) 由外部独立机构组织各实验室,共同在规定的时间内测定同一批血清,收集测定结果做出统计学分析,目的在于调查各实验室的常规工作质量,观察实验的准确性,比较各实验室间的数值,并采取相应措施,使各实验室结果渐趋一致。

3. 分析后质量控制 分析后质量控制是指在完成标本检测后,为使检测数据(或检验报告)准确、真实、无误并转化为临床能直接采用的疾病治疗信息而确定的措施和方法。这一阶段主要包括检测结果的正确发出和临床咨询服务。从上文可以看出在全过程中,只有每个过程的输出均能满足下一个过程的质量要求时,才能确保过程输出的质量要求。因此,在检验报告形成的全过程中,任何一个小过程或相关过程的输出质量都会影响过程的最终输出结果。所以要对所有质量活动过程进行全面控制,即全面质量管理体系。

（四）资源

资源包括人员、设备、设施、资金、技术和方法。衡量一个实验室的资源保障,主要反映在其是否有满足检验工作所需的各种仪器、设备、设施和一批具有丰富经验、资历的技术人员和管理人员,这是保证检验报告高质量的必要条件。

第二节　分子生物学检验实验标准化

分子生物学检验现已成为一个临床检验各学科分支中最具发展潜力的领域,涉及病原体核酸、人类基因和各种蛋白质等大分子的测定,是临床疾病诊断中不可缺少的手段。但在目前的临床应用中,仍存在不少问题,同一实验室不同检测批次间、不同实验室对同一标本检测结果间的差异,常常困扰着临床医师、患者以及实验室技术人员。造成这种差异的原因常包括临床标本的采集、试剂方法、测定操作、仪器设备的维护校准、数据处理及结果报告、标准物质及质控物的应用等方面的不规范,仪器设备及试剂生产厂家和临床实验室本身在分子生物学检验实验的标准化中均起着非常关键的作用。

一、标准化

（一）标准与标准化

1. 标准　标准是指为了在一定的范围内获得最佳秩序,经协商一致制订并由公认机构批准,共同使用的和重复使用的一种规范性文件。它以科学、技术和实践经验的综合成果为基础,以促进最佳的共同效益为目的。

2. 标准化　为了在一定的范围内获得最佳秩序,对实际的或潜在的问题制订共同的和重复使用的规则的活动,称为标准化。它包括制订、发布及实施标准的过程。

3. 标准化的实质和主要作用　通过制订、发布和实施标准,达到统一是标准化的实质。其主要作用包括:①组织现代化生产的重要手段和必要条件;②实验室实现科学管理和现代化管理的基础;③实验室提高检验质量的技术保证;④实验室推广新技术、新方法、新科研成果的桥梁。

（二）标准化的基本原理

标准化的基本原理通常是指统一原理、简化原理、协调原理和最优化原理。

1. 统一原理　就是为了保证事物发展所必需的秩序和效率,针对事物的形成、功能或其他特性,确定适合于一定时期和一定条件的一致规范,并使这种一致规范与被取代的对象在功能上达到等效。

统一原理包含以下要点:①统一是为了确定一组对象的一致规范,其目的是保证事物所必需的秩序和效率;②统一的原则是功能等效,从一组对象中选择确定一致规范,应能包含被取代对象所具备的必要功能;③统一是相对的,确定的一致规范,只适用于一定时期和一定条件,随着时间的推移和条件的改变,旧的统一就要由新的统一所代替。

2. 简化原理　就是为了经济有效地满足需要,对标准化对象的结构、形式、规格等性能进行筛选提炼。

简化原理包含以下要点:①简化的目的是为了经济,使之更有效地满足需要;②简化的原则是从全面满足需要出发,保持整体构成精简合理,使之功能效率最高;③简化的基本方法是进行科学的筛选提炼,剔除其中多余的、低效的、可替换的环节,精练出高效的能满足全面需要所必要的环节;④简化的实质不是简单化而是精练化,其结果不是以少替多,而是以少胜多。

3. 协调原理　就是为了使标准的整体功能达到最佳,并产生实际效果,必须通过有效的方式协调好系统内外相关因素之间的关系,确定为建立和保持相互一致、适应或平衡相互关系所必须具备的条件。

协调原理包含以下要点:①协调的目的在于使标准系统的整体功能达到最佳并产生实际效果;②协调对象是系统内相关因素的关系以及系统与外部相关因素的关系;③相关因素之间需要建立相互一致关系、相互适应关系、相互平衡关系,并为此确立条件;④协调的有效方式有有关各方面的协商一致、多因素的综合效果最优化、多因素矛盾的综合平衡等。

4. 最优化原理　按照特定的目标,在一定的限制条件下,对标准系统的构成因素及其关系进行选择、设计或调整,使之达到最理想的效果,这样的标准化原理称为最优化原理。

二、标准品与质控物

分子生物学检验实验室使用的生物试剂基本上都是商品供应的试剂盒,给实验室的工作带来了极大的方便,减少了试剂配制的工作量,同时也使生物试剂更加标准化,使不同实验室之间的检测结果更具有可比性,检测结果的准确性大大提高。但同一种试剂,不同的生产厂家、不同的批号存在着质量差异。运输、储存、实验条件控制不好也同样会造成检测结果的差异。所以实验室在使用生物试剂盒时应先进行评价,一旦确定某一合格生物试剂,不要轻易更换,以免造成不同品牌生物试剂之间的误差。

(一)标准品

标准品(standard substance)是分子生物学检验标准化的前提。它的一种或几种物理或化学性质已经充分确定,可用于校准仪器设备、评价测量方法或给其他物质赋值的物质。标准物质的定值结果一般表示为:标准值±总不确定度。

标准品几乎是所有分子生物学检验实验室检测项目时的必备物品,并且直接关系到测试结果的准确性、实验方法的有效性及实验室之间的可比性。正确选用和管理标准物是保证检测结果正确的关键因素。

1. 标准品的分类

(1)一级标准品(primary standard substance)　一级标准品具有尽可能小的测量不确定度,一级标准品一般是高度纯化、稳定、均一的物质。其数值已由决定性方法确定或由高度准确的若干方法确定,所含杂质已经定量。主要用于评价和校正参考方法以及为"二级标准品"定值。

(2)二级标准品(secondary standard substance)　这类标准品可以是纯溶液(水或有机溶剂的溶液),也可以存在于相似基质中。可由实验室自己配制或为商品,其中有关物质的量由参考方法定值或用一级标准品比较而确定。主要用于常规方法的标化和控制物的定值。

(3)厂家校准品(calibrator)　用二级标准物质校准、常规方法定值。用于对常规方法和仪器的校准。该类物质计量学级别较低,可因各厂家或实验室的具体情况而有所不同。

2. 标准品的使用和管理

(1)根据不同测试方法或仪器的准确度选择标准品。实验室日常测试可选用厂家工作标准品或厂家产品标准品,而实验认证、方法评价、仪器性能评价应选用有证标准品。

(2)所选标准品的基本成分与被测样品的基本成分一致或尽可能相近,所测量成分的含量也尽可能在同一水平。

(3)标准品未开瓶时,低温保存稳定性较好,但开启后,即使低温保存稳定性也较差,有效期一般在一周左右,所以启封标准品时应考虑整个实验计划所需量,避免造成浪费。严禁使用过期标准品。

(4)标准品和待测量样品必须在同一条件、同一时间、同一环境下测量。不能使用以往测试标准品的量值对照本次试验结果。

(5)由于质控物和标准品的量值溯源性不同,严禁使用质控物代替标准品,以免造成测定结果误差。

(二)质控物

国际临床化学学会(IFCC)对质控物(quality control material)的定义为:专门用于质量控制目的的标本或溶液。质控物不能用作校准,是用于揭示测定条件改变引起的测定结果的波动,以揭示测试结果的可接受范围。一旦超过可接受范围,应立即对实验条件、实验方法或实验用仪器进行校准。也可以说,质控物是测试结果正确与否的监视者,具有与检测过程相适应的特性,其成分与检测标本的基质相同或相似。

1. 质控物的种类

（1）定值质控物与非定值质控物　定值质控物是生产厂家或标准实验室根据各自实验条件、实验方法和所用仪器测出的值，并计算出均值和标准差。各临床实验室根据已知值进行室内质控，从中选择与自己相同监测系统的定值作为参考。由于各实验室的实验条件、实验方法和所用仪器不同，与质控物的定值客观上存在差异，所以必须注意不能误将其预期值范围当做控制的允许范围。

非定值质控物的质量与定值质控物并无不同，只是生产厂商没有为其产品作定值。在使用时由各实验室在实验条件、实验方法、实验所用仪器处于最佳条件下对未定值质控物多次测量得出均值和标准差来进行定值。不论定值还是非定值质控物，在使用时，用户必须用自己的监测系统确定自己的均值与标准差。

（2）液体型质控物和冻干粉型质控物　液体型质控物使用方便，但不易保存、稳定性差、有效期短；而冻干粉型质控物稳定性好，复溶即可使用，但复溶后稳定性差。

（3）单一物质质控物和多种物质质控物　单一物质质控物只含有一种被测试物质，而多种物质质控物含有多种物质。在专用仪器中，使用多种物质质控物较为方便，但没有一种质控物能包含所有被测物质，还需单一物质质控物作为补充。

2. 质控物的使用

（1）冻干粉型质控物　最好 4 ℃干燥保存，溶解后盖紧瓶盖 4 ℃保存，不宜冰冻保存和强光照射，以防酶类被破坏和此物质被分解。宜用蒸馏水溶解，混匀时不能猛烈振荡，防止产生泡沫，破坏蛋白质。

（2）血液检验质控物　血细胞检验的质控物严禁冷冻，只能 4 ℃保存。使用时用双手轻轻来回搓动混匀 5～10 min，不能来回颠倒混匀或使用振荡器混匀，以免破坏血细胞。

（3）液体质控物　需－20 ℃保存，复溶后不宜再冷冻，4 ℃保存即可。

（4）使用前要充分混匀　特别是冻干粉质控物加蒸馏水的量要准确，复溶后混匀要彻底，若溶解不完全，结果相差非常大。

（5）选择高、中、低三个浓度水平的质控物　中值质控物浓度一般在人体的正常范围之内，而低值和高值则是低于和高于正常范围但又在测定方法或仪器的线性范围之内的值。用三个浓度值更容易发现测定方法或仪器的线性改变，比用一个浓度更能准确地判断误差的性质和大小。

（6）选择与本实验室的实验方法和仪器最匹配的质控物　有些仪器指定使用厂家提供的专用质控物。如血液分析仪一般都是使用仪器生产厂家提供的全血质控物，同一质控物在同一系列不同型号的仪器上所测得的量值也不一样。

（7）建立适合本实验室的量值　尽可能在本实验室的实验条件、实验方法、实验所用仪器等处于最佳条件时，对定值或未定值质控物建立适合本实验室的量值和波动范围。尽可能使常规测定样品的条件与质控物定值所用条件一致或相似，以防止方法本身、仪器差异等引起的误差。

三、分子生物学检验方法的标准化

分子生物学检验实验室应使用适合的方法和程序进行所有检测和（或）校准，包括被检测和（或）校准物品的抽样、处理、运输、存储和准备，适当时，还应包括测量不确定度的评定和分析检测和（或）校准数据的统计技术。

（一）检验方法与分析系统

实验室应根据检测工作的需要，选用不同的分析方法。对于大多数实验室来说，应用最广泛的方法是常规分析方法。在常规分析过程中，使用标准品对分析方法进行校准，是保证检测结果准确性的基础。

实验室中使用的检测或分析系统是指检测方法所涉及的仪器、试剂、参数和校准品，其检测结果经一系列合理实验的验证，证实符合厂家声明的技术要求，其量值能够溯源到高一级的标准品。因此在实际工作中，实验室使用检测或分析系统进行标本检测时，其检测结果具有可溯源性。改变系统中的任一因素，其检测结果的可溯源性将被打断。如果必须改变系统中的某种因素，实验室在应用该改变方法前，应对改变后的系统做出适当的性能评价，以确定方法准确性的偏倚在允许范围内和检测结果的可溯源性。

（二）检验方法的选择与确定

在选择实验室分析方法时,应优先使用以国际、区域或国家标准发布的方法,或由知名的技术组织或有关科学书籍和期刊公布的,或由设备制造商指定的方法。如果实验室制订的或采用的方法能满足实验室的预期用途并经过验证,也可使用。实验室应用自己制订的检测方法检验时,应指定足够的、有资格的人员进行。

对新的检测方法,在进行检测前应制定所有相关设备的使用和操作说明书,说明书应至少包括下列信息:方法名称或识别号;适用范围;被检测标本类型的描述;被测定的参数、量和范围;装置和设备,包括技术性能要求;所需的校准品或参考标准;要求的环境条件;检测程序描述;检测结果接收(或拒绝)的准则(或要求);需记录的数据以及分析和表达的方法;不确定度或评定不确定度的程序。

所有与实验室工作有关的指导书、标准、手册和参考资料应保持现行有效,并易于员工取阅。

（三）检验试剂要求标准化

除另有规定外,所有实验使用的试剂等级应为不含 DNA 和 DNase 的分析纯或生化试剂。试剂的选购、验收、贮存应符合 ISO/IEC 17025—2005 规定。

实验用水应符合 GB 6682—2008 中一级水的规格。去离子水的电阻应达到 18.2 Ω。

商品试剂盒应注明到货日期,对所收到的试剂盒应按规定的贮存条件存放。

对菌种、质粒、动植物细胞组织的贮存与保管应符合相关的规定要求。

（四）检验试剂配制标准化

实验室配制的试剂应在容器上标明试剂名称、浓度、配制时间、保存条件、失效日期及配制者姓名。

所用试剂溶液宜大体积配制、小体积分装后高压灭菌保存,不宜高压灭菌的试剂应过滤(0.22 μm)除菌;PCR 引物、探针等应避免反复冻融。

实验室应确定关键试剂,并在使用前进行质量检测。关键试剂包括:核酸提取试剂、RNase、蛋白酶K、阴性对照标准物质、阳性对照标准物质、Taq 酶、各种限制性内切酶、引物、探针、菌种、阳性质粒。

试剂质检包括:①有无污染,是否存在假阳性;②使用弱阳性对照标准物质检测试剂的扩增效果。

（五）分子生物学检验质量控制标准化

实验室应采用适用于所进行的检测和(或)校准的方法,包括抽样的方法。应优先使用以国际、区域或国家标准发布的方法,以确保质量标准化。实验室应确保使用标准的最新有效版本,除非该版本不适宜或不可能使用。必要时,应采用附加细则对标准加以补充,以确保应用的一致性。

四、分子生物学检验标准化程序

检验程序包括从原始样品送达实验室到实验室完成检验报告过程中的一系列活动,包括:操作人员的上岗培训,检验样品采集程序的标准化,仪器设备的校准、维护和正确使用,试剂和耗材的质检,防污染措施的实施,严格的室内质量控制,结果报告和解释的标准化。

实验室样品到样验收(确定是否具备检验的基本条件)→混样→获取测试样品→测试样品的制备(待检状态)→核酸和(或)蛋白质等目标物质的提取→PCR 实验(包括扩增和产物分析)和(或)蛋白质检测→结果判定→结果表述(出具检验报告)。

（一）工作人员操作标准化

实验室质量控制和质量保证与工作人员操作标准化要求密不可分。

实验室管理层应确保所有操作专门设备、从事检测和(或)校准以及评价结果和签署检测报告和校准证书的人员的能力。当使用在培员工时,应对其安排适当的监督。对从事特定工作的人员,应按要求根据相应的教育、培训、经验和(或)可证明的技能进行资格确认。

工作人员应具备良好的分子生物学专业技术操作规范。标准操作方向是:试剂贮存和准备区→样本制备区→核酸制备区→扩增区→扩增产物分析区。

（二）实验室环境设施的标准化

实验室应确保其环境条件不会使结果无效，或对所要求的测量质量产生不良影响。在实验室固定设施以外的场所进行抽样、检测和（或）校准时，应予特别注意。对结果的质量有影响时，实验室应监测、控制和记录环境条件。对诸如生物消毒、灰尘、电磁干扰、辐射、湿度、供电、温度、声级和振级等应予重视，使其适应于相关的技术活动。当环境条件危及到检测和（或）校准的结果时，应停止检测和校准。将不相容活动的相邻区域进行有效隔离。应采取措施以防止交叉污染。

分子生物学检验实验室的各工作区域设置缓冲间，缓冲间的压力为负压（或上设抽风装置），与其相连的工作间为正压，工作间与缓冲间之间宜安装磁性连锁装置。不同功能的核酸检验工作区应是分隔独立的工作室，并有明显的标志，各区间不能直通。各区之间如果是紧密相连，需安装物品传递舱。每个工作区域的顶部应安装紫外灯，紫外灯的波长为 254 nm，安装数量为每 20 m² 安装一支 40 W 的紫外灯，灯与地面的距离不宜超过（2.0±0.1）m。

（三）检验仪器设备要求标准化

各实验区域应有专用的仪器设备，同一区域内的仪器设备、物品和工作服应有明显标记，避免与其他区域的仪器设备混用。

实验室应配备正确进行检测和（或）校准（包括抽样、物品制备、数据处理与分析）所要求的所有抽样、测量和检测设备。用于检测、校准和抽样的设备及其软件应达到要求的准确度，并符合检测和（或）校准相应的规范要求。对结果有重要影响的仪器的关键量或值，应制订校准计划。设备（包括用于抽样的设备）在投入工作前应进行校准或核查，以证实其能够满足实验室的规范要求和相应的标准规范。实验室应具有安全处置、运输、存放、使用和有计划维护测量设备的程序，以确保其功能正常并防止污染或性能退化。

（四）实验室工作区域的标准化

分子生物学检验实验室应有明显的分区，各类实验应在不同的工作区域进行，如核酸检验区（试剂贮存和准备区、样品制备区、核酸制备区、扩增区、扩增产物分析区）、蛋白质检验区（蛋白质分离纯化区、蛋白质检测区）、其他区域（洗涤区、消毒区、制备纯水区、制冰区、超速离心机室等）。

（五）防止污染的技术标准化

1. 严格实验室分区 对实验室进行功能分区，各区的工作服、实验用具和实验记录本应区分标记，不能混用。

2. 样品管理标准化 送检样品的包装应完好并有明确的标识，在对实验室样品进行混样、测试样品的制备和称量过程中应避免交叉污染。

3. 避免各类实验污染 防止实验交叉污染。分子生物学实验的主要对象都是微量物质，肉眼看不见。操作过程应严防不同样品之间的交叉污染，否则可能会导致实验的失败。

4. 实验室清洁标准化 清洁方向应按检测工作流程方向进行；不同实验区域的清洁用具应固定，不能交叉使用；实验室空间应定期进行紫外照射；实验台面、超净工作台常用 3% 双氧水或 10% 次氯酸钠溶液擦拭。

5. 有毒有害及废弃物质的处理标准化 依据《医学实验室安全要求》，所有不再需要的样本、培养物和其他生物材料应弃置于专门设计的、专用的和有标记的用于处置危险废物的容器内。

6. 安全防护标准化 分子生物学实验经常接触一些有害的化学试剂和射线，应注意实验安全，实验过程中应注意进行自我保护。

五、标准操作程序文件

标准操作程序（standard operating procedure，SOP）是各种标准化管理认证和产品认证的重要内容，各行业都有 SOP 的要求。简单地讲，SOP 就是一套包罗万象的操作说明书大全。一套好的 SOP 是确保产品或服务质量的必要条件。SOP 不仅仅是一套技术性范本，更重要的是它涵盖了管理思想、管理理念和管理手段。

SOP 具有行业特点,不同的行业都有不同的 SOP。就检验工作而言,仪器有仪器的 SOP,试剂有试剂的 SOP,各个项目有各自不同的 SOP,别说是细菌、生化、免疫这些不同的学科有不同的 SOP,就是同一学科内不同项目也有不同的 SOP。所以检验 SOP 不是一个,而是一套。

医学检验 SOP 应该包括:

1. 操作程序　实验和仪器的操作程序、实验器械的取用和实验后的处理、实验台的清洗、实验物溢漏的处理等。

2. 质量控制　实验和仪器的质量监控,如实验质控数量(高、中、低),仪器的校正(人员、时间、方法等)、维护和保养、实验的原始记录等。实验原始记录很重要,是发现问题和解决问题的重要手段,除患者资料外,还应有环境参数(天气情况、温湿度等)、使用仪器及仪器情况、样本性状和质量、试剂厂商及批号、同批质控结果以及处理方式(如复查、重抽、发报告)等,尽量详尽。

3. 异常结果判断及处理　判断异常结果的指标,及分析处理原因、方法及程序。如:是异常结果,还是实验误差或错误?怎么判断?样本正常范围是多少?非正常范围的标本如何处理,大于多少或小于多少应复查或与临床联系?

4. 流程　应包括样本收发、报告单收发审核、质量和仪器问题处理等都要有明确的流程规定。如谁收标本、谁发报告、什么时间收、什么时间发、向谁收、仪器故障的报养程序等。

5. 试剂和样品质量指标、验收及贮存　如谁人进、谁人检,以什么方式贮存,如何保证贮存质量,贮存冰箱温度谁监测,试剂失效谁警告,标准菌多久转种等。

6. 人员职责　人员职责明确是在流程过程中体现出来的,如仪器坏了,是向谁汇报、由谁处理,报告单谁审核,什么样的异常由实验操作员处理,什么样的要报主管等。当然有人员培训 SOP 更好。

医学检验 SOP 的编写,可以以仪器操作手册、试剂说明书为蓝本,根据科室情况加上上下游内容,如样本收集处理、异常结果处理等内容就可以作为项目或仪器 SOP 使用。各项目 SOP 加上样本收集、报告单发放、试剂购买、验收贮存、发放等 SOP 就基本完成。

(一) SOP 的特征

从对 SOP 的上述基本界定来看,SOP 具有以下一些内在的特征:

1. SOP 是一种标准的作业程序　所谓标准,在这里有最优化的概念,即不是随便写出来的操作程序都可以称作 SOP,而一定是经过不断实践总结出来的在当前条件下可以实现的最优化的操作程序设计,就是尽可能地将相关操作步骤进行细化、量化和优化,细化、量化和优化的度就是在正常条件下大家都能理解又不会产生歧义。

2. SOP 是一个体系　虽然我们可以单独地定义每一个 SOP,但真正从企业管理来看,SOP 不可能只是单个的,必然是一个整体和体系,也是企业不可或缺的,而且这个标准作业程序一定是要做到细化和量化。SOP 的精髓就是把一个岗位应该做的工作进行流程化和精细化,使得任何一个处于这个岗位上的人,经过合格培训后都能很快胜任该岗位。

(二) SOP 的模式

1. 明确职责　包括负责者、制订者、审订者、批准者。

2. 格式　每页 SOP 页眉处注明"标准操作程序"字样;制订 SOP 单位全称;反映该份 SOP 属性的编码、总页数、所在页码;准确反映该项目 SOP 业务的具体题目;反映该项 SOP 主题的关键词,以利于计算机检索;简述该份 SOP 的目的、背景知识和原理等;主体内容简单明确,可操作性强,以能使具备专业知识和受过培训的工作人员理解和掌握为原则;列出制订该份 SOP 的主要参考文献;每份 SOP 有制订者、审订者、批准者的签名和签署日期;标明该份 SOP 的生效日期(表 12-1)。

表 12-1　×××检测操作程序

标题:×××检测操作程序	版本:××
文件编号:×××-×××-×××	发布日期:×年×月×日
生效日期:×年×月×日	发布部门:××医院检验科质量管理小组

编制人：×××	审核人：×××
批准人：×××	页码：共×页

（三）SOP 的作用

（1）将企业积累下来的技术和经验记录在标准文件中，以免因技术人员的流动而使技术流失。

（2）使操作人员经过短期培训，快速掌握较为先进合理的操作技术。

（3）根据作业标准，易于追查不良品产生之原因。

（4）树立良好的生产形象，取得客户信赖与满意。

（5）是贯彻 ISO 精神核心（说、写、做一致）之具体体现，实现生产管理规范化，生产流程条理化、标准化、形象化、简单化。

（6）是企业最基本、最有效的管理工具和技术数据。

（四）分子诊断实验室检测项目 SOP 文件范例（表 12-2）

表 12-2　HBV DNA 扩增荧光定量检测操作程序

标题：HBV DNA 扩增荧光定量检测操作程序	版本：××
文件编号：×××－×××－×××	发布日期：×年×月×日
生效日期：×年×月×日	发布部门：××医院检验科质量管理小组
编制人：×××	审核人：×××
批准人：×××	页码：共×页

1. 目的　明确乙型肝炎病毒核酸定量检测的操作规程，指导检验人员正确进行乙型肝炎病毒核酸定量的检测，保证 HBV DNA 检测结果准确、可靠。

2. 适用范围　HBV DNA 的 TaqMan 荧光定量检测，标本类型为血清。

3. 操作人　实验室相关人员。

4. 原理　本试剂盒包括一对乙型肝炎病毒特异引物和一条乙型肝炎病毒特异性荧光探针，PCR 反应液，耐热 DNA 聚合酶（Taq 酶），四种核苷酸单体（dNTPs）等成分，再用 PCR 体外扩增法检测乙型肝炎病毒 cDNA。

5. 性能参数　检出低值$<1\times10^3$copies/mL。

6. 标本要求

（1）标本类型　血清。

（2）标本采集　见标本采集手册。

（3）标本储存和运输　室温放置不超过 8 h，4～8 ℃不超过 72 h，－20 ℃保存期 6 个月，应避免反复冻融。室温运输。

（4）标本拒收状态　细菌污染、严重溶血或脂血标本不能做测定。

7. 检测仪器

（1）容器和添加剂类型：无菌离心管和无菌真空管。

（2）所需设备：ABI GeneAmp 5700、台式高速离心机、混匀器、冰箱（4 ℃、－20 ℃）、生物安全柜、紫外灯。

8. 试剂　DNA 提取液（500 μL/管）2 管；HBV-PCR 反应液（未贴标签管）20 管；阳性定量质控标准品（1×10^8copies/mL）（50 μL/管）1 管；阴性质控品（250 μL/管）1 管。

9. 程序步骤

（1）标本处理　取血清标本 40 μL，加等量 DNA 提取液打匀（提取液内含不溶于水的物质，取样时需用加样器充分混匀后吸取，如出现因吸头嘴部太细不能吸取或取样后堵塞吸头的现象，可先用洁净无污染的剪刀将吸头嘴部剪去一截）。沸水浴 10 min（误差不超过 1 min）。为保证病毒颗粒充分裂解可转至 4

℃静置 8～12 h。10000 r/min 离心 5 min,取上清 2 μL 做 PCR 反应。

（2）标准品稀释和处理　将阳性定量质控标准品（$1×10^8$ copies/mL）6000 r/min 离心数秒标示为 10^8,另取 4 支灭菌新 0.5 mL 离心管,分别加入 45 μL 阴性质控品,依次标示为 10^7、10^6、10^5、10^4。吸取 10^8 管 5 μL 至 10^7 管,用加样器反复混匀后换新吸头取 5 μL 至 10^6 管,依此方法稀释至 10^4 管,-20 ℃ 保存。分别吸取稀释好的阳性标准品梯度和阴性质控品管各 40 μL,加等量 DNA 提取液打匀,以下步骤同上处理。

（3）PCR 扩增　取 HBV-PCR 反应管若干管,直接加入处理后的样品和阴阳性质控标准品 2 μL,6000 r/min 离心 1 min。将各反应管放入定量 PCR 仪器的反应槽内,按对应顺序设置阴性质控品、阳性定量质控标准品梯度以及未知标本,并设置样品名称、标记荧光基团种类和循环条件。ABI GeneAmp 5700 的循环条件:93 ℃ 2 min 预变性,然后按 93 ℃ 45 s→55 ℃ 60 s,先做 10 个循环,最后按 93 ℃ 30 s→55 ℃ 45 s,做 30 个循环。所有设置全部完成后保存文件,最后运行程序。

（4）结果分析条件的设定　ABI GeneAmp 5700 的条件设置:反应结束后保存检测数据文件。根据分析后图像调节 baseline 的 start 值（2～4）,stop 值（7～9）以及 threshold 值,使 Std curve 窗口下的标准曲线达到最佳（correlation 数值介于-1～-0.97 之间,correlation 数值等同于｜r｜）,最后到 Reporter 窗口下记录仪器自动分析计算出的未知标本数值（Qty）。

10. 质量控制程序

（1）阴性质控品　全部阴性。

（2）阳性定量标准品　全部阳性。

（3）｜r｜≥0.97（correlation 数值介于-1～-0.97）;10^4～10^8 copies/mL 的阳性标准品检测的定量值与理论值相比误差小于±300%。

11. 干扰（如乳糜血、溶血、胆红素血）和交叉反应　乳糜血、溶血、胆红素血基本不影响本实验的测定。

12. 生物参考区间　正常人样本为阴性或 0 copies/mL。

13. 患者检验结果的可报告区间　Ct 值 < 40,实验样本的 HBV DNA 含量（copies/mL）= M;Ct 值 = 40,样品 HBV DNA 含量 < $1×10^3$ copies/mL。

14. 警告/危急值　当适用时。

15. 实验室解释　为乙型肝炎感染的辅助诊断以及治疗提供分子生物学上的参考依据。

16. 校准程序（计量学溯源性）　送×××市计量检测所校准。

17. 其他　"乙型肝炎病毒核酸扩增荧光检测试剂盒说明书"见试剂盒。

小结

　　分子生物学检验实验室管理工作的重点是质量管理,建立和不断完善分子生物学检验实验室的质量管理体系应该是实验室建设的核心目标。分子生物学检验实验室可根据自身的实际情况和发展需求,依据相应的国际标准、国家标准和地方政府有关的法律法规建立实验室质量管理体系。质量管理体系由组织结构、程序、过程和资源四要素组成。

　　在分子生物学检验工作中,标准化工作具有其特殊的地位和价值。标准化是为了在一定的范围内获得最佳秩序,对实际的或潜在的问题制定共同的和重复使用的规则的活动。它包括制订、发布及实施标准的过程。分子生物学检验的标准化涉及测定方法标准化、试剂和仪器的评价和标准化、检验程序标准化等。

　　标准品是一类充分均匀、并具有一个（或多个）确定的特性值的材料或物质。它用以校准仪器设备、评价测量方法、或给其他物质赋值。在实际工作中应选用附有"标准物质证书"的标准品。标准品分为一级标准品、二级标准品、厂家校准品。

　　质控物是用于揭示测定条件改变引起的测定结果的波动,以揭示测试结果的可接受范围。质控物是测试结果正确与否的监视者,具有与检测过程相适应的特性,其成分与检测标本的基质相同或相似。质控物包括定值质控物与非定值质控物、液体型质控物和冻干粉型质控物、单一物质质控物和多种物质质控物。

分子生物学检验实验室应使用适合的方法和程序进行所有检测和/或校准,包括检验方法和检测系统的选择与确定、检验试剂及其配制要标准化、工作人员操作标准化、实验室环境设施的标准化、检验仪器设备要求标准化、实验室工作区域的标准化、防止污染的技术标准化,并优先使用以国际、区域或国家标准发布的方法,以确保质量控制标准化,并制定 SOP 文件,用来指导和规范日常的工作。

能力检测

一、单项选择题

1. 质量管理体系的组成四要素是( )。

A. 组织结构、程序、过程和资源

B. 质量目标、质量方针、质量控制和质量保证

C. 组织结构、质量目标、质量方针和资源

D. 质量目标、质量方针、质量控制和组织程序

E. 组织结构、质量目标、质量方针和质量保证

2. 以下对标准品说法不正确的是( )。

A. 标准品的定值由决定性方法或参考方法确定

B. 一级标准品具有较大的测量不确定度

C. 一级标准品需经计量权威机构认证

D. 标准品的成分与被测样品的基本成分应一致

E. 根据不同测试方法或仪器的准确度选择标准品

3. 以下对质控物说法不正确的是( )。

A. 液体质控物需-20 ℃保存　　　　　　　　　　B. 液体质控物复溶后 4 ℃保存即可

C. 冻干粉型质控物溶解后可常温下保存　　　　　D. 质控物在使用前一定要充分混匀

E. 血细胞检验的质控物只能 4 ℃保存

4. 实验室中常使用的分析方法不包括( )。

A. 决定性方法　　　　　　　B. 参考方法　　　　　　　　C. 常规方法

D. 仪器分析法　　　　　　　E. 酶学分析法

5. 方法学评价指标不包括( )。

A. 精密度　　　　　　　　　B. 准确度　　　　　　　　　C. 特异性

D. 分析范围　　　　　　　　E. 分析条件

6. ISO/IEC 17025—2005 的中文全称是( )。

A.《检测和校准实验室能力的通用要求》

B.《医学实验室——质量和能力的专用要求》

C.《医学实验室质量和能力认可准则》

D.《检测和校准实验室能力认可准则》

E.《质量管理体系要求》

二、填空题

1. 标准化的基本原理通常是指_____、_____、_____和_____。

2. 分子生物学检验实验室的缓冲间的压力为_____压,与其相连的工作间为_____压。

3. 超净工作台应常用_____或_____溶液擦拭。

三、名词解释

1. 标准化

2. 质控物

四、问答题

1. 简述质量管理体系的构成要素。
2. 简述分子生物学检验标准化程序。

（田　野）

附　　录

一、常用的缓冲溶液

1. 甘氨酸-盐酸缓冲溶液(0.05 mol/L)

X mL 0.2 mol/L 甘氨酸＋Y mL 0.2 mol/L HCl,再加水稀释至 200 mL(附表1)。

附表1　甘氨酸-盐酸缓冲溶液

pH 值	X	Y	pH 值	X	Y
2.0	50	44.0	3.0	50	11.4
2.4	50	32.4	3.2	50	8.2
2.6	50	24.2	3.4	50	6.4
2.8	50	16.8	3.6	50	5.0

注:甘氨酸相对分子质量＝75.07,0.2 mol/L 溶液含 15.01 g/L。

2. 甘氨酸-氢氧化钠缓冲溶液(0.05 mol/L)

X mL 0.2 mol/L 甘氨酸＋Y mL 0.2 mol/L NaOH 加水稀释至 200 mL (附表2)。

附表2　甘氨酸-氢氧化钠缓冲溶液

pH 值	X	Y	pH 值	X	Y
8.6	50	4.0	9.6	50	22.4
8.8	50	6.0	9.8	50	27.2
9.0	50	8.8	10.0	50	32.0
9.2	50	12.0	10.4	50	38.6
9.4	50	16.8	10.6	50	45.5

3. 磷酸氢二钠-柠檬酸缓冲溶液

相关配制情况见附表3。

附表3　磷酸氢二钠-柠檬酸缓冲溶液

pH 值	0.2 mol/L Na_2HPO_4 /mL	0.1 mol/L 柠檬酸 /mL	pH 值	0.2 mol/L Na_2HPO_4 /mL	0.1 mol/L 柠檬酸 /mL
2.2	0.40	10.60	5.2	10.72	9.28
2.4	1.24	18.76	5.4	11.15	8.85
2.6	2.18	17.82	5.6	11.60	8.40
2.8	3.17	16.83	5.8	12.09	7.91
3.0	4.11	15.89	6.0	12.63	7.37
3.2	4.94	15.06	6.2	13.22	6.78
3.4	5.70	14.30	6.4	13.85	6.15
3.6	6.44	13.56	6.6	14.55	5.45
3.8	7.10	12.90	6.8	15.45	4.55

分子生物学检验 ━━━━━━━━━━━━━ ■ • 156 •

续表

pH 值	0.2 mol/L Na₂HPO₄ /mL	0.1 mol/L 柠檬酸 /mL	pH 值	0.2 mol/L Na₂HPO₄ /mL	0.1 mol/L 柠檬酸 /mL
4.0	7.71	12.29	7.0	16.47	3.53
4.2	8.28	11.72	7.2	17.39	2.61
4.4	8.82	11.18	7.4	18.17	1.83
4.6	9.35	10.65	7.6	18.73	1.27
4.8	9.86	10.14	7.8	19.15	0.85
5.0	10.30	9.70	8.0	19.45	0.55

注：Na_2HPO_4 相对分子质量＝141.96,0.2 mol/L 溶液为 28.40 g/L。

$Na_2HPO_4 \cdot 2H_2O$ 相对分子质量＝178.05,0.2 mol/L 溶液含 35.61 g/L。

$Na_2HPO_4 \cdot 12H_2O$ 相对分子质量＝358.14,0.05 mol/L 溶液含 17.9071 g/L。

$C_6H_8O_7 \cdot H_2O$ 相对分子质量＝210.14,0.1 mol/L 溶液为 21.01 g/L。

$C_6H_8O_7 \cdot H_2O$ 相对分子质量＝210.14,0.05 mol/L 溶液为 10.505 g/L。

4. 磷酸盐缓冲溶液

（1）磷酸氢二钠-磷酸二氢钠缓冲溶液（附表4）。

附表 4　磷酸氢二钠-磷酸二氢钠缓冲溶液

pH 值	0.2 mol/L Na₂HPO₄ /mL	0.3 mol/L NaH₂PO₄ /mL	pH 值	0.2 mol/L Na₂HPO₄ /mL	0.3 mol/L NaH₂PO₄ /mL
5.8	8.0	92.0	7.0	61.0	39.0
5.9	10.0	90.0	7.1	67.0	33.0
6.0	12.3	87.7	7.2	72.0	28.0
6.1	15.0	85.0	7.3	77.0	23.0
6.2	18.5	81.5	7.4	81.0	19.0
6.3	22.5	77.5	7.5	84.0	16.0
6.4	26.5	73.5	7.6	87.0	13.0
6.5	31.5	68.5	7.7	89.5	10.5
6.6	37.5	62.5	7.8	91.5	8.5
6.7	43.5	56.5	7.9	93.0	7.0
6.8	49.0	51.0	8.0	94.7	5.3
6.9	55.0	45.0			

注：$Na_2HPO_4 \cdot 2H_2O$ 相对分子质量 ＝ 178.05,0.2 mol/L 溶液为 35.61 g/L。

$Na_2HPO_4 \cdot 12H_2O$ 相对分子质量 ＝ 358.14,0.2 mol/L 溶液为 71.63 g/L。

$NaH_2PO_4 \cdot 2H_2O$ 相对分子质量 ＝ 156.03,0.2 mol/L 溶液为 31.21 g/L。

（2）磷酸氢二钠-磷酸二氢钾缓冲溶液（附表5）。

附表 5　磷酸氢二钠-磷酸二氢钾缓冲溶液

pH 值	1/15 mol/L Na₂HPO₄ /mL	1/15 mol/L KH₂PO₄ /mL	pH 值	1/15 mol/L Na₂HPO₄ /mL	1/15 mol/L KH₂PO₄ /mL
4.92	0.10	9.90	7.17	7.00	3.00
5.29	0.50	9.50	7.38	8.00	2.00
5.91	1.00	9.00	7.73	9.00	1.00
6.24	2.00	8.00	8.04	9.50	0.50
6.47	3.00	7.00	8.34	9.75	0.25

续表

pH 值	1/15 mol/L Na$_2$HPO$_4$ /mL	1/15 mol/L KH$_2$PO$_4$ /mL	pH 值	1/15 mol/L Na$_2$HPO$_4$ /mL	1/15 mol/L KH$_2$PO$_4$ /mL
6.64	4.00	6.00	8.67	9.90	0.10
6.81	5.00	5.00	8.18	10.00	0
6.98	6.00	4.00			

注：Na$_2$HPO$_4$ · 2H$_2$O 相对分子质量 = 178.05，1/15 mol/L 溶液为 11.876 g/L。

KH$_2$PO$_4$ 相对分子质量 = 136.09，1/15 mol/L 溶液为 9.078 g/L。

5. Tris-HCl 缓冲溶液(1 mol/L,25 ℃)

相关配制情况见附表 6。

附表 6　Tris-HCl 缓冲溶液(1 mol/L,25 ℃)

	pH7.4	pH7.6	pH8.0
Tris	121.1 g	121.1 g	121.1 g
浓盐酸	约 70 mL	约 60 mL	约 42 mL

注：应使溶液冷却至室温后再调定 pH 值，因为 Tris 溶液的 pH 值随温度的变化差别很大，温度每升高 1 ℃，溶液的 pH 值大约降低 0.03 个单位。

（1）Tris-HCl 缓冲溶液(0.05 mol/L,25 ℃)。

50 mL 0.1 mol/L 三羟甲基氨基甲烷(Tris)溶液与 X mL 0.1 mol/L HCl 混匀后，加水稀释至 100 mL(附表 7)。

附表 7　Tris-HCl 缓冲溶液(0.05 mol/L,25 ℃)

pH 值	X/mL	pH 值	X/mL
7.10	45.7	8.10	26.2
7.20	44.7	8.20	22.9
7.30	43.4	8.30	19.9
7.40	42.0	8.40	17.2
7.50	40.3	8.50	14.7
7.60	38.5	8.60	12.4
7.70	36.6	8.70	10.3
7.80	34.5	8.80	8.5
7.90	32.0	8.90	7.0
8.00	29.2		

注：三羟甲基氨基甲烷(Tris)相对分子质量=121.14。

（2）10×TE 缓冲溶液。

相关配制情况见附表 8。

附表 8　10×TE 缓冲溶液

	pH7.4	pH7.6	pH8.0
Tris-HCl	121.1 g	121.1 g	121.1 g
浓盐酸	约 70 mL	约 60 mL	约 42 mL

6. PBS 缓冲溶液

相关配制情况见附表 9。

附表 9　PBS 缓冲溶液

pH 值	7.6	7.4	7.2	7.0
NaCl/g	8.5	8.5	8.5	8.5
Na_2HPO_4/g	2.2	2.2	2.2	2.2
NaH_2PO_4/g	0.1	0.2	0.3	0.4
加水至/mL	1000	1000	1000	1000

7. 常用的电泳缓冲溶液

相关配制情况见附表 10。

附表 10　常用的电泳缓冲溶液

缓冲溶液	应用液	浓贮存液/L
Tris-乙酸(TAE)	1× 0.04 mol/L Tris-乙酸 0.001 mol/L EDTA	50× 242 g Tris 碱 57.1 mL 冰乙酸 100 mL 0.5 mol/L EDTA(pH8.0)
Tris-磷酸(TPE)	1× 0.09 mol/L Tris-磷酸 0.002 mol/L EDTA	10× 108 g Tris 碱 15.5 mL 85%磷酸(1.679 g/mL) 40 mL 0.5 mol/L EDTA(pH8.0)
Tris-硼酸(TBE)	0.5× 0.045 mol/L Tris-硼酸 0.001 mol/L EDTA	5×54 g Tris 碱 27.5 g 硼酸 20 mL 0.5 mol/L EDTA(pH8.0)
碱性缓冲溶液	1× 50 mmol/L NaOH 1 mmol/L EDTA	1× 50 mL 10 mol NaOH 2 mL 0.5 mol/L EDTA(pH8.0)
Tris-甘氨酸	1×25 mmol/L Tris 250 mmol/L 甘氨酸 0.1%SDS	5× 15.1 g Tris 碱 94 g 甘氨酸(电泳级)(pH8.3) 50 mL 10%SDS(电泳级)

注:(1) TBE 浓溶液长时间存放后会形成沉淀物,为避免此问题,可在室温下用玻璃瓶保存 5×溶液,出现沉淀后则予以废弃。以往都以 1×TBE 作为应用液(即 1∶5 稀释浓贮存液)进行琼脂糖凝胶电泳。但 0.5×的使用液已具备足够的缓冲容量。目前几乎所有的琼脂糖凝胶电泳都以 1∶10 稀释的贮存液作为使用液。进行聚丙烯酰胺凝胶电泳一般使用 1×TBE,其浓度是琼脂糖凝胶电泳时使用液浓度的 2 倍。因为聚丙烯酰胺凝胶垂直槽的缓冲溶液槽较小,通过缓冲溶液的电流量通常较大,所以需要使用 1×TBE 以提供足够的缓冲容量。
(2) 碱性电泳缓冲溶液应现用现配。
(3) Tris-甘氨酸缓冲溶液用于 SDS 聚丙烯酰胺凝胶电泳。

8. 凝胶上样液

相关配制情况见附表 11 和附表 12。

附表 11　碱性凝胶上样液与 SDS/甘油凝胶上样液

6×碱性凝胶上样液		10×SDS/甘油凝胶上样液	
成分及终浓度	各成分的用量	成分及终浓度	各成分的用量
0.3 mol/L 氢氧化钠	3 mL 1 mol/L 氢氧化钠	0.1% SDS	100 μL 10%SDS
6 mmol/L EDTA	120 μL 0.5 mol/L EDTA(pH8.0)	200 mmol/L EDTA	4 mL 0.5 mol/L EDTA(pH8.0)
18%聚蔗糖(400 型)	1.8 g	50%甘油	5 mL
0.15%溴甲酚绿	15 mg	0.2%溴酚蓝	20 mg
0.25%二甲苯青 FF	25 mg	0.2%二甲苯青 FF	20 mg
水	补足水到 10 mL	水	补足水到 10 mL

注:室温贮存。

附表 12　甘油凝胶上样液与蔗糖凝胶上样液

6×甘油凝胶上样液		6×蔗糖凝胶上样液	
成分及终浓度	各成分的用量	成分及终浓度	各成分的用量
0.15％溴酚蓝	1.5 mL 1％溴酚蓝	0.15％溴酚蓝	1.5 mL 1％溴酚蓝
0.15％二甲苯青 FF	1.5 mL 1％二甲苯青 FF	0.15％二甲苯青 FF	1.5 mL 1％二甲苯青 FF
5 mmol/L EDTA	100 μL 0.5 mol/L EDTA(pH8.0)	5 mmol/L EDTA	100 μL 0.5 mol/L EDTA(pH8.0)
30％甘油	3 mL	40％蔗糖	4 g
水	补足水到 10 mL	水	补足水到 10 mL

注:甘油凝胶上样液 4 ℃贮存,蔗糖凝胶上样液可室温贮存。

染料在凝胶上的位置指示着电泳的进程。在 0.5×TBE 缓冲溶液中,溴酚蓝移动的位置大约为线性双链 DNA 的 300 bp 的电泳位置,而二甲苯青 FF 移动的位置大约为线性双链 DNA 的 4 kb 的电泳位置。凝胶上样液无需灭菌。用量为加 2 μL 的 6×上样液于 10 μL 的样品溶液中,或者加 1 μL 的 10×上样液于 9 μL 的样品溶液中。

二、聚丙烯酰胺凝胶配方

聚丙烯酰胺分离胶配方见附表 13。

附表 13　聚丙烯酰胺分离胶配方

储存液	分离胶中丙烯酰胺的终浓度/(％)									
	5	5	7	7.5	8	9	10	12	13	15
30％丙烯酰胺与甲叉双丙烯酰胺	2.50	3.00	3.50	3.75	4.00	4.5	5.00	6.00	6.50	7.50
4×Tris-HCl/SDS,pH8.8	3.75	3.75	3.75	3.75	3.75	3.75	3.75	3.75	3.75	3.75
双蒸水	8.75	8.25	7.75	7.50	7.25	6.75	6.25	5.25	4.75	3.75
10％过硫酸铵	0.05	0.05	0.05	0.05	0.05	0.05	0.05	0.05	0.05	0.05
TEMED	0.01	0.01	0.01	0.01	0.01	0.01	0.01	0.01	0.01	0.01

浓缩胶(3.9％丙烯酰胺)配方:0.65 mL 30％丙烯酰胺与甲叉双丙烯酰胺储存液,1.25 mL pH6.8 的 4×Tris-HCl/SDS 缓冲溶液,3.05 mL 双蒸水,加 25 μL 10％过硫酸铵和 5 μL TEMED,摇匀,立即使用。

本配方可得到 15 mL 分离胶和 5 mL 浓缩胶,足够用于大小为 0.75 mm×14 cm×14 cm 的凝胶。

三、常用酸碱的相对密度和质量分数、物质的量浓度的关系

相关数据见附表 14。

附表 14　常用酸碱的相对密度和质量分数、物质的量浓度的关系

溶质	分子式	相对分子质量	物质的量浓度/(mol/L)(粗略)	质量分数/(％)	相对密度/(g/mL)	配制 1 mol/L 溶液的加入量/(mL/L)
盐酸	HCl	36.5	11.6	36	1.18	85.9
硫酸	H_2SO_4	98.1	18.0	96	1.84	55.6
硝酸	HNO_3	63.2	14.5	65.3	1.40	62.5
磷酸	H_3PO_4	98.1	14.7	85	1.69	67.8
冰乙酸	CH_3COOH	60.5	17.4	99.5	1.05	57.5
乙酸	CH_3COOH	60.5	6.27	36	1.045	159.5
氢氧化铵	NH_4OH	35.0	14.9	28	0.904	67.1
氢氧化钠	$NaOH$	40.0		固体	2.12	

四、葡聚糖凝胶的某些技术数据

相关数据见附表15。

附表15　葡聚糖凝胶的相关技术数据

分子筛类型	干颗粒直径 /μm		相对分子质量分级范围		床体积 /mL	得水值	溶胀最少平衡时间/h		柱头压力 /cmH₂O (2.5 cm 直径柱粗)
			肽及球形蛋白质	葡聚糖（线性分子）			室温	沸水浴	
Sephadex G-10	40～120		－700	－700	2～3	1.0±0.1	3	1	
Sephadex G-15	40～120		－1500	－1500	2.3～3.5	1.5±0.2	3	1	
Sephadex G-25	粗	100～300	1000～5000	100～5000	4～6	2.5±0.2	6	2	
	中	50～150							
	细	20～80							
	超细	10～40							
Sephadex G-50	粗	100～300	1500～30000	500～10000	9～11	5.0±0.3	6	2	
	中	50～150							
	细	20～80							
	超细	10～40							
Sephadex G-75	40～120 10～40		3000～70000	1000～50000	12～15	7.5±0.5	24	3	40～160
Sephadex G-100	40～120 10～40		4000～150000	1000～100000	15～20	10.0±1.0	48	5	24～96
Sephadex G-150	40～120 10～40		5000～400000	1000～150000	20～30 18～22	15.0±1.5	72	5	9～36
Sephadex G-200	40～120 10～40		5000～800000	1000～250000	30～40 20～25	20.0±2.0	72	5	4～16

五、聚丙烯酰胺凝胶的技术数据

相关数据见附表16。

附表16　聚丙烯酰胺凝胶的相关技术数据

型　号	排阻的下限（相对分子质量）	分级分离的范围（相对分子质量）	膨胀后的床体积 /(mL/g 干凝胶)	膨胀所需最少时间 /h(室温)
Bio-gel-P-2	1600	200～2000	3.8	2～4
Bio-gel-P-4	3600	500～4000	5.8	2～4
Bio-gel-P-6	4600	1000～5000	8.8	2～4
Bio-gel-P-10	10000	5000～17000	12.4	2～4
Bio-gel-P-30	30000	20000～50000	14.9	10～12
Bio-gel-P-60	60000	30000～70000	19.0	10～12
Bio-gel-P-100	100000	40000～100000	19.0	24
Bio-gel-P-150	150000	50000～150000	24.0	24
Bio-gel-P-200	200000	80000～300000	34.0	48
Bio-gel-P-200	300000	100000～400000	40.0	48

注：上述各种型号的凝胶都是亲水性的多孔颗粒，在水和缓冲溶液中很容易膨胀。

六、常用蛋白质相对分子质量标准参照物

相关数据见附表 17。

附表 17 常用蛋白质相对分子质量标准参照物

高相对分子质量标准参照		中相对分子质量标准参照		低相对分子质量标准参照	
蛋白质	相对分子质量	蛋白质	相对分子质量	蛋白质	相对分子质量
肌球蛋白	212000	谷氨酸脱氢酶	55000	马心肌球蛋白	16900
β-半乳糖苷酶	116000	卵白蛋白	42700	溶菌酶	14400
磷酸化酶 B	97400	醛缩酶	40000	肌球蛋白（F_1）	8100
牛血清白蛋白	66200	卵白蛋白	31000	肌球蛋白（F_2）	6200
过氧化氢酶	57000	大豆胰蛋白酶抑制剂	21500	肌球蛋白（F_3）	2500

七、离心机转速与相对离心力的换算图

离心机转速与相对离心力列线图见附图 1。

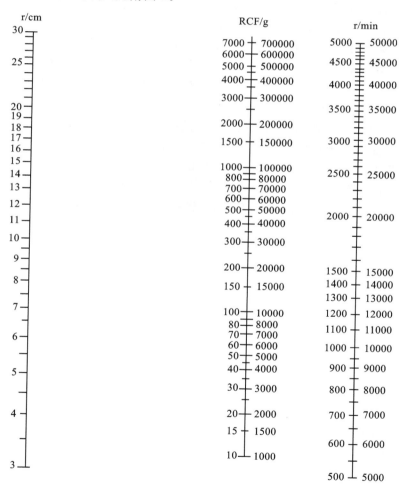

附图 1 离心机转速与相对离心力列线图

（张　申）

参考文献

[1] 吕建新,王晓春.临床分子生物学检验技术[M].北京:人民卫生出版社,2015.

[2] 王晓春.临床分子生物学检验技术实验指导[M].北京:人民卫生出版社,2015.

[3] 府伟灵,黄君富.临床分子生物学检验[M].北京:高等教育出版社,2012.

[4] 胡颂恩.分子生物学与检验技术[M].北京:人民卫生出版社,2015.

[5] 周立社.分子生物学检验技术[M].北京:人民军医出版社,2012.

[6] 单可人,官志忠.医学分子生物学[M].北京:科学出版社,2016.

[7] 刘维全,高坤,王吉贵.精编分子生物学实验指导[M].北京:化学工业出版社,2009.

[8] 吕建新,王培昌.检验与临床诊断——分子诊断学分册[M].北京:人民军医出版社,2010.

[9] 王廷华,董坚,习杨彦彬.基因克隆理论与技术[M].3版.北京:科学出版社,2013.

[10] 黄留玉.PCR最新技术原理、方法及应用[M].2版.北京:化学工业出版社,2011.

[11] 孙军.医学生物化学与分子生物学实验[M].武汉:华中科技大学出版社,2008.

[12] 姜傥.分子诊断学——基础与临床[M].北京:科学出版社,2014.

[13] 潘世扬.临床分子诊断学[M].北京:人民卫生出版社,2013.

[14] 温旺荣,周华友.临床分子诊断学[M].广州:广东科技出版社,2014.

[15] 夏邦顺,何蕴韶.临床分子诊断学[M].广州:中山大学出版社,2012.

[16] 金晶.分子诊断学实验指导[M].2版.北京:中国医药科技出版社,2015.

[17] 叶棋浓.现代分子生物学技术与实验技巧[M].北京:化学工业出版社,2015.